DER GROSSE GU KOMPASS

Diabetes

Der Einkaufsberater von A – Z

Doris Fritzsche

Dipl. oec. troph. Doris Fritzsche

ist freiberufliche Oecotrophologin. Das Studium der Ernährungswissenschaften absolvierte sie an der Justus-Liebig-Universität in Gießen. Nach ihrer Tätigkeit als wissenschaftliche Mitarbeiterin von Prof. Dr. I. Elmadfa arbeitete sie für diabetologische Schwerpunktpraxen und als Dozentin für Fachschulen.

Doris Fritzsche war bis 2024 als Ernährungstherapeutin mit den Schwerpunkten kardiovaskuläre und nephrologische Erkrankungen tätig und ist seit vielen Jahren Autorin und Mitautorin zahlreicher Patientenratgeber zu verschiedenen Ernährungsthemen sowie Weiterbildungsreferentin mit Schwerpunkt Stoffwechselerkrankungen.

Frau Fritzsche informiert sich regelmäßig in verschiedenen Berufsverbänden und Qualitätszirkeln zu den neuesten Erkenntnissen der Ernährungsforschung.

WICHTIGER HINWEIS

Dieser GU Diabetes-Kompass richtet sich vorwiegend an Dia
Menschen mit Diabetes betiker und ihre Angehörigen. Den individuellen Therapieplan einschließlich des Medikamenteneinsatzes kann nur der behandelnde Arzt bestimmen.

Ein Wort zuvor

SIE HABEN DIE DIAGNOSE Diabetes erhalten und gehören damit zu den 350 000 Menschen, die jährlich in Deutschland an Diabetes erkranken. Sicher haben Sie den Wunsch, trotz dieser Diagnose nicht nur weiterhin in Beruf und Freizeit aktiv zu sein, sondern auch abwechslungsreich und genussvoll zu essen, anstatt sich von freudlosen Diäten die Laune verderben zu lassen.

DIES WIRD MÖGLICH mit einer umfassenden Diabetesbehandlung. Dazu gehört eine persönlich auf Sie abgestimmte Ernährungs- und Bewegungstherapie ebenso wie eine individuelle Medikamentenbehandlung. Sie selbst können diese Behandlung durch Ihre Mitarbeit, etwa bei den Selbstkontrollen, wirksam unterstützen.

ERWEITERN SIE IHR WISSEN darüber, wie Ihr Stoffwechsel bei Diabetes funktioniert und wie Sie selbst Einfluss nehmen können. Damit werden Sie zum gleichberechtigten Partner von Diabetesfachärztinnen und -ärzten, Diabetesberaterinnen und -beratern sowie Ernährungsfachleuten und können Ihre Behandlung aktiv mitgestalten. Denn: »Wer nicht weiß, muss alles glauben«, formulierte die österreichische Schriftstellerin Marie von Ebner-Eschenbach bereits im 19. Jahrhundert.

DIE ERNÄHRUNG BEI DIABETES bildet das Schwerpunktthema des großen GU Kompass Diabetes. Denn auf diesen Teil Ihrer Behandlung haben Sie selbst den größten Einfluss. In diesem handlichen Ratgeber finden Sie viele Beispiele, wie Sie die Ernährungsempfehlungen in die Praxis umsetzen können. Die Austauschtabellen für kohlenhydrathaltige Lebensmittel und die große Übersichtstabelle zu ausgewählten Lebensmitteln helfen Ihnen, sich mit Diabetes ausgewogen zu ernähren und dabei den Spaß am Essen nicht zu verlieren.

Doris Fritzsche

Diabetes verstehen

Diabetes mellitus – was ist das?

Diabetes mellitus, im Volksmund auch »Zuckerkrankheit« genannt, ist der Oberbegriff für eine Regulationsstörung des Blutzuckers. Von Diabetes mellitus spricht man, wenn die im Blut gemessenen Zuckerkonzentrationen gegenüber den Normalwerten erhöht sind. Die Werte können so weit ansteigen, dass Zucker nicht mehr vollständig von den Nieren zurückgehalten werden kann und infolgedessen mit dem Urin ausgeschieden wird. Denn ist im Blut ein Schwellenwert von 180 bis 200 Milligramm pro Deziliter (mg/dl) oder 10 bis 11,1 Millimol pro Liter (mmol/l) überschritten, übersteigt dies die Kapazität der Nierenzellen, den Zucker aus dem Urin in den Blutkreislauf zurückzuholen. Die Folge: Im Urin ist Zucker nachweisbar (Glukosurie). Durch die Zuckerausscheidung mit dem Urin verliert der Körper viel Wasser. Häufiges Wasserlassen und starker Durst sind oft erste Diabetesanzeichen.

INFO

Diabetes mellitus = »honigsüßer Durchfluss« leitet sich ab von dem altgriechischen Wort »diabainein« (hindurchgehen, hindurchfließen) und dem lateinischen Wort »mellitus« (honigsüß). 1889 entdeckten die beiden Forscher Joseph Freiherr von Mering und Oskar Minkowski den Zusammenhang zwischen Diabetes und einer Erkrankung der Bauchspeicheldrüse (Pankreas). 1921 gelang es den kanadischen Forschern Frederick Banting und Charles Best, aus Bauchspeicheldrüsengewebe die blutzuckersenkende Substanz Insulin zu gewinnen und mit Erfolg an Hunden zu testen. Bereits 1922 wurde der erste Patient, ein 13-jähriger Junge, erfolgreich mit Insulin behandelt.

Normale und abweichende Blutzuckerwerte

Normale Blutzuckerwerte liegen im nüchternen Zustand zwischen 60 und 100 Milligramm pro Deziliter (mg/dl) beziehungsweise 3,3 bis 5,6 Millimol pro Liter (mmol/l).

Für die Diagnose einer Diabetes-Erkrankung wird folgende Vorgehensweise empfohlen:

- Wird bei einer Blutuntersuchung ein »Gelegenheitsblutzucker« von 90 bis 99 mg/dl (5 bis 5,5 mmol/l) gemessen, sollte der Patient regelmäßig kontrolliert werden.
- Werden Werte von 100 bis 125 mg/dl (5,6 bis 6,9 mmol/l) festgestellt, wird ein oraler Glukosetoleranztest (oGTT) empfohlen.
- Bei Blutzuckerkonzentrationen zwischen 126 und 200 mg/dl (7,0 und 11,1 mmol/l), ist zunächst eine Wiederholung der Blutkontrolle notwendig. Wird der Wert bestätigt, gilt die Diagnose Diabetes mellitus als gesichert.
- Liegen die gemessenen Werte sogar über 200 mg/dl (11,1 mmol/l), gilt die Diagnose ebenfalls als gesichert.

INFO

Mit dieser Formel werden Blutzuckerwerte von Milligramm pro Deziliter in Millimol umgerechnet:

$$mg/dl \times 0{,}0555 = mmol/l$$

Die Umrechnungsformel von Millimol in Milligramm pro Deziliter lautet folgendermaßen:

$$mmol/l \times 18{,}0182 = mg/dl$$

Der orale Glukosetoleranztest

Ein sicherer Test zur frühen Erkennung eines sich entwickelnden Diabetes ist der orale Glukosetoleranztest (oGTT). Die Weltgesundheitsorganisation (WHO) hat für die Durchführung und Beurteilung des Tests folgende Kriterien festgelegt:

- Vorbereitend sollten Sie sich vor dem Test mindestens drei Tage lang kohlenhydratreich ernähren. Kohlenhydratreich bedeutet, dass Sie täglich mehr als 150 g Kohlenhydrate aufnehmen sollten. Dies ist wichtig, um falsche positive Testergebnisse zu vermeiden. Denn sowohl ein Nahrungsverzicht (Fasten) wie auch eine Kohlenhydratmangelkost (Low-Carb-Ernährung) können selbst bei stoffwechselgesunden Menschen eine pathologische Glukosetoleranz bewirken.

- Der Test wird morgens nüchtern durchgeführt (Ihre letzte Nahrungsaufnahme muss dafür mindestens zehn Stunden zurückliegen). Zuerst wird der Blutzucker bestimmt, dann bekommen Erwachsene 75 g Glukose in 200 bis 300 ml Wasser gelöst (Kinder 1,75 g Glukose pro Kilogramm Körpergewicht). Nach 120 Minuten erfolgt erneut eine Blutentnahme.
- Werte zwischen 140 und 199 mg/dl (7,8 bis 11 mmol/l) zeigen eine gestörte Glukosetoleranz (Prädiabetes), Werte über 200 mg/dl (11,1 mmol/l) sichern die Diagnose manifester Diabetes mellitus.

Typische und unspezifische Symptome

Als Folge der erhöhten Blutzuckerwerte können unterschiedliche Beschwerden auftreten. Welche der möglichen Symptome Sie als Betroffener bei sich bemerken, ist individuell verschieden. Und wie deutlich diese in Erscheinung treten, hängt auch davon ab, wie hoch der Blutzucker ist und innerhalb welchen Zeitraums sich der Diabetes entwickelt.

MÖGLICHE TYPISCHE DIABETESSYMPTOME

- Durst
- vermehrtes Wasserlassen
- Müdigkeit, Abgeschlagenheit
- Antriebsarmut
- Hautveränderungen
- trockene Haut
- Juckreiz
- Sehstörungen
- unbeabsichtigter Gewichtsverlust
- schlechte Wundheilung
- Muskelkrämpfe
- Infektionsneigung

Hoher Blutzucker kann Diabetessymptome hervorrufen, die selbst viele medizinische Laien erkennen können. Zu diesen typischen Diabetessymptomen zählen Durst und vermehrtes Wasserlassen. Deutlich zu merken sind diese Diabeteszeichen, wenn sie innerhalb weniger Wochen auftreten, was bei Diabetes Typ 1 (siehe Seite 10) meist der Fall ist. Beim Diabetes Typ 2 (siehe Seite 10) entstehen die Beschwerden hingegen häufig schleichend über einen sehr langen Zeitraum und werden aus diesem Grund vielfach nicht als mögliche Ursache einer Stoffwechselerkrankung gedeutet.

Nicht immer sind die Symptome bei Diabetes mellitus typisch. Vor allem beim Diabetes Typ 2 (siehe Seite 10) können auch völlig unspezifische Beschwerden auftreten. Das heißt, die Symptome könnten noch durch andere Ereignisse bedingt sein. Zu den möglichen unspezifischen Symptomen bei Diabetes zählen unter anderem Antriebsarmut und Infektionsneigung, die durch den Energiemangel der Zellen bedingt sind. Gut zu wissen: Sobald durch konsequente Behandlung normnahe Blutzuckerwerte erreicht werden, verschwinden auch diese Anzeichen wieder.

Doch gerade bei den unspezifischen Diabeteszeichen kommt es immer wieder vor, dass die Beschwerden nicht mit erhöhten Blutzuckerwerten in Verbindung gebracht werden. Dies erklärt, warum der Diabetes Typ 2 in vielen Fällen erst als Zufallsbefund bei allgemeinen Kontrolluntersuchungen oder als Nebenbefund bei anderen Erkrankungen entdeckt wird.

Blutzucker und Hormone

Um Diabetes leichter zu verstehen, ist es hilfreich, zunächst die Stoffwechselsituation bei Menschen ohne Diabetes zu betrachten.

Für sämtliche Lebensvorgänge, sowohl in Ruhe wie auch in Bewegung, braucht der menschliche Organismus Energie. Vorzugsweise nutzt der Körper für die Energiegewinnung Kohlenhydrate in Form von Stärke und/oder Zucker aus der täglichen Nahrung.

Um die zugeführte Energie nutzen zu können, müssen die Energielieferanten zunächst vom Darm ins Blut gelangen. Kohlenhydrate können ausschließlich als Einfachzucker (Monosaccharide) über die Darmzellen ins Blut aufgenommen werden. Das komplexe Kohlenhydrat Stärke wird dazu in seine Traubenzuckerbausteine (Glukose) gespalten und anschließend über die Darmwand ins Blut aufgenommen. Auch Kohlenhydrate, die aus mehreren Zuckerbausteinen aufgebaut sind, werden zunächst zu Einfachzuckern abgebaut. Das bedeutet, dass immer, wenn Sie kohlenhydrathaltige Lebensmittel essen, kurz danach der Zucker im Blut (Blutglukose) ansteigt. Das Blutgefäßsystem hat dabei die Aufgabe, die Blutglukose – ebenso wie alle anderen Nährstoffe – zu den verschiedenen Körperzellen zu transportieren. Die Kraftwerke der Körperzellen nutzen den Blutzucker als Brennstoff zur Gewinnung von Energie für unterschiedliche Stoffwechselvorgänge, wie Muskelarbeit, Organleistung und Aufrechterhaltung der Körpertemperatur.

Dabei kann der Zucker jedoch nicht einfach in die Zellen einströmen. Vielmehr ist für diesen Vorgang ein Hilfsstoff, das Hormon Insulin, erforderlich. Spezielle Zellen der Langerhans-Inseln in der Bauchspeicheldrüse stellen dieses Hormon her. Insulin fungiert wie ein Türöffner, der die Zellen für den Einstrom von Blutglukose aufschließt. In der Folge kommt es zu einem Absinken der Blutglukosekonzentration.

Sinkt der Blutzucker, wird in anderen Zellen der Langerhans-Inseln das Hormon Glukagon bereitgestellt. Dieses Gegenspielerhormon des Insulins sorgt für die Freisetzung von Glukose aus dem Leberspeicher (Leberglykogen) und für die Glukoseneubildung aus dafür geeigneten Eiweißbausteinen. Dies führt wiederum zum Anstieg des Blutzuckerspiegels.

Durch das Zusammenspiel der beiden Bauchspeicheldrüsenhormone Insulin und Glukagon wird bei Menschen ohne Diabetes eine perfekte Blutzuckerbalance erreicht.

HORMONE FÜR DIE BLUTZUCKERBALANCE

Zwei Hormone sind für die Regulation der Blutzuckerwerte verantwortlich. Beide werden in verschiedenen Zellen der Langerhans-Inseln der Bauchspeicheldrüse gebildet:

- Insulin aus den Betazellen senkt den Blutzucker.
- Glukagon aus den Alphazellen hebt den Blutzucker.

Bei Menschen mit Diabetes mellitus verbleibt die Blutglukose teilweise oder sogar völlig im Blutgefäßsystem und steht dadurch den Zellen nicht als ausreichende Energiequelle zur Verfügung. Diese Beeinträchtigung des Energiestoffwechsels entsteht durch unzureichende Insulinmengen beziehungsweise totalen Mangel an Insulin oder durch eine unzureichende Wirkung des im Körper vorhandenen Insulins.

Diabetes Typ 1 und 2 – die Unterschiede

Aufgrund einer Erhebung der Technischen Universität München von Prof. H. Hauner und einer Hochrechnung auf ganz Deutschland kann derzeit von etwa 7 Millionen Menschen mit Diabetes (8,9 % der Bevölkerung) ausgegangen werden. Davon haben 6,5 Millionen einen Diabetes Typ 2 und 550 000 einen Diabetes Typ 1. Das heißt, nur knapp 10 % der Betroffenen haben einen insulinpflichtigen Diabetes Typ 1.

Typ 1 – der jugendliche Diabetes

Diabetes Typ 1 entsteht meistens vor dem 40. Lebensjahr und wird daher auch als jugendlicher Diabetes bezeichnet. Es handelt sich hier um eine Autoimmunerkrankung, bei der es zu einer Zerstörung der insulinproduzierenden Betazellen der Langerhans-Inseln der Bauchspeicheldrüse kommt. Als Folge wird zu wenig oder kein Insulin mehr produziert. Die Krankheit entwickelt sich über einen kurzen Zeitraum.

Durch den Mangel an Insulin bleiben die Transportkanäle der Zellen für das Einschleusen von Zucker verschlossen. Dies verursacht einen Energiemangel, weil Zucker im Blut verbleibt und für die Energiegewinnung in den Zellen nicht zur Verfügung steht. Der Körper versucht den Energiemangel auszugleichen, indem er die Energiereserven von Fett- und Muskelgewebe angreift. Menschen mit Typ-1-Diabetes brauchen deshalb eine sofortige Insulinbehandlung, weil es anderenfalls zu drastischen Gewichtsverlusten kommt. Für Diabetes Typ 1 werden deshalb auch die Bezeichnungen insulinpflichtiger oder insulinabhängiger Diabetes verwendet.

Menschen mit Typ-1-Diabetes sind lebensnotwendig auf Insulin angewiesen. Die erforderliche Insulindosis wird abhängig von Körpergewicht, Kohlenhydrataufnahme und Bewegung für jeden Menschen individuell festgelegt.

Typ 2 – Gene oder Lebensstil?

Anders als der Typ-1-Diabetes entwickelt sich Typ-2-Diabetes schleichend über einen langen Zeitraum und oft erst jenseits des 40. Lebensjahrs. Typ-2-Diabetes wurde deshalb früher als Altersdiabetes bezeichnet. In den letzten Jahren wird die Diagnose Typ-2-Diabetes jedoch immer häufiger auch bei übergewichtigen jüngeren Menschen und sogar bei Kindern gestellt.

INFO

Häufig werden Menschen mit Typ-2-Diabetes schon seit längerer Zeit wegen erhöhten Blutdrucks oder veränderter Blutfette behandelt und haben erhöhtes Körpergewicht. Die Kombination dieser Erkrankungen wird als metabolisches Syndrom bezeichnet. Dabei ist jede der genannten Stoffwechselstörungen ein eigener Risikofaktor für die Schädigung der Blutgefäße. Je mehr dieser Risikofaktoren gleichzeitig vorhanden sind, desto höher ist die Gefahr der Entstehung von Gefäßerkrankungen.

Bei Menschen mit Diabetes Typ 2 produziert die Bauchspeicheldrüse noch Insulin, aber die Körperzellen sprechen auf das blutzuckersenkende Insulin nicht mehr richtig an. Als Folge kommt es zu einer unzureichenden Insulinwirkung, der sogenannten Insulinresistenz, die durch Übergewicht, besonders das bauchbetonte Übergewicht, noch verstärkt wird.

Zu Beginn der Erkrankung ist der Körper noch in der Lage, die unzureichende Wirkung auszugleichen, indem er vermehrt Insulin bildet (Hyperinsulinismus). Dadurch gelingt es, die Blutzuckerwerte über eine gewisse Zeitspanne im Normbereich zu halten. Erst wenn die erhöhte Insulinproduktion die mangelnde Wirkung nicht mehr ausgleichen kann und dadurch die Blutzuckerwerte ansteigen, spricht man vom manifesten Diabetes Typ 2.

Häufig haben die Betroffenen keine diabetestypischen Beschwerden. Deshalb wird Typ-2-Diabetes in vielen Fällen erst im Rahmen von Routineuntersuchungen festgestellt.

Genetische Faktoren spielen eine große Rolle für die Entstehung des Diabetes Typ 2. Haben Vater oder Mutter Typ-2-Diabetes, beträgt das Risiko, ebenfalls einen Typ 2 zu entwickeln, für die Kinder 30 bis 40 %. Das Risiko erhöht sich bei Übergewicht und Bewegungsmangel. Das heißt, ob eine genetische Veranlagung tatsächlich zu Diabetes Typ 2 führt, wird in hohem Maße vom individuellen Lebensstil beeinflusst.

Risikofaktor Übergewicht

Für die Beurteilung des Körpergewichts wird der Body Mass Index (BMI, »Körpermasse-Index«) eingesetzt. Der BMI wird mithilfe von Körpergewicht und Körpergröße berechnet.

INFO

Die Berechnungsformel für den BMI lautet:

$$\text{BMI} = \frac{\text{Körpergewicht in kg}}{(\text{Körpergröße in m})^2}$$

Als obere Grenze für das Normalgewicht gilt ein BMI von 24,9. Beispiele für die obere Normalgewichtsgrenze Erwachsener bei unterschiedlichen Körperlängen finden Sie in der Tabelle auf Seite 237.

BMI-WERTE UND IHRE AUSSAGE

BMI $< 18{,}5$	Untergewicht
BMI 18,5–24,9	Normalgewicht
BMI 25–29,9	Preadipositas
BMI 30–34,9	Adipositas Grad 1
BMI 35–39,9	Adipositas Grad 2
BMI $\geqq 40$	Adipositas Grad 3

Für die weitere Beurteilung des potenziellen Diabetesrisikos betrachtet man die Körperfettverteilung. Besonders das innere Bauchfett (viszerales Fettgewebe) gilt als ein Risikofaktor für die Entstehung von Diabetes Typ 2 ebenso wie für die Entstehung von Herz-Kreislauf-Erkrankungen.

Wenn der Taillenumfang bei Frauen 80 cm übersteigt, ist das Risiko bereits erhöht, bei Werten über 88 cm ist es stark erhöht. Für Männer gilt ein Umfang von 94 cm als erhöhtes und ein Umfang von 102 cm als deutlich erhöhtes Risiko.

Für die Umfangsmessung wird das Maßband in der Mitte zwischen unterem Rippenrand und oberem Rand des Beckenknochens angesetzt.

Neben Body-Mass-Index und Bauchumfang wird in jüngerer Zeit für die Risikobewertung noch der Taille-Körperlänge-Quotient diskutiert. Bei diesem Verhältnis von Taillenumfang in cm zu Körperlänge in cm (Waist-to-Height Ratio = WHtR) wird ergänzend das Lebensalter für die Risikoeinschätzung hinzugezogen. Bis zum 40. Lebensjahr sind WHtR-Werte zwischen 0,4 und 0,5 wünschenswert. Da sich zwischen 40 und 50 Jahren

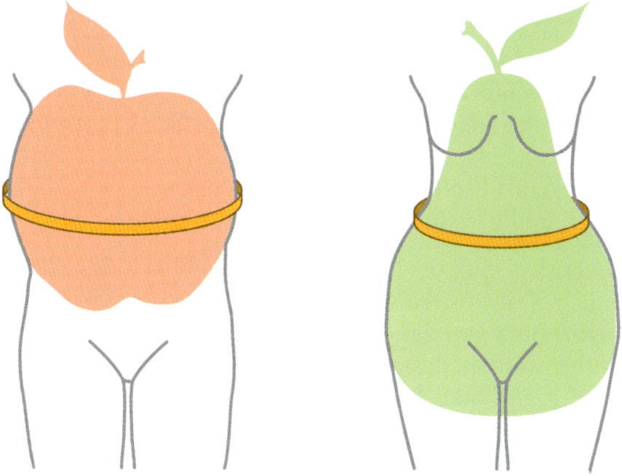

Es gibt zwei verschiedene Formen von Übergewicht: den Apfel- und den Birnentyp.

die Statur der meisten Menschen ändert, sind mit zunehmendem Alter etwas höhere Werte akzeptabel, jedoch sollte ein Wert von 0,6 auch bei über 50-Jährigen nicht überschritten werden.

- Demnach ist für Erwachsene bis zum 40. Lebensjahr bei einer Körperlänge von 170 cm ein Taillenumfang von 85 cm gerade noch akzeptabel:
  $$WHtR = 85 : 170 = 0{,}5$$
- Für Erwachsene über 50 Jahre kann bei gleicher Körperlänge ein Taillenumfang von 102 cm toleriert werden:
  $$WHtR = 102 : 170 = 0{,}6$$

Durch Gewichtsabnahme können Menschen mit Typ-2-Diabetes in vielen Fällen eine deutliche Verbesserung ihrer Stoffwechselsituation erreichen.

TIPP

Regelmäßige sportliche Bewegung hilft beim Abnehmen. Am besten wählen Sie eine Bewegungsart, die Ihnen Spaß macht; das motiviert Sie, dabeizubleiben. Achten Sie jedoch darauf, dass die Sportart auch wirklich zu Ihrem persönlichen Leistungsvermögen passt, und steigern Sie die Intensität Ihres Trainings nur schrittweise.

Risikofaktoren Blutdruck und Blutfette

Als weitere Risikofaktoren für die Entstehung eines Diabetes Typ 2 gelten Bluthochdruck und Störungen des Fettstoffwechsels, die zudem das Herz-Kreislauf-System stark belasten. Eine Rolle für die Einschätzung des individuellen Risikos spielen vor allem folgende Blutfette: die Triglyceride sowie die Lipoproteine HDL und LDL für den Cholesterin- und Fett-Transport.

Triglyceride – auch als Neutralfette bezeichnet – bestehen aus einem Teil Glycerin und drei Fettsäuren. Der Gehalt im Blut wird stark von der Nahrung beeinflusst. Je mehr Fette zugeführt werden, desto höher die Blutwerte. Für Erwachsene sind 150 mg/dl oder 1,69 mmol/l wünschenswert. Sind die Triglyceride im Blut erhöht, steigen Diabetes- und Herz-Kreislauf-Risiko.

HDL, das »gute Cholesterin«, sind Transportproteine hoher Dichte. Sie haben die Aufgabe, Cholesterin von den Geweben zur Leber zu transportieren. HDL wirken als Blutgefäßreiniger und schützen dadurch vor Arteriosklerose (Gefäßverengung). Günstig sind hohe HDL-Werte von mindestens 40 mg/dl Blut.

LDL, das »böse Cholesterin«, sind Transportproteine niedriger Dichte, die Cholesterin von der Leber zu den Körpergeweben transportieren. Auf ihrem Weg durch den Körper können die LDL Cholesterin in den Arterienwänden ablegen und diese dadurch verengen. Niedrige LDL-Werte sind deshalb ein wichtiger vorbeugender Schutz vor der Entstehung von Herz-Kreislauf-Erkrankungen.

Die Zielwerte für LDL-Cholesterin richten sich nach den individuellen begleitenden Risikofaktoren sowie bereits bestehenden Erkrankungen. Für Menschen mit Diabetes mellitus und/oder Herz-Kreislauf-Erkrankungen gelten sehr niedrige LDL-Zielwerte von unter 100 mg/dl Blut oder sogar 70 mg/dl Blut.

Das Herz-Kreislauf-Risiko ist besonders erhöht, wenn das Verhältnis von LDL zu HDL größer als 5 ist und zusätzlich die Triglyceridwerte über 200 mg/dl liegen.

Bluthochdruck (Hypertonie) mit Werten über 130/85 mmHg gilt als ein eigenständiger Risikofaktor für die Entwicklung eines Diabetes Typ 2. Der Blutdruck wird durch mehrere Faktoren bestimmt. Neben genetischer Veranlagung und Lebensalter beeinflussen verschiedene Medikamente (beispielsweise Antibabypille, Cortisonpräparate, Antirheumatika) sowie der individuelle Lebensstil den Blutdruck. Besonders Überernährung, Bewegungsmangel, hohe Natrium- beziehungsweise Kochsalzzufuhr, Alkohol- und Nikotinkonsum wirken blutdrucksteigernd.

WICHTIG

Als Risikofaktoren für die Entstehung eines Diabetes Typ 2 gelten folgende Merkmale:

- **Übergewicht, besonders das bauchbetonte Übergewicht (Taillenumfang über 88 cm bei Frauen und über 102 cm bei Männern)**
- **Bluthochdruck (über 130/85 mmHg)**
- **Veränderte Blutfette (Triglyceride über 150 mg/dl oder 1,69 mmol/l, HDL-Cholesterin unter 50 mg/dl oder 1,29 mmol/l bei Frauen und unter 40 mg/dl oder 1,03 mmol/l bei Männern)**

Drohende Komplikationen auffangen

Falls stark erhöhte Blutzuckerwerte unzureichend behandelt werden, kann dies zu einer Entgleisung des Stoffwechsels führen. Durch die Bildung von Ketonkörpern kommt es zu einer lebensgefährlichen Stoffwechselsituation, der Ketoazidose. Dies birgt die große Gefahr eines diabetischen Komas mit tiefer Bewusstlosigkeit.

Ist der Blutzucker über lange Zeit chronisch erhöht, können außerdem schwere Gefäßerkrankungen auftreten:

- Komplikationen der kleinen Gefäße (mikrovaskuläre Komplikationen) mit dem Risiko von Nervenschädigungen (diabetische Neuropathie), Veränderungen an den Gefäßen des Augenhintergrundes (diabetische Retinopathie), Geschwüren an den Füßen (diabetisches Fußsyndrom) und drohender Amputation sowie Nierenfunktionsstörungen (diabetische Nephropathie).
- Komplikationen der großen Gefäße (makrovaskuläre Komplikationen) mit Ablagerungen in den Gefäßen (Arteriosklerose). In diesem Fall drohen Herzinfarkt, Hirnschlag und periphere Verschlusskrankheit der Beingefäße.

Zielwerte der Diabetesbehandlung

Um die Qualität der Diabetesbehandlung zu beurteilen, gibt es unter anderem folgende drei Kriterien:

- **Nüchternblutzucker** (basaler Blutglukosewert): Im Tagesrhythmus kommt es zu einer physiologischen Ausschüttung verschiedener Hormone (Kortisol, Wachstumshormon). Der Blutzucker steigt in den Morgenstunden an. Deshalb wird in vielen Fällen als Basis einer erfolgreichen Diabetestherapie zunächst ein normnaher Nüchternblutzucker angestrebt. Der Zielwert im Vollblut sollte unter 100 mg/dl oder 5,6 mmol/l liegen.
- **Postprandialer Blutzucker:** Die Blutglukose nach den Mahlzeiten scheint nach heutiger Einschätzung ein eigenständiger Risikofaktor zu sein. Deshalb haben Fachgesellschaften wie Deutsche Diabetesgesellschaft (DDG), American Diabetes Association (ADA) und International Diabetes Federation (IDF) den postprandialen Zwei-Stunden-Blutglukosewert in ihre Therapieziele aufgenommen.
  Eine regelmäßige Kontrolle postprandialer Zwei-Stunden-Blutzuckerwerte bietet neben einer schnellen Beurteilung der Qualität der Diabetesbehandlung zudem die Möglichkeit, die Therapie frühzeitig effektiv zu optimieren. Dabei werden Zielwerte von maximal 140 mg/dl oder 7,8 mmol/l Blutglukose zwei Stunden nach dem Essen formuliert.
- **HbA1c -Wert:** Blutglukose bindet sich kontinuierlich an Hämoglobin, den roten Blutfarbstoff, und es entsteht glykolisiertes, »verzuckertes« Hämoglobin, das HbA1c. Je höher die Blutglukosewerte, desto höher das HbA1c. Die roten Blutkörperchen, in denen sich das HbA1c befindet, haben eine durchschnittliche Lebensdauer von 120 Tagen. Der gemessene HbA1c-Wert erlaubt somit eine Beurteilung der mittleren Blutzuckerkonzentration der vergangenen zehn bis zwölf Wochen (»Blutzuckergedächtnis«). Aus diesem Grund werden im Rahmen der standardisierten regelmäßigen Diabeteskontrollen HbA1c-Messungen im Abstand von drei Monaten empfohlen. Der Zielwert sollte dabei unter 48 mmol/mol Hb oder unter 6,5 % liegen.
  Aus der nachfolgenden Tabelle können Sie ablesen, wie hoch Ihr Blutzuckerwert bei dem gemessenen HbA1c-Wert im Durchschnitt gelegen hat. Die Tabelle zeigt den Zusammenhang zwischen HbA1c-Wert und durchschnittlichem Blutzuckerwert der vergangenen zehn bis zwölf Wochen.

HbA1c-Wert	HbA1c-Wert	Mittlerer Blutzucker	Mittlerer Blutzucker
31 mmol/mol	5,0 %	97 mg/dl	5,4 mmol/l
37 mmol/mol	5,5 %	111 mg/dl	6,2 mmol/l
42 mmol/mol	6,0 %	126 mg/dl	7,0 mmol/l
48 mmol/mol	6,5 %	140 mg/dl	7,7 mmol/l
53 mmol/mol	7,0 %	154 mg/dl	8,5 mmol/l
58 mmol/mol	7,5 %	169 mg/dl	9,3 mmol/l
64 mmol/mol	8,0 %	183 mg/dl	10,1 mmol/l
69 mmol/mol	8,5 %	197 mg/dl	10,9 mmol/l
75 mmol/mol	9,0 %	212 mg/dl	11,7 mmol/l
80 mmol/mol	9,5 %	226 mg/dl	12,5 mmol/l
86 mmol/mol	10,0 %	240 mg/dl	13,3 mmol/l
91 mmol/mol	10,5 %	255 mg/dl	14,1 mmol/l
97 mmol/mol	11,0 %	269 mg/dl	14,9 mmol/l
102 mmol/mol	11,5 %	283 mg/dl	15,7 mmol/l
108 mmol/mol	12,0 %	298 mg/dl	16,5 mmol/l

Seit Januar 2009 (mit einer Übergangsfrist zum 31. März 2010) wird der HbA1c in der internationalen Einheit mmol/mol Hb angegeben (nach IFCC = International Federation of Clinical Chemistry and Laboratory Medicine). Zu Ihrer Orientierung sind die HbA1c-Werte zusätzlich in % angegeben; diese Angaben laufen aus.

Die Behandlung mit Medikamenten

Aktuell werden in der Diabetestherapie unterschiedliche Medikamente in Tablettenform (orale Antidiabetika), die Injektionstherapie mit GLP1-Analoga sowie verschieden wirkende Insulintypen eingesetzt.

Tabletten und GLP1-Analoga (siehe Seite 25) eignen sich zur unterstützenden Behandlung des Typ-2-Diabetes, wenn die Maßnahmen der Basistherapie (vollwertige Ernährung und körperliche Aktivität) nicht ausreichen, um den Blutzucker in normnahen Grenzen zu halten.

Insuline werden im Rahmen einer Hormonersatztherapie dann gespritzt, wenn körpereigenes Insulin ganz oder teilweise fehlt. Bei Typ-1-Diabetes ist in jedem Fall eine sofortige Insulinbehandlung erforderlich, auch als »Insulinpflicht« bezeichnet.

Wenn Menschen mit Typ-2-Diabetes mit Ernährungs- und Bewegungstherapie sowie Tabletten oder GLP1-Analoga nicht den gewünschten Zielblutzucker erreichen können, benötigen auch sie Insulin. Ihr Arzt wird entweder die Medikamentenbehandlung durch eine Insulinbehandlung unterstützen (Kombinationstherapie) oder die Therapie vollständig auf Insulinbehandlung umstellen.

Insuline

Für die Behandlung mit Insulinen stehen folgende Insulinarten zur Verfügung:

Insulintyp	Wirkungs-eintritt	stärkste Wirkung	Ende der Wirkung
schnell wirkende Insulinanaloga	direkt	1–2 Std.	2–3 Std.
Normalinsulin	15–30 Min.	2–4 Std.	4–6 Std.
NPH-Typ	60 Min.	4–6 Std.	10–12 Std.
Insulin glargin	sehr gleichmäßig über 24 Stunden		
Insulin detemir	keine Angabe	6–8 Std.	16–24 Std.

Zusätzlich können auch feste Mischungen aus schnell wirkenden und verzögernd wirkenden Insulinen (Insulinanaloga oder Humaninsulinen) eingesetzt werden.

Insulintherapien

Bei Behandlung mit Insulin als Hormonersatztherapie unterscheidet man den mahlzeitenunabhängigen Basalinsulinbedarf und den mahlzeitenabhängigen Bolusinsulinbedarf. Der Bedarf an Basalinsulin wird mit verzögernd wirkenden Insulinen gedeckt, der Bolusbedarf für die Mahlzeiten mit schnell wirkenden Insulinen. Wird für die Insulintherapie eine Insulinpumpe eingesetzt, wird auch der Basalbedarf mit schnell wirkendem Insulin gedeckt, das kontinuierlich abgegeben wird.

Bolustherapie

Die Bolustherapie ist als Anfangstherapie bei Diabetes Typ 2 möglich. Zur Unterstützung der körpereigenen Insulinausschüttung wird nur zu den Mahlzeiten schnell wirkendes Insulin (Normal- oder Analoginsulin) gespritzt. Auf das mahlzeitenunabhängige Insulin wird bei dieser Therapie verzichtet. Falls sich mit der Bolustherapie allein keine normnahen Blutzuckerwerte erzielen lassen, wird auf Intensivierte Insulintherapie (siehe unten) umgestellt.

Basaltherapie

Die Basaltherapie wird ebenfalls für die Behandlung bei Diabetes Typ 2 eingesetzt. Gespritzt wird nur das mahlzeitenunabhängige Basalinsulin – in der Regel zur Nacht. Der mahlzeitenabhängige Bedarf wird durch die Eigenproduktion der Bauchspeicheldrüse abgedeckt. Ebenso wie für die Bolustherapie gilt: Ist sie nicht mehr erfolgreich, muss zur Intensivierten Insulintherapie übergegangen werden.

Intensivierte Insulintherapie (ICT)

Die ICT, auch Basis-Bolus-Therapie oder Funktionelle Insulintherapie genannt, ist für die Behandlung von Diabetes Typ 1 wie auch Typ 2 geeignet. Gespritzt wird verzögernd wirkendes Insulin für den mahlzeitenunabhängigen Basalbedarf und schnell wirkendes Insulin für den mahlzeitenabhängigen Bolusbedarf.

Das Basalinsulin deckt den Insulinbedarf für die »Fastenzeiten« zwischen den Mahlzeiten und während der Schlafenszeit und wird je nach Insulintyp ein- bis dreimal täglich gespritzt. Idealerweise ist die Menge an Basalinsulin so ausbalanciert, dass der Blutzucker ohne Nahrungsaufnahme im Gleichgewicht bleibt und weder Über- noch Unterzuckerungen auftreten.

Das Bolusinsulin deckt den zusätzlichen Insulinbedarf für die Mahlzeiten. Gespritzt werden schnell wirkende Insuline (Analog- oder Normalinsulin). Abhängig vom Wirkungseintritt des verwendeten Bolusinsulins wird der Spritz-Ess-Abstand festgelegt. Die Menge an Bolusinsulin errechnet sich aus dem individuellen Insulinbedarf je Kohlenhydrateinheit (KE/BE, siehe Seite 42). Hinzu kommen Korrekturfaktoren für den gemessenen Blutzuckerwert vor der Mahlzeit im Vergleich zum Zielwert. Liegt der gemessene Blutzucker über dem Zielwert, wird zusätzliches Insulin gespritzt, bei niedrigeren Werten entsprechend weniger Insulin.

Die intensivierte Insulintherapie ermöglicht die freie Gestaltung der Mahlzeiten. Im Gegenzug verlangt sie Ihnen die Bereitschaft ab, den Blutzucker vor jeder Mahlzeit zu messen, die Kohlenhydratmenge zu schätzen und den erforderlichen Insulinbedarf zu bestimmen.

Ohne ausreichende Kenntnisse zum Kohlenhydratgehalt der Lebensmittel funktioniert ICT nicht gut. Das heißt, hier ist in hohem Maße Ihr Engagement gefragt. Üben Sie ausgiebig, den Kohlenhydratgehalt der Lebensmittel richtig einzuschätzen. Denn je sicherer Sie im Umgang mit Lebensmitteln und ihrer Insulinwirkung sind, umso besser ist die Qualität Ihrer Diabetesbehandlung.

Insulinpumpen-Therapie

Die Therapie mit einer am Körper getragenen Insulinpumpe ähnelt dem Behandlungsprinzip der ICT. Unterschieden werden auch hier ein mahlzeitenunabhängiger und ein mahlzeitenabhängiger Insulinbedarf. ICT und Insulinpumpen-Therapie unterscheiden sich jedoch in der Art der verwendeten Insuline und in der Insulinverabreichung. Mit der Insulinpumpe wird der Bedarf für Basalinsulin und Bolusinsulin ausschließlich mit schnell wirkendem Insulin (Normalinsulin oder Analoginsulin) gedeckt. Der Basalinsulinbedarf wird über die Pumpe kontinuierlich in kleinsten Mengen ins Unterhautfettgewebe abgegeben. Bolusinsulin für die Kohlenhydrate und Korrekturinsulin für Abweichungen vom Zielblutzucker werden ebenfalls über die Pumpe abgerufen.

Wie bei der ICT sind auch bei der Insulinpumpen-Therapie gute Kenntnisse über den Kohlenhydratgehalt der Lebensmittel die Basis für den Behandlungserfolg.

WICHTIG

Für den Notfall sollten Sie immer einige Insulinspritzen (siehe Seite 23) zur Verfügung haben. Dies ist wichtig, falls die Insulinpumpe oder der Insulinpen (siehe Seite 22) einen Defekt aufweisen oder verloren gehen.

Konventionelle Insulintherapie (CT)

Die konventionelle Insulintherapie wird mit festen Insulinmischungen aus schnell wirkenden und verzögert wirkenden Insulinen durchgeführt. Je nach individuellem Bedarf werden diese Mischungen ein- bis dreimal pro Tag gespritzt. Gut geeignet ist die konventionelle Insulintherapie für Menschen mit sehr regelmäßigem Tagesrhythmus mit etwa gleichen Essenszeiten und festen Kohlenhydratmengen. Menschen mit Diabetes, die konventionell mit Mischinsulin behandelt werden, müssen sich mit dem Essen nach der Wirkung des gespritzten Insulins richten.

Schwierig ist das Verschieben von Mahlzeiten oder das Verändern der Kohlenhydratmengen. Hohe Blutzuckerwerte drohen, wenn mehr Kohlenhydrate gegessen werden als für die Insulinmenge eingeplant. Werden weniger Kohlenhydrate verzehrt als für die Insulinmenge vorgesehen, droht dagegen eine Unterzuckerung (Anzeichen siehe Seite 26).

Auch bei Anwendung von Mischinsulinen sind daher Kenntnisse zum Kohlenhydratgehalt von Lebensmitteln wichtig, um normnahe Blutzuckerwerte zu erreichen.

TIPP

Besprechen Sie sich ausführlich mit Ihrem Arzt, um die für Sie persönlich geeignete Insulintherapie auszuwählen.

Insulin richtig spritzen – so geht's

Insulin hat eine Eiweißstruktur. Damit es seine Wirksamkeit behält und nicht im Magendarmtrakt wie alle Eiweiße verdaut wird, muss es gespritzt werden. Zum Spritzen stehen Einmalspritzen und Injektionshilfen – Insulinpens und Insulinpumpen – zur Verfügung.

Insuline werden derzeit überwiegend als U-100-Insuline angeboten. (U = Unit, englisch für Einheit). U-100-Insuline enthalten je Milliliter 100 Internationale Einheiten (I.E.) Insulin. U-100-Insuline werden vor allem für Insulinpens und Insulinpumpen verwendet. Im Fertigpen ist zudem U-200-Insulin (200 I.E. je Milliliter) und U-300-Insulin (300 I.E. je Milliliter) verfügbar. U-40-Insulin in Durchstechflaschen wurden vom Markt genommen.

Für die Verabreichung sehr kleiner Insulinmengen, wie sie von Säuglingen und Kleinkindern benötigt werden, stehen Verdünnungslösungen zur Verfügung.

Wo kann Insulin gespritzt werden?

Als Spritzstellen eignen sich die hier farbig markierten Körperstellen:

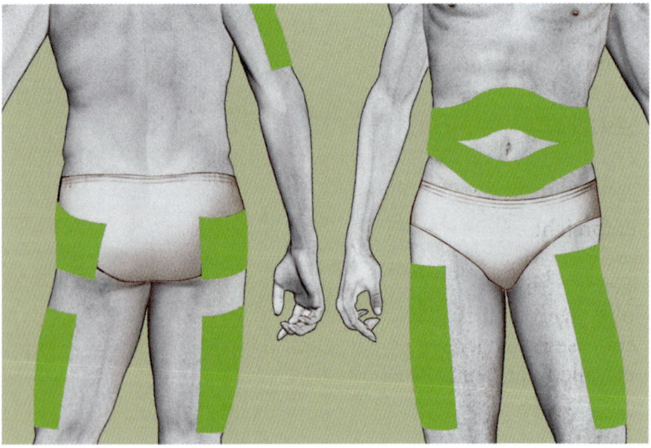

Bitte achten Sie darauf, die Einstichstellen regelmäßig zu wechseln. Dadurch können Sie vermeiden, dass an den Spritzstellen

Reizungen und Verhärtungen entstehen. Das ist wichtig, weil Insulin aus verhärteten Körperstellen schlechter aufgenommen werden kann.

WICHTIG

Falls ein Insulinpen kaputt oder verloren geht und kein Ersatzpen zur Verfügung steht, kann im Notfall Insulin aus der Penampulle mit einer Spritze aufgezogen werden. Verwenden Sie dafür unbedingt zum Insulin passend geeichte U-100-Spritzen! Nachfolgend erhalten Sie einen kurzen Überblick über die verschiedenen Wirksubstanzen, die derzeit zur Behandlung des Diabetes Typ 2 zur Wahl stehen.

Medikamente bei Diabetes Typ 2

Medikamente sind kein Ersatz für die Basistherapie des Diabetes Typ 2, sie sollen die Behandlung unterstützen. Deshalb ist es wichtig, die Ernährungstherapie ebenso wie die individuell angemessene körperliche Aktivität auch bei notwendigem Einsatz von Medikamenten fortzuführen.

Die sorgfältige Abwägung von erwünschter Medikamentenwirkung, von Nebenwirkungen und Kontraindikationen wird Ihr Arzt treffen. Bitte sprechen Sie mit ihm darüber.

Nachfolgend erhalten Sie einen Überblick über die Antidiabetika, die derzeit zur Behandlung des Diabetes Typ 2 verwendet werden.

Alpha-Glukosidase-Hemmer

Verabreicht werden können diese Enzymhemmer (auch Acarbose oder Miglitol genannt) nur bei ausreichender körpereigener Insulinproduktion. Sie bewirken eine verlangsamte Kohlenhydratverdauung. Dadurch steigt der Blutzucker nach dem Essen weniger schnell an. Die Insulinausschüttung aus den Betazellen der Bauchspeicheldrüse wird nicht gesteigert.

Biguanide

Die Einnahme von Biguaniden (Metformin) ist bei ausreichender körpereigener Insulinproduktion sinnvoll. Im Wesentlichen bewirken Biguanide eine verbesserte Glukoseempfindlichkeit von Leber- und Muskelzellen. Zudem werden in der Leber die Glukoseneubildung gehemmt und die Zuckeraufnahme aus dem Darm verzögert. Die Insulinausschüttung aus den Betazellen der Bauchspeicheldrüse wird nicht gesteigert.

DPP-4-Hemmer (Gliptine)

DPP-4-Hemmer verlängern die Wirkung der Inkretinhormone (Darmhormone GLP1 und GIP), die bei erhöhtem Blutzucker (Hyperglykämie) eine Stimulierung der körpereigenen Insulinausschüttung bewirken und gleichzeitig die Glukagon-Produktion drosseln. DPP-4-Hemmer wirken in erster Linie als Ergänzung zu anderen oralen Antidiabetika (besonders Metformin).

Glitazone

Glitazone werden auch als Insulinsensitizer (oder Thiazolidindione) bezeichnet, denn sie verringern die Insulinresistenz von Fettgewebe, Muskulatur und Leber. Dadurch wird die insulinvermittelte Glukoseaufnahme und -verwertung gesteigert.

Glitazone werden sowohl in Kombinationstherapien mit Metformin oder Sulfonylharnstoffen wie auch als Monotherapie eingesetzt. Die Insulinausschüttung aus den Betazellen der Bauchspeicheldrüse wird nicht gesteigert.

Glinide oder Sulfonylharnstoffe

Glinide oder Sulfonylharnstoffe (z.B. Gilbenclamid, Glimepirid) steigern die Insulinausschüttung aus den Betazellen der Bauchspeicheldrüse. Diese Medikamente werden entsprechend bei nachlassender körpereigener Insulinproduktion eingesetzt.

Durch diese Medikamente sind Unterzuckerungen, wie auf Seite 26 beschrieben, möglich.

WICHTIG

Bei Einsatz von Alpha-Glukosidase-Hemmern (siehe Seite 23) müssen Unterzuckerungen mit Traubenzucker behandelt werden, weil Haushaltszucker nur verlangsamt aufgenommen wird.

Einnahmezeitpunkte für Diabetesmedikamente

Arzneistoff bzw. Arzneigruppe	Beispiel für Präparate	empfohlener Einnahmezeitpunkt
Alpha-Glukosidase-Hemmer	Acarbose (Glucobay®), Miglitol (Diastabol®)	mit dem ersten Bissen der Mahlzeit
Biguanide (Metformin)	(Glucophage® u. a.)	unmittelbar nach der Mahlzeit
DPP-4-Hemmer	Sitagliptin, Vildagliptin	unabhängig von der Mahlzeit
Insulin-Sensitizer (Glitazone)	Rosiglitazon (Avandia® u. a.), Pioglitazon (Actos®)	unabhängig von der Mahlzeit
Sulfonylharnstoffe (Glibenclamid)	(Euglucon®, Maninil® u. a.)	15 bis 30 Minuten vor der Mahlzeit
Sulfonylharnstoffe Glimepirid	(Amaryl® u. a.)	einmal täglich vor der ersten Hauptmahlzeit
Repaglinide, Nateglinide (Glinide)	Repaglinid (Novonorm®), Nateglinid (Starlix®)	direkt vor den Hauptmahlzeiten

GLP1-Analoga (Inkretin-Mimetika)

GLP1-Analoga werden je nach Präparat ein- bis zweimal täglich oder einmal wöchentlich ins Unterhautfettgewebe gespritzt. Sie ahmen die Effekte von GLP1 nach, welches bei Diabetes Typ 2 zu wenig gebildet wird. Dieses Darmhormon steigert unter anderem die glukoseabhängige Insulinausschüttung der Bauchspeicheldrüse, hemmt die Glukagonausschüttung und fördert die Sättigungswirkung.

SGLT2-Hemmer (Gliflozine)

Die Substanz hemmt in der Niere den Rücktransport von Glucose. In der Folge wird mehr Glucose ausgeschieden.

Risiko Unterzuckerung

Wenn die Blutglukose unter den physiologischen Grenzwert von 60 mg/dl oder 3,3 mmol/l (Hypoglykämie) absinkt, besteht das Risiko eines Unterzuckerungsschocks mit schwerer Bewusstlosigkeit.

Solche niedrigen Blutzuckerwerte können nur auftreten, wenn Sie Insulin spritzen oder mit Medikamenten behandelt werden, die die körpereigene Insulinausschüttung steigern.

Der Körper meldet sich jedoch schon mit ersten Alarmzeichen, wenn der Blutzucker unter 80 mg/dl (4,4 mmol/l) sinkt.

WICHTIG

Typische Anzeichen von Unterzucker sind übermäßiges Schwitzen, Zittern, Herzklopfen, Heißhungergefühl, Sehstörungen, Gereiztheit, Schwierigkeiten aufzuwachen, Ohnmachtsgefühl und Veränderung des gewohnten Verhaltens (zum Beispiel wenn ausgeglichene Menschen ungewohnt aggressiv reagieren). Diese Symptome kennen zum Teil auch Menschen ohne Diabetes, wenn sie lange nichts gegessen haben.

Häufige Ursachen für Unterzuckerung

- Der zeitliche Abstand zwischen Insulinspritzen und Beginn der Mahlzeit ist zu groß.
- Die Kohlenhydratmenge einer Mahlzeit wurde überschätzt.
- Ein erhöhter Energiebedarf für zusätzliche Bewegung (Hausputz, Gartenarbeit, Stadtbummel, Fahrradtour oder andere sportliche Aktivitäten) wurde nicht mit zusätzlichen Kohlenhydraten oder einer geringeren Insulinmenge ausgeglichen.
- Nach einer Reduzierung des Körpergewichts hat sich die Insulinwirkung verbessert und der Insulinbedarf verringert.
- Beim Konsum von größeren Mengen Alkohol wurden gleichzeitig nicht genügend Kohlenhydrate aufgenommen (Alkohol hemmt die Neubildung von Zucker in der Leber).

WICHTIG

Nehmen Sie schon die ersten Warnsymptome von Unterzuckerung ernst und handeln Sie konsequent nach dem Grundsatz: Erst essen, dann messen!

Richtig reagieren

Mit der Selbstbehandlung einer Unterzuckerung soll die Blutglukosekonzentration um 80 mg/dl (4,4 mol/l) angehoben werden, um eine schwere Hypoglykämie mit Bewusstlosigkeit sicher zu vermeiden. Dafür brauchen Sie mindestens 2 KE/BE (20 g, siehe Seite 42) schnell verfügbare Kohlenhydrate. Die schnellsten Kohlenhydrate mit hohem glykämischem Index (siehe Seite 39) sind Traubenzucker, Säfte und zuckerhaltige Limonaden, die Sie für den Notfall immer bei sich haben sollten. Damit können Sie bei den Anzeichen einer drohenden Hypoglykämie sofort handeln.

SOFORTMASSNAHMEN BEI UNTERZUCKER

- Essen oder trinken Sie vier Täfelchen Traubenzucker oder 0,2 l zuckerhaltige Getränke, wie Saft, zuckerhaltige Limonade oder Fruchtsaftgetränk.
- Setzen oder legen Sie sich hin.
- Kontrollieren Sie Ihren Blutzucker und stehen Sie erst auf, wenn Sie sich wieder gut fühlen und die Blutzuckerwerte sicher über 60 mg/dl (3,3 mmol/l) liegen.
- Sobald Sie sich besser fühlen, sollten Sie außerdem langsam wirksame Kohlenhydrate, zum Beispiel eine Scheibe Brot, zu sich nehmen, um den Blutzuckerspiegel zu stabilisieren.

Versuchen Sie auch, die Ursache für die Unterzuckerung zu finden, um in einer vergleichbaren Situation beim nächsten Mal die Unterzuckerung vermeiden zu können.

Glukagon für den Notfall

Leichte und mittlere Unterzuckerungen ohne Bewusstlosigkeit lassen sich sehr effektiv mit schnell verfügbaren Kohlenhydraten behandeln. Dies ist bei Unterzuckerungen mit Bewusstlosigkeit nicht möglich. Auf keinen Fall darf versucht werden, einem Bewusstlosen etwas einzuflößen. Es besteht Erstickungsgefahr! Stattdessen muss dem Bewusstlosen Glukagon ins Unterhautfettgewebe (subkutan) oder in den Muskel (intramuskulär) gespritzt werden. Die Dosierung hängt ab von Alter und Körpergewicht. Erwachsene und Kinder über 25 kg Körpergewicht erhalten 1,0 mg Glukagon, Kinder unter 25 kg Körpergewicht 0,5 mg Glukagon. Nasales Glukagon (3 mg) kann ab dem 4. Lebensjahr verabreicht werden.

INFO

Glukagon ist das Gegenspielerhormon des Insulins (siehe Seite 9). Es wird bei sinkendem Blutzuckerspiegel ausgeschüttet und ist gemeinsam mit dem Stresshormon Adrenalin für die Mobilisierung der Zuckerreserven der Leber (Leberglykogen) zuständig.

Damit auch ein medizinischer Laie im Notfall helfen kann, sollte er die drei Glukagon-Ws »Wann? Wo? Wie?« kennen.

- Wann soll Glukagon gespritzt werden?
- Wo wird das Glukagon-Notfallset aufbewahrt?
- Wie wird das Glukagon-Notfallmedikament vorbereitet und angewendet?

W WICHTIG

Glukagon kann nur dann blutzuckererhöhend wirken, wenn in der Leber ausreichend Zuckerreserven zur Verfügung stehen. Nach längeren sportlichen Aktivitäten können die Zuckerreserven jedoch aufgebraucht sein. Wenn größere Mengen Alkohol getrunken wurden, sind sowohl die Glukosefreisetzung aus der Leber wie auch die Glukoseneubildung gehemmt. In diesen Fällen würde Glukagon nicht wirken!
Falls diese Umstände bekannt sind, muss deshalb direkt der Notarzt gerufen werden, um intravenös Glukose zu verabreichen.

So wird Glukagon verabreicht

Zunächst muss die bewusstlose Person unbedingt auf die Seite gedreht werden, damit sie nicht erstickt, falls sie erbrechen sollte.

Dann wird umgehend das Glukagon-Notfallpräparat eingesetzt.

Glukagon steht in unterschiedlichen Darreichungsformen zur Verfügung

- als nasales Glukagon,
- als kristallines Glukagon, das vor Verabreichung gelöst werden muss und
- als Glukagon-Fertigpen oder -Fertigspritze.

Nasales Glukagon wird als Glukagonpulver mit Hilfe eines Applikators in ein Nasenloch verbracht. Das Glukagon wird danach passiv über die Nasenschleimhaut aufgenommen. Eine wegen Erkältung verstopfte Nase beeinträchtigt die Aufnahme nicht. Für potentiell Hilfeleistende, die sich scheuen Glukagon per Spritze zu verabreichen, ist damit eine Hürde genommen.

Bei Notfallmedikamenten mit kristallinem Glukagon muss zunächst das beiliegende Lösungsmittel zum Glukagon gespritzt und anschließend vermischt werden. Die fertige Lösung wird dann mit Hilfe der Spritze wieder aufgezogen und kann nun gespritzt werden. Glukagon als Fertigpen oder Fertigspritze kann direkt gespritzt werden. Die möglichen Spritzstellen (Arm, Bauch, Po, Oberschenkel) sind dieselben wie für Insulin (siehe Abbildung auf Seite 22).

Falls der Unterzuckerte innerhalb von 10 bis längstens 15 Minuten nicht auf die Glukagongabe anspricht, muss unverzüglich der Notarzt gerufen werden.

Zur Stabilisierung des Blutzuckers muss der Unterzuckerte, sobald er das Bewusstsein wiedererlangt hat, 10 bis 20 g schnell verfügbare Kohlenhydrate, zum Beispiel 4 Täfelchen Traubenzucker oder zuckerhaltige Getränke wie Saft oder Limonade, zu sich nehmen. Anschließend sollte er mindestens 1 bis 2 KE/BE langsam resorbierbare Kohlenhydrate, zum Beispiel in Form einer Scheibe Brot, essen.

Der behandelnde Arzt verschreibt die erforderliche Anzahl an Glukagon-Notfallpräparaten für die verschiedenen möglichen Einsatzorte (beispielsweise für zu Hause, den Arbeitsplatz, den Sportverein etc.). Glukagon-Notfallpräparate sind unterschiedlich lange haltbar (s. Beipackzettel). Bei unter 25 °C sind Glukagon-Pen/-Spritze sowie kristallines Glukagon 18 Monate haltbar (kristallines Glukagon bei + 2 bis + 8 °C für 36 Monate), das nasale Glukagon bei unter 30 °C für zwei Jahre.

WICHTIG

Nach Verwendung eines Glukagon-Notfallsets oder nach Ablauf der Haltbarkeit sollten Sie sich unbedingt eine neue Packung verschreiben lassen!

Unterstützen Sie aktiv Ihre Diabetestherapie

Als wichtigste Grundlage einer effektiven Diabetestherapie gelten neben der flexiblen Kontrolle des Körpergewichts eine vollwertige Ernährung und ein angemessenes Bewegungsprogramm, das an Ihr individuelles Leistungsvermögen angepasst ist.

Das bedeutet, dass eine erfolgreiche Diabetesbehandlung ohne Ihr aktives Zutun nicht möglich ist. Besonders sinnvoll ist es, wenn Sie durch die Auswahl der Lebensmittel und eine günstige Zusammenstellung Ihrer Mahlzeiten erreichen, dass der postprandiale Zwei-Stunden-Blutzucker (siehe Seite 17) im Zielbereich (unter 140 mg/dl oder 7,8 mmol/l) liegt. Sorgen Sie zudem für regelmäßige Bewegung, die zu Ihrem persönlichen Leistungsvermögen passt (siehe auch Seite 246).

Achten Sie bitte auch darauf, Ihre ärztlichen Untersuchungen (inklusive augenärztlichen und zahnärztlichen Kontrollen) regelmäßig wahrzunehmen. Damit erreichen Sie langfristig eine gute Kontrolle über Ihre Diabetestherapie. Der Gesundheitspass Diabetes (siehe Seite 250) hilft Ihnen, den Überblick zu den empfohlenen Vorsorgeuntersuchungen zu bewahren. Die Vorgaben im Gesundheitspass entsprechen den international anerkannten Mindestmaßnahmen zur Vorbeugung und gezielten Intervention diabetischer Komplikationen.

Selbstkontrollen

Nicht zuletzt können Sie Ihre Behandlung wirksam durch geeignete Selbstkontrollen unterstützen, die Sie als Ergänzung zu den ärztlichen Kontrollen durchführen. Das eröffnet Ihnen die Möglichkeit, Ihren Stoffwechsel bei unterschiedlichen Bedingungen zu beurteilen. So können Sie zum Beispiel testen, wie verschiedene Lebensmittel oder körperliche Belastungen den Blutzucker beeinflussen. Zudem behalten Sie Ihr Körpergewicht leichter im Griff.

MÖGLICHE SELBSTKONTROLLEN

- Körpergewichtskontrolle
- Blutdruckselbstmessung
- Blutzuckerselbstkontrolle
- Urinzuckerkontrolle (sie zeigt jedoch nur, ob die Nierenschwelle überschritten ist, also die Kapazität der Nierenzellen, Zucker aus dem Urin ins Blut zurückzuholen)
- Ketonkörpermessungen im Urin (sinnvoll nur bei hohen Blutzuckerwerten oder wenn die Stoffwechselsituation zu entgleisen droht)

Ihr Arzt wird die Ergebnisse Ihrer Selbstmessungen gemeinsam mit den Ergebnissen der Laborkontrollen in die Beurteilung und Planung des Behandlungsverlaufs einbeziehen.

Ernährungstherapie bei Diabetes

Eine ausgewogene, vollwertige Ernährung ist für alle Menschen empfehlenswert. Für Menschen mit bestehenden Stoffwechselbelastungen wie Diabetes mellitus hat sie einen noch höheren Stellenwert. Doch ebenso wichtig wie der Gesundheitswert ist der Genuss beim Essen.

Nahrung versorgt den Organismus mit der notwendigen Energie für Organleistung und Bewegung – auch ein Auto fährt nur, wenn Kraftstoff im Tank ist. Diese Energie, gemessen in Kilokalorien (kcal) oder Kilojoule (kJ), liefern Kohlenhydrate wie Stärke oder Zucker, Proteine (Eiweiße), Fette und Alkohol.

ENERGIEGEWINN DURCH VERBRENNUNG

- 1 g Kohlenhydrate liefert 4 kcal
- 1 g Eiweiß liefert 4 kcal
- 1 g Fett liefert 9 kcal
- 1 g Alkohol liefert 7 kcal

Zusätzlich zu den energieliefernden Nährstoffen benötigt der Organismus weitere Substanzen, die er selbst nicht herstellen kann. Sie werden als essenzielle (lebensnotwendige) Nährstoffe bezeichnet und umfassen bestimmte Eiweißbausteine (essenzielle Aminosäuren), mehrfach ungesättigte Fettsäuren (MUFS), Vitamine, Mineralstoffe und Wasser.

Weitere gesundheitsfördernde Lebensmittelinhaltsstoffe sind die sekundären Pflanzenstoffe – auch als bioaktive Substanzen bezeichnet – sowie die funktionsfördernden Ballaststoffe.

Energieliefernde Nährstoffe – wie viel wovon?

Für die Energiezufuhr ist folgende Nährstoffrelation empfehlenswert: 45 % bis maximal 60 % des Energiebedarfs sollten durch Kohlenhydrate, 30 % bis maximal 35 % durch Fette und die verbleibenden rund 10 % bis 20 % durch Eiweiße (Proteine) gedeckt werden.

Versuchen Sie, die empfohlene Zusammenstellung der Nährstoffe abwechslungsreich mit möglichst naturbelassenen Lebensmitteln zu realisieren. Das garantiert Ihnen eine optimale Zufuhr an lebensnotwendigen Nährstoffen bei gleichzeitig minimaler Belastung durch unerwünschte Lebensmittelinhaltsstoffe, wie etwa gesättigte Fettsäuren, Cholesterin, Harnsäure oder Kochsalz.

Die Lebensmittelpyramide

An der folgenden Lebensmittelpyramide können Sie sehen, von welchen Lebensmittelgruppen Sie größere Mengen essen können und wo Sie Maß halten sollten. Lesen Sie die Pyramide von unten (große Mengen) nach oben (kleine Mengen):

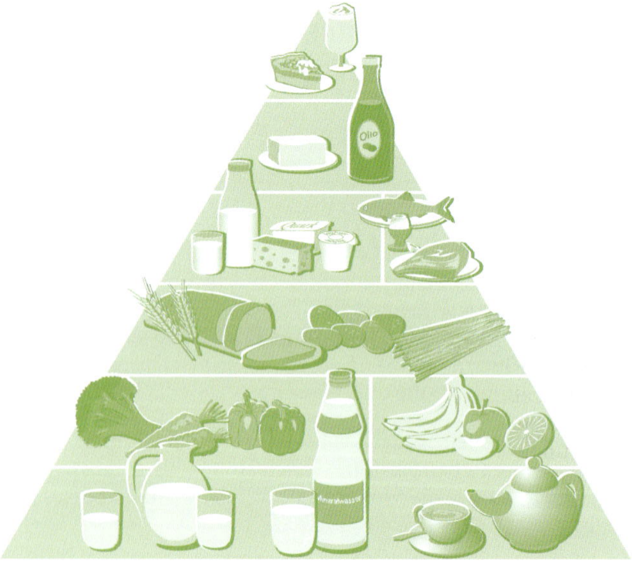

Getränke

Trinken Sie täglich mindestens 1,5 l Wasser. Das ist wichtig für eine gute Entgiftung und beugt Verstopfungen vor. Getränke – nicht nur Wasser, sondern auch Fruchtsäfte, Tees etc. – bilden die Basis der Lebensmittelpyramide.

Gemüse, Rohkost, Obst

Täglich drei Gemüseportionen in Form von Rohkost, Salaten und Gemüse ergänzt durch zwei Portionen Obst liefern die Basis einer optimalen Zufuhr von Vitaminen und Mineralstoffen. Hinzu kommen reichlich bioaktive Pflanzenstoffe wie Betacarotin und Q10 sowie Ballaststoffe. Die meisten Gemüsesorten sind kohlenhydratarm und werden deshalb nur bei größeren Portionen als KE/BE berechnet. Dagegen liefern die Obstsorten dem Organismus Kohlenhydrate in Form verschiedener fruchteigener Zucker und werden als KE/BE berechnet.

Stärkereiche Lebensmittel

Kartoffeln und Getreideprodukte wie Brot, Getreideflocken, Nudeln und Reis sind die Hauptlieferanten für das komplexe Kohlenhydrat Stärke und versorgen den Körper zudem mit einer Reihe von B-Vitaminen und Mineralstoffen. Besonders günstig für die Wirkung auf den Blutzucker ist die Wahl von Vollkorngetreideprodukten mit möglichst groben Körnern. Alle stärkehaltigen Lebensmittel werden als KE/BE berechnet.

Milchprodukte

Milch und Milchprodukte sorgen neben hochwertigem tierischem Eiweiß auch für eine ausreichende Kalziumzufuhr. Zudem steckt eine Menge an B-Vitaminen (Vitamin B_2 und B_{12}) in den Lebensmitteln dieser Gruppe. Das Milchfett scheint nach neuen Untersuchungen keinen Einfluss auf das Herz-Kreislauf-Risiko zu haben. Käse ist sehr kohlenhydratarm und wird nicht als KE/BE berechnet. Milch und Sauermilchprodukte wie Buttermilch und Joghurt enthalten dagegen Milchzucker und werden als KE/BE berechnet.

Hülsenfrüchte, Fisch, Fleisch, Eier

Die sehr unterschiedlichen Lebensmittel dieser Gruppe haben etwas gemeinsam: Sie sind allesamt sehr eiweißreich und reich an B-Vitaminen. Daneben liefern sie jeweils weitere lebenswichtige Nährstoffe. Seefisch versorgt den Organismus mit Jod. Fische, besonders Lachs, Hering und Makrele liefern gesundheitsfördernde Fettsäuren (langkettige Omega-3-Fettsäuren) mit blutdrucksenkender und entzündungshemmender Wirkung. Hülsenfrüchte und Fleisch sind gute Eisenquellen.

Aus dieser Lebensmittelgruppe werden nur die Hülsenfrüchte als KE/BE berechnet. Denn nur sie enthalten neben Eiweiß und Fetten auch das komplexe Kohlenhydrat Stärke.

Pflanzenöle, Nüsse, Samen

Die Lebensmittel dieser Gruppe sind gleichermaßen kalorienreich wie gesundheitsfördernd. Besonders in der Ernährungstherapie bei Diabetes spielen sie eine wichtig Rolle, weil sie durch ihren Gehalt an einfach und mehrfach ungesättigten Fettsäuren einen guten Gefäßschutz liefern. Nebenbei liefern sie noch lebenswichtige fettlösliche Vitamine. Wegen der hohen Energiedichte ist bei diesen Lebensmitteln Maßhalten wichtig.

Eine alltagstaugliche Formel für die richtige Menge an sichtbaren Fetten ist: Angestrebtes Körpergewicht (Zielgewicht, siehe Seite 236) durch 2 teilen und diese Menge in Gramm für die sichtbaren Fettlieferanten einplanen. Für ein Zielgewicht von 80 kg sollten 40 g Öl ausreichen; entsprechend sollten es für ein Zielgewicht von 60 kg nur 30 g Öl pro Tag sein.

Wenn Nüsse und Samen für Sie verträglich sind, ist es ausgesprochen günstig, einen Teil der Kalorien für sichtbare Fette für den Genuss von Ölsamen zu investieren. Im Vergleich zu Pflanzenölen liefern diese Lebensmittel der Fettgruppe noch einige zusätzliche lebenswichtige Nährstoffe. Dazu zählen Vitamine der B-Gruppe und Eisen.

Damit Sie mit den Kalorien nicht über das Ziel hinausschießen, ist es wichtig, Nüsse und Samen in jedem Fall als sichtbare Fette zu berechnen.

TIPP

So können Sie Pflanzenöle einfach abmessen: In einen großen Esslöffel passen etwa 10 g. Jeweils 10 g Pflanzenöl können Sie durch 15 g Nüsse oder Samen ersetzen.

»Extras«

Zu dieser Gruppe zählen Lebensmittel, die nur »leere« Kalorien (ohne lebenswichtige Nährstoffe) liefern, wie Süßwaren, Süßigkeiten, salzige Snacks, zuckerhaltige Getränke und alkoholhaltige Getränke.

Essen oder trinken Sie durchschnittlich nur eine kleine Portion (ein kleines Stück Kuchen, ein Glas alkoholisches Getränk) dieser Lebensmittel oder sieben Portionen verteilt auf eine Woche. Wer gesund naschen möchte, kann anstelle der Süßwaren eine Zusatzportion Nüsse oder Samen genießen.

Kohlenhydrate – ein wichtiges Thema bei Diabetes

Der Begriff »Kohlenhydrate« ist eine Sammelbezeichnung für Stärke und die verschiedenen Zucker. Stärke ist das Speicherkohlenhydrat von Getreide, Kartoffeln und Hülsenfrüchten. Die Zucker kommen von Natur aus im Obst, in sehr geringer Menge auch im Gemüse und in Milch vor.

Verschiedene Zuckerarten

In den pflanzlichen Lebensmitteln sind im Wesentlichen drei verschiedene Zuckerarten enthalten: Glukose, Fruktose und Saccharose. In Milch und Sauermilchprodukten ist der Milchzucker das Kohlenhydrat.

Zudem sind Haushaltszucker und Glukose-Fruktose-Sirup in Süßwaren enthalten. Zuckeraustauschstoffe kommen bei »zuckerfreien« Süßwaren und Diätprodukten für Menschen mit Diabetes zum Einsatz. Letztere waren bis Ende 2012 zugelassen (siehe Seite 246) und sind inzwischen berechtigter Weise aus den Regalen verschwunden.

Einfachzucker (Monosaccharide)

Einfachzucker können ohne vorherige Spaltung vom Darm direkt ins Blut gelangen. Zu den Monosacchariden gehören:

- Traubenzucker (Glukose): Er ist Bestandteil aller natürlichen Zweifachzucker und Stärkebaustein. Glukose kommt auch als Einfachzucker in Obst und Gemüse vor.
- Fruchtzucker (Fruktose): Er ist zusammen mit Glukose Bestandteil des Zweifachzuckers Saccharose. Fruktose kommt auch als Einfachzucker in Obst und Gemüse vor und wird als Süßungsmittel für Süßwaren sowie als Zuckeraustauschstoff eingesetzt.
- Schleimzucker (Galaktose): Er ist zusammen mit Glukose Bestandteil des Zweifachzuckers Milchzucker.

Zweifachzucker (Disaccharide)

Sie können erst nach Spaltung zu Einfachzuckern ins Blut aufgenommen werden. Zu den Disacchariden gehören:

- Haushaltszucker (Saccharose, »Zucker«): Er besteht aus je einem Teil Glukose und Fruktose.
- Milchzucker (Laktose): Er besteht aus einem Teil Glukose und einem Teil Galaktose.
- Malzzucker (Maltose): Er besteht aus zwei Teilen Glukose und wird in Lebensmitteln häufig als Ersatz für »Zucker« verwendet, weil er eine geringere Süßkraft hat. Die Angabe: »weniger süß, 30 % zuckerreduziert« könnte bedeuten, dass 30 % des Haushaltszuckers durch Maltose ersetzt wurden. Das Nahrungsmittel schmeckt dann zwar nicht so süß, der Anteil leerer Kalorien bleibt aber gleich.

Mehrfachzucker (Polysaccharide)

Der Mehrfachzucker Stärke (überwiegend pflanzliche Stärke und zu einem geringen Anteil auch tierische Stärke) besteht aus langen unverzweigten (Amylose) und verzweigten (Amylopektin) Traubenzuckerketten. Im Körper muss Stärke erst zu Einfachzuckern (Monosacchariden) abgebaut werden, bevor die Aufnahme ins Blut möglich ist.

Zuckeralkohole (Alditole)

Sie werden in Süßwaren wie zahnfreundlichen Bonbons und „zuckerfreien" Riegeln eingesetzt. Zuckeralkohole werden aus Zucker hergestellt und liefern im Vergleich zu herkömmlichem Zucker etwas weniger Kalorien, haben aber meist auch eine geringere Süßkraft. Das hat zur Folge, dass größere Mengen benötigt werden, um die gewünschte Süße zu erreichen. In vielen Lebensmitteln, die mit Zuckeralkoholen gesüßt sind, werden daher zusätzlich Süßstoffe verwendet. In der Zutatenliste können Sie die Zuckeralkohole anhand ihres Namens oder der E-Nummer erkennen.

- Isomalt(it) E 953
- Lactit E 966
- Maltit E 965
- Mannit E 421
- Sorbit E 420
- Xylit E 967

INFO

Größere Mengen an Zuckeralkoholen können Durchfälle, Bauchschmerzen und Blähungen verursachen. Lebensmittel mit mehr als 10 % Zuckeraustauschstoffen müssen den Warnhinweis tragen: »Kann bei übermäßigem Verzehr abführend wirken.«

Die nachstehende Tabelle informiert Sie über Süßkraft und Toleranzwerte der gängigen Zuckeralkohole. Mit dem Toleranzwert wird die Menge an Zuckeralkoholen in Gramm angegeben, die Erwachsene täglich ohne Verdauungsbeschwerden wie Blähungen oder Durchfall aufnehmen können. Die angegebene Menge sollte über den gesamten Tag verteilt verzehrt werden.

Zuckeralkohol	Süßkraft im Vergleich zu Haushaltszucker	Toleranzwert je Tag
Isomalt	0,5–0,6	30 g
Lactit	0,4	40 g
Maltit	0,9–1,0	30–50 g
Mannit	0,3–0,5	10 g
Sorbit	0,5	40–50 g
Xylit	1,0	30–50 g

Richtige Ernährung bei Diabetes

Wählen Sie eine Ernährungsweise, die gut zu Ihrer Lebenssituation passt – damit gelingt eine dauerhafte Umstellung am besten. Geeignet sind mediterrane wie vegetarische Ernährungsformen mit hohem Anteil pflanzlicher gering verarbeiteter Lebensmittel. Vermeiden Sie (hoch)verarbeitete Nahrungsmittel - sie enthalten vielfach eine hohe bis sehr hohe Energiedichte. Besteht parallel zum Typ 2 Diabetes ein Übergewicht, gelingt die Blutzuckernormalisierung durch Reduzierung des Körpergewichts um mindestens 15 Kilogramm.

Erwachsene haben einen Tagesumsatz von rund 180 g Kohlenhydraten (= 18 KE). Der Großteil (etwa 140 g) wird vom Gehirn verbraucht, die übrigen etwa 40 g von den roten Blutkörperchen. Für Kohlenhydrate gilt eine tägliche Mindestmenge von 130 g (= 13 KE) als lebensnotwendig, der restliche Bedarf kann aus Eigenproduktion bereitgestellt werden.

Durch die Zufuhr dieser Mindestmenge wird verhindert, dass der Körper auf »Hungerstoffwechsel« umschalten muss und im Stoffwechsel Fette anstelle der Kohlenhydrate verbrannt werden. Bei Mangel an Kohlenhydraten kann die Fettverbrennung nur unvollständig erfolgen und es kommt zur Bildung von Ketonkörpern (zum Beispiel Aceton). Ketonkörper beeinträchtigen die Insulinwirkung und bergen die Gefahr einer Stoffwechselentgleisung. Deshalb ist eine ausreichende Kohlenhydratversorgung bei Diabetes besonders wichtig.

Essen Sie von den kohlenhydratreichen Lebensmitteln bevorzugt naturbelassene Getreide, Kartoffeln, Obst und kohlenhydratreiche Gemüsesorten mit niedrigem glykämischem Index (siehe Seite 39). Sie versorgen Nerven, Gehirn und rote Blutkörperchen mit Energie, gehen jedoch nur langsam ins Blut, halten dadurch länger satt und helfen Ihnen so beim Abnehmen und beim Gewichthalten. Verarbeitete und zuckerhaltige Lebensmittel mit hohem glykämischem Index sollten Sie dagegen so weit wie möglich einschränken.

Die Kohlenhydrat-Austauschtabelle ab Seite 46 informiert Sie über die unterschiedlichen kohlenhydrathaltigen Lebensmittel.

Über eine pflanzenbasierte, gesundheitsfördernde Ernährung informiert Sie die Tabelle ab Seite 241.

Ballaststoffe – die unverdaulichen Kohlenhydrate

Ganz anders, als man es aufgrund des Namens vermuten würde, sind Ballaststoffe weder unnützer Ballast noch wertlos. Es handelt sich vielmehr um lösliche und unlösliche pflanzliche Faser- und Quellstoffe mit gesundheitsfördernden Funktionen. Von vielen der positiven Wirkungen können Menschen mit Diabetes ganz besonders profitieren.

Ballaststoffreiche Lebensmittel lassen den Blutzucker langsamer ansteigen (siehe auch glykämischer Index und glykämische Last, Seite 39) und entlasten dadurch die Bauchspeicheldrüse. Sie machen länger satt und helfen so beim Abnehmen und Gewichthalten.

Zudem werden durch Ballaststoffe Gallensäuren gebunden und vermehrt ausgeschieden. Als Folge der Verluste müssen in der Leber mehr Gallensäuren neu gebildet werden. Da Cholesterin hierfür der Ausgangsstoff ist, sinken die Cholesterinwerte.

Zudem sind Ballaststoffe Futter für die Darmbakterien, die ihrerseits die Dickdarmzellen mit wichtigen Nährstoffen versorgen.

WICHTIG

Eine tägliche Ballaststoffzufuhr von 30 g ist empfehlenswert. Die Ernährungsumstellung von ballaststoffarm auf ballaststoffreich ist verträglicher, wenn Sie sich dafür Zeit lassen und den Darm langsam an den höheren Anteil unverdaulicher Nahrungsbestandteile gewöhnen. Durch gründliches Kauen und ausreichende Trinkmengen können Sie vermehrten Blähungen vorbeugen.

Glykämischer Index und glykämische Last

Die verschiedenen Kohlenhydrate haben eine unterschiedlich starke Wirkung auf den Blutzucker; sie lassen ihn schnell oder langsam ansteigen. Die blutzuckersteigernde Wirkung eines Lebensmittels wird aber nicht nur durch die Art der enthaltenen Kohlenhydrate, sondern auch durch den Ballaststoff- und den Fettgehalt beeinflusst.

Daneben ist auch die Verarbeitung des Lebensmittels von Bedeutung. Beispielsweise haben weich gekochte Nudeln eine stärkere Wirkung auf den Blutzucker als Nudeln, die mit Biss (al dente) gekocht wurden.

Der glykämische Index (GI oder GLYX) ist ein Maß für die blutzuckersteigernde Wirkung einer Lebensmittelportion, die 50 g Kohlenhydrate enthält, im Verhältnis zur Wirkung von 50 g reinem Traubenzucker. Die Blutzuckerwirkung von Traubenzucker wird dabei gleich 100 gesetzt. Roggenvollkornbrot hat beispielsweise einen glykämischen Index von 55. Eine Roggenvollkornbrotmenge, die 50 g Kohlenhydrate enthält (125 g Roggenvollkornbrot), hat demnach eine blutzuckersteigernde Wirkung von 55 im Vergleich zu 50 g Traubenzucker mit einer Wirkung von 100 (siehe Abbildung Seite 40).

Je höher der Ballaststoff- oder Fettgehalt eines Lebensmittels oder einer Mahlzeit ist, umso langsamer steigt der Blutzucker an. So steigt er durch Kohlenhydrate aus Hülsenfrüchten (wie Bohnen, Linsen, Soja) relativ langsam, denn Hülsenfrüchte enthalten neben Kohlenhydraten größere Mengen an Fetten und Ballaststoffen.

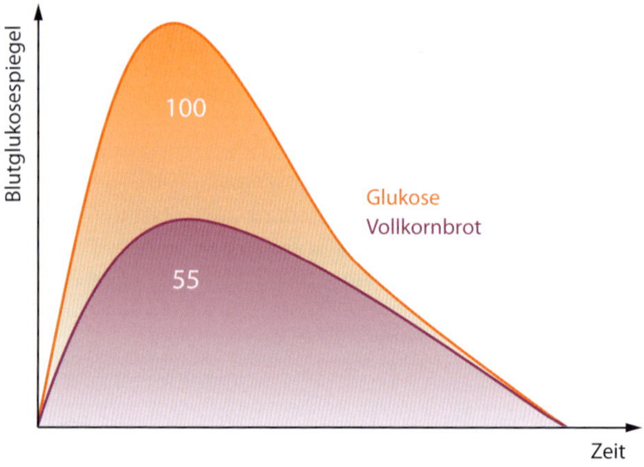

Kritiker des glykämischen Index bemängeln, dass der GLYX nur die Wirkung des reinen Lebensmittels angibt und die individuell unterschiedliche Reaktion auf verschiedene Kohlenhydrate nicht erfasst werden kann. Tatsächlich ist es nicht möglich, die reale Blutzuckerwirksamkeit eines Lebensmittels präzise vorherzusagen. Trotzdem ist der GLYX hilfreich für eine erste Einschätzung der Wirkung auf den Blutzucker. Überprüfen Sie dennoch die jeweilige Wirkung unterschiedlicher Lebensmittel an Ihrer persönlichen Stoffwechselreaktion mithilfe von Blutzuckerselbstkontrollen.

Für die Wirkung auf den Blutzucker ist zusätzlich die glykämische Last (GL) eines Lebensmittels entscheidend. Dieser Wert berücksichtigt zusätzlich zum GLYX noch die tatsächliche Kohlenhydratzufuhr einer bestimmten Portion.

INFO

Die Berechnungsformel für die glykämische Last (GL) lautet:

$$GL = \frac{\text{GLYX} \times \text{KH-Gehalt der Verzehrmenge}}{100}$$

Dazu ein Beispiel: Der glykämische Index von Roggenvollkornbrot beträgt 58. 25 Gramm Roggenvollkornbrot enthalten 10 Gramm verwertbare Kohlenhydrate. Für diese Brotmenge errechnet sich demnach eine glykämische Last von: $58 \times 10 : 100 \approx 6$

Die nachfolgende Tabelle informiert Sie über den glykämischen Index und die glykämische Last ausgewählter Lebensmittel. Für diese Tabelle wurde bewusst eine KE/BE-Portion als Vergleichsgröße gewählt. Die Übersicht verdeutlicht, dass die glykämische Last selbst für Lebensmittel mit hohem GLYX gering gehalten werden kann, wenn die Portion klein bleibt.

Die Datenlage zum Nutzen einer Ernährung mit niedrigem glykämischem Index und niedriger glykämischer Last (GL ≤ 10) ist nicht eindeutig. Es gibt jedoch Hinweise, dass Mahlzeiten mit niedriger glykämischer Last besser und länger satt machen und dadurch geeignet sind, eine Körpergewichtsnormalisierung zu unterstützen. Zudem wirkt sich eine Ernährung mit niedriger glykämischer Last positiv auf den Zwei-Stunden-Blutzucker nach den Mahlzeiten (postprandiale Blutglukose) aus und hilft damit, Diabeteskomplikationen vorzubeugen.

Die Wirkung ausgewählter kohlenhydrathaltiger Lebensmittel auf den Blutzucker

Kohlenhydrathaltiges Lebensmittel	GLYX	Vergleichsportion g	KH-Menge Vergleichsportion g	GL
Brote				
Weißbrot	70	20	10	7
Weizenschrotbrot	69	25	10	7
Roggenschrotbrot	58	25	10	6
Obst – Obstprodukte				
Apfel	36	90	10	4
Apfelsaft	41	90	11	5
Banane	53	50	11	6
Orange	43	130	11	5
Orangensaft	57	120	11	6
Wassermelone	72	130	11	8
Weintrauben	52	70	11	6
Hülsenfrüchte, getrocknete Samen				
Bohnen, weiß	31	30	10	3
Kichererbsen	33	25	11	3

Kohlenhydrat-haltiges Lebensmittel	GLYX	Vergleichs-portion g	KH-Menge Vergleichs-portion g	GL
Hülsenfrüchte, getrocknete Samen				
Linsen	29	25	10	3
Milch				
Magermilch	32	200	10	3
Vollmilch	27	200	10	3
Zucker				
Fruchtzucker (Fruktose)	23	10	10	2
Haushaltszucker (Saccharose)	65	10	10	7
Honig	73	12	10	7
Traubenzucker (Glukose)	100	10	10	10

Kohlenhydrateinheit (KE) & Broteinheit (BE)

Kohlenhydrate haben, wie oben erläutert, einen direkten Einfluss auf den Blutzucker. Als Schätzhilfe zur vergleichenden Berechnung kohlenhydrathaltiger Lebensmittel werden Broteinheit (BE) oder Kohlenhydrateinheit (KE, KHE) verwendet.

INFO

1 BE = 12 g blutzuckerwirksame Kohlenhydrate
1 KE/KHE = 10 g blutzuckerwirksame Kohlenhydrate

Die KE/BE-Berechnungen helfen Ihnen dabei, genau definierte Kohlenhydratmengen auszuwählen, um unerwünschten Blutzuckerschwankungen entgegenzuwirken.

Handmaß und Haushaltsmaß für KE/BE

Um die Mengen kohlenhydrathaltiger Lebensmittel richtig zu bemessen, kommen Sie an der Anschaffung einer Küchenwaage nicht vorbei. Für den Alltag ist es jedoch hilfreich, wenn Sie auch ein Handmaß oder ein Haushaltsmaß (Löffel oder Tasse) finden, um KE/BE ohne Waage sicher schätzen zu können.

So können Sie das KE/BE-Schätzen effektiv trainieren:

- Wiegen Sie das kohlenhydrathaltige Lebensmittel zuerst mit einer Küchenwaage, die mindestens auf 5 g genau wiegt.
- Nutzen Sie die KE/BE-Austauschtabelle (ab Seite 46) als Hilfsmittel für die KE/BE-Berechnung.
- Finden Sie dann Ihr eigenes Handmaß, ein gut verfügbares Vergleichsmaß oder ein Haushaltsmaß für verschiedene häufig verwendete KE/BE-Portionen, wie es die folgende Beispieltabelle zeigt.

Lebensmittel	Gewicht	KE/BE	Handmaß / Vergleichsmaß
Kasten-Vollkornbrot	50 g	2 KE/BE	1 Scheibe, so dick wie der kleine Finger, so groß wie der Handteller
Müslimischung	15 g	1 KE/BE	1 schwach gehäufter Esslöffel
Kartoffel	70 g	1 KE/BE	so groß wie ein Hühnerei
Apfel	90 g	1 KE/BE	so groß wie ein Tennisball
Banane	100 g	2 KE/BE	1 kleine
Kiwi	110 g	1 KE/BE	1 mittelgroße
Mandarine	50 g	0,5 KE/BE	1 kleine

Mit etwas Übung werden Sie immer sicherer im Schätzen der Portionen, und Sie werden die Küchenwaage immer seltener brauchen.

Wie Sie die KE/BE-Austauschtabelle nutzen können

Die Austauschtabelle ab Seite 46 kann bei verschiedenen Diabetestherapien unterschiedlich genutzt werden. Nachfolgend finden Sie zwei Beispiele für den möglichen Einsatz.

Einsatz bei intensivierter Insulintherapie (ICT)

Es ist wieder Saison für Pfirsiche. Da Sie dieses Obst lange nicht gegessen haben, kennen Sie die Menge, die 1 KE/BE entspricht, nicht auswendig. Schlagen Sie in der Austauschtabelle unter der Kategorie »Obst« (siehe ab Seite 46) nach. Hier sehen

Sie, dass 110 g essbarer Anteil eines Pfirsichs (ohne Kern und Schale) 1 KE/BE entsprechen. Zu den Mahlzeiten spritzen Sie von Ihrem schnell wirkenden Mahlzeiteninsulin (Normal- oder Analoginsulin) zwei Einheiten für jede KE/BE.

Einsatz bei gleichmäßiger KE/BE-Verteilung

Ihr Ernährungsplan sieht vor, dass die Kohlenhydratzufuhr nach einem bestimmten Muster gleichmäßig über den Tag verteilt wird. Die Empfehlung für Ihre Mittagsmahlzeit sind 4 KE/BE. Die Austauschtabelle hilft Ihnen, Ihre Mahlzeiten mit unterschiedlichen kohlenhydrathaltigen Lebensmitteln (Mehl, Nudeln, Reis, Kartoffeln, Obst) so zusammenzustellen, dass Sie dabei die empfohlenen 4 KE/BE einhalten.

Das folgende Rezeptbeispiel soll dies verdeutlichen:

Frikadelle mit Sesamspinat

Zutaten pro Portion für die Frikadelle	BE/KE	Anmerkung
1 kleine Schalotte oder Zwiebel	o. A.	sehr geringe Menge
1 TL Olivenöl	0	keine KH
125 g Rindergehacktes	0	keine KH
½ Scheibe Toastbrot	0,5	
2 EL Doppelrahmfrischkäse (30 g)	o. A.	sehr geringe Menge
1 EL gehackte Petersilie	o. A.	sehr geringe Menge
1 TL Senf	o. A.	sehr geringe Menge
Pfeffer, Paprika, Oregano	o. A.	sehr geringe Menge
Salz	0	keine KH
1 TL Olivenöl	0	keine KH
Zutaten pro Portion für den Sesamspinat	**BE/KE**	**Anmerkung**
200 g Blattspinat	o. A.	sehr geringe Menge
1 TL Sesamsamen	o. A.	sehr geringe Menge
1 TL Olivenöl	0	keine KH
einige Tropfen Zitronensaft	o. A.	sehr geringe Menge
Salz, Pfeffer	0	keine KH

Dazu wählen Sie als Beilage Kartoffeln. Unter der Annahme, dass Sie laut Empfehlung mittags regelmäßig 4 BE/KE zu sich nehmen sollen, rechnen Sie:

Die Frikadelle enthält 0,5 BE/KE durch das Toastbrot. Für die Kartoffelbeilage bleiben dann noch 3,5 BE/KE.

70 g Kartoffel = 1 BE/KE,
entsprechend sind 70 g × 3,5 = 245 g Kartoffeln.

Weitere Beispiele mit jeweils 4 BE/KE für Mittagsmahlzeiten zeigt Ihnen der folgende Beispielwochenplan:

Wochentag/ unterschiedliche Mittagsgerichte	Portion KE/BE-haltiges Lebensmittel	Menge an KE/BE
Montag		
Frikadelle (mit 1 Scheibe Toast im Fleischteig), dazu Sesamspinat und Kartoffeln	10 g Toastbrot 245 g Kartoffeln	0,5 KE/BE 3,5 KE/BE
Dienstag		
Geschnetzeltes mit Champignons, dazu Nudeln	60 g Nudeln (Rohgewicht)	4 KE/BE
Mittwoch		
Grießpudding, dazu Erdbeeren	30 g Grieß 100 ml Milch 10 g Zucker 95 g Erdbeeren	2 KE/BE 0,5 KE/BE 1 KE/BE 0,5 KE/BE
Donnerstag		
Salatteller mit Thunfisch und Fetakäse, dazu 2 Scheiben Vollkornbrot	100 g Vollkornbrot	4 KE/BE
Freitag		
Seelachsfilet mit grünen Bohnen, dazu Reis	60 g Reis (Rohgewicht)	4 KE/BE
Samstag		
Gemüseeintopf mit Süßkartoffeln, Quark mit Früchten als Dessert	90 g Süßkartoffeln 250 g Quark mit 160 g Süßkirschen	2 KE/BE 2 KE/BE
Sonntag		
Kalbsschnitzel mit Champignons, dazu Kartoffeln und Ananas als Dessert	210 g Kartoffeln 85 g Ananas	3 KE/BE 1 KE/BE

Die Kohlenhydrat-Austauschtabelle

Die nachfolgende Kohlenhydrat-Austauschtabelle informiert Sie über die wichtigsten kohlenhydrathaltigen Lebensmittel. Angegeben ist jeweils die Portion in Gramm, die einer KE/BE-Schätzeinheit entspricht. Die angegebenen Lebensmittelportionen sind bis auf wenige Ausnahmen auf 5 g gerundet. Zudem können Sie aus der Tabelle für die KE/BE-Portion noch den Gehalt an Kilokalorien (kcal), die Grammmengen an Eiweiß, Fett und Ballaststoffen sowie eine Bewertung des glykämischen Index ablesen. Ein Verzeichnis der in der Tabelle verwendeten Abkürzungen finden Sie auf Seite 78.

Lebensmittel Angabe je Portion (entspricht 1 KE/BE)	Portion g	Energie kcal	Eiweiß g	Fett g	Kohlenhydrate g	Ballaststoffe g	GLYX-Ampel
Obst – Obstprodukte							
Ananas, frisch	85	47	0,3	0,2	10,5	1,3	🟢
Ananas, Konserve	70	46	0,3	0,1	10,6	0,7	🟡
Apfel, ungeschält, frisch	90	49	0,3	0,5	10,3	1,8	🟢
Apfelmus	55	43	0,1	0,1	10,6	1,1	🟡
Aprikose (Marille), frisch	120	52	1,2	0,1	10,2	1,8	🟢
Banane, frisch	50	47	0,6	0,1	10,7	0,9	🟢
Birne, frisch	85	47	0,4	0,3	10,5	2,8	🟢
Brombeere, frisch	170	75	2,0	1,7	10,5	5,4	🟢
Cherimoya (Anone), frisch	80	50	1,2	0,2	10,9	0,8	🟢
Clementine, frisch	115	53	0,8	0,3	10,4	2,3	🟢
Erdbeere, frisch	190	61	1,5	0,8	10,5	3,0	🟢
Erdbeere, TK	160	53	1,3	0,6	10,4	3,2	🟢
Feige, frisch	80	48	1,0	0,3	10,3	1,6	🟢
Granatapfel, frisch	60	44	0,4	0,4	10,0	1,3	🟢
Grapefruit, frisch	140	63	0,8	0,3	10,5	2,2	🟢
Guave, frisch	170	60	1,5	0,9	10,2	*	🟢

Lebensmittel Angabe je Portion (entspricht 1 KE/BE)	Portion	Energie	Eiweiß	Fett	Kohlenhydrate	Ballaststoffe	GLYX-Ampel
	g	kcal	g	g	g	g	
Guave, Konserve, mit Sirup	70	46	0,4	*	11,0	2,8	🔴
Heidelbeere (Blaubeere), Konserve, ungesüßt	280	67	1,1	1,1	10,9	*	🟢
Heidelbeere (Blaubeere), Kultur-, frisch	60	50	0,4	0,3	11,4	3,0	🟢
Heidelbeere (Blaubeere), TK, ungesüßt	60	50	0,4	0,3	11,4	3,0	🟢
Heidelbeere (Blaubeere), Wald-, frisch	170	63	1,2	1,0	10,4	8,3	🟢
Himbeere, frisch	220	73	2,9	0,7	10,6	10,3	🟢
Himbeere, TK	210	82	2,9	0,6	10,5	0,8	🟢
Holunderbeere, schwarz, frisch	160	86	4,2	2,7	10,4	10,4	🟢
Honigmelone, frisch	85	46	0,8	0,1	10,5	0,6	🟡
Johannisbeere, rot, frisch	210	69	2,3	0,4	10,3	7,4	🟢
Johannisbeere, schwarz, frisch	170	66	2,2	0,3	10,4	11,6	🟢
Johannisbeere, weiß, frisch	150	45	1,4	+	10,1	4,5	🟢
Kaki, frisch	65	47	0,4	0,2	10,7	1,6	🟢
Kirsche, sauer, frisch	110	58	1,0	0,6	10,9	1,2	🟢
Kirsche, süß, frisch	80	50	0,7	0,2	10,6	1,0	🟢
Kiwi, frisch	110	55	1,0	0,7	10,0	2,3	🟢
Kumquat, frisch	70	45	0,4	0,2	10,2	*	🟢
Limette, frisch	550	215	2,8	13,2	10,5	5,5	🟢
Litschi, frisch	65	49	0,6	0,2	11,1	1,0	🟢
Mandarine, frisch	100	46	0,6	0,3	10,2	2,0	🟢
Mandarine, Konserve	55	43	0,3	0,2	10,2	0,8	🔴
Mango, frisch	80	47	0,4	0,4	10,2	1,4	🟢
Melone, grün, frisch	200	50	2,0	*	10,6	2,0	🟡
Mirabelle, frisch	70	47	0,5	0,1	10,5	0,6	🟢
Nektarine, frisch	85	45	0,8	*	10,5	1,7	🟢
Orange, frisch	130	55	1,3	0,3	10,8	2,1	🟢
Papaya, frisch	150	48	0,8	0,2	10,7	2,9	🟢

Lebensmittel Angabe je Portion (entspricht 1 KE/BE)	Portion g	Energie kcal	Eiweiß g	Fett g	Kohlenhydrate g	Ballaststoffe g	GLYX-Ampel
Passionsfrucht, frisch, ohne Schale	110	69	2,6	0,4	10,5	1,7	🟢
Pfirsich, frisch	110	47	0,8	0,1	10,3	2,1	🟢
Pflaume, frisch	100	47	0,6	0,2	10,2	1,7	🟢
Physalis (Kapstachelbeere), frisch	80	61	1,8	0,9	10,6	0,4	🟢
Preiselbeere (Kronsbeere), frisch	170	60	0,5	0,9	10,5	4,9	🟢
Preiselbeere (Kronsbeere), Konserve, ungesüßt	160	54	1,1	1,0	10,4	4,0	🟢
Quitte, frisch	140	53	0,6	0,7	10,2	8,4	🟢
Reineclaude, frisch	90	50	0,7	+	11,1	2,1	🟢
Satsuma, frisch	110	51	0,8	0	10,4	0,8	🟢
Stachelbeere, frisch	150	56	1,2	0,3	10,5	4,5	🟢
Wassermelone, frisch	130	48	0,8	0,3	10,8	0,3	🟡
Weintraube, frisch	70	48	0,5	0,2	10,6	1,1	🟢
Zitrone, frisch, geschält	320	115	2,2	1,9	10,2	13,8	🟢
Zwetschge, frisch	120	52	0,7	0,1	10,6	2,8	🟢

Obstsäfte

Lebensmittel	Portion g	Energie kcal	Eiweiß g	Fett g	Kohlenhydrate g	Ballaststoffe g	GLYX-Ampel
Acerolasaft	230	51	0,7	0,7	10,4	*	🟡
Ananassaft	90	48	0,4	0,1	10,8	+	🟡
Apfelnektar	65	43	0,1	0,1	10,2	*	🔴
Apfelsaft	90	51	0,1	+	10,5	+	🟡
Aprikosennektar, ca. 40 % Fruchtanteil	80	48	0,2	0,1	11,5	*	🔴
Aprikosensaft, *Eden*	100	47	0,5	0	10	*	🟡
Birnennektar, 40 % Fruchtanteil	90	50	0,3	0,2	11,6	0,5	🔴
Birnensaft	85	46	0,4	0,2	10,9	*	🟡
Brombeersaft	130	49	0,4	0,8	10,1	0	🟡
Erdbeersaft	160	56	1,2	0,5	10,2	*	🟡
Grapefruitsaft	150	54	0,9	0,2	10,8	*	🟡
Himbeersaft	170	66	2,1	0,4	10,3	*	🟡

Lebensmittel Angabe je Portion (entspricht 1 KE/BE)	Portion	Energie	Eiweiß	Fett	Kohlen-hydrate	Ballast-stoffe	GLYX-Ampel
	g	kcal	g	g	g	g	
Holunderbeerensaft	150	57	3,0	*	10,2	*	🟡
Johannisbeernektar, rot	90	55	0,4	+	11,2	*	🔴
Johannisbeernektar, schwarz	90	58	0,4	+	11,7	*	🔴
Johannisbeersaft, rot	50	51	0,5	0,1	11,2	*	🟡
Johannisbeersaft, schwarz	45	51	0,5	0,1	11,1	*	🟡
Kirschnektar	80	45	0,2	0,1	10,4	*	🔴
Kirschsaft	100	41	0,1	0	10,2	0,2	🟡
Limettensaft	70	65	0,3	1,2	10,7	0,1	🟡
Mandarinensaft	110	51	1,0	0,3	10,6	*	🟡
Multivitaminsaft	100	54	0,7	0,2	11,3	0,9	🟡
Orangennektar	75	47	0,4	0,1	10,8	0,9	🔴
Orangensaft	120	53	0,8	0,2	10,8	*	🟡
Orangensaft, frisch gepresst	110	51	0,8	0,2	10,3	*	🟡
Pfirsichnektar	75	45	0,3	0	10,7	*	🔴
Pfirsichsaft	125	54	0,9	0,1	11,9	1	🟡
Quittensaft	125	53	0,5	0,5	10,5	*	🟡
Rhabarbersaft	110	50	0,6	0,1	10,6	*	🟡
Sanddornbeerensaft, ungesüßt	850	340	7,7	19,6	10,2	*	🟡
Sauerkirschsaft, *Eden*	100	52	0,5	0,0	11,0	*	🟡
Sauerkirschnektar	75	46	0,2	0,1	10,5	*	🔴
Traubensaft, rot oder weiß	65	44	0,1	+	10,8	*	🟡
Zitronensaft	450	122	1,8	0,5	10,8	0	🟡

Trockenfrüchte

Lebensmittel	Portion	Energie	Eiweiß	Fett	Kohlen-hydrate	Ballast-stoffe	GLYX-Ampel
Apfel, getrocknet, geschwefelt	20	51	0,3	0,3	11,4	2,0	🟢
Aprikose (Marille), getrocknet	25	60	1,3	0,1	12,0	4,3	🟢
Banane, getrocknet	15	49	0,7	0,1	11,3	1,8	🟡
Birne, getrocknet	25	53	0,8	0,5	11,5	3,4	🟢
Dattel, getrocknet	15	42	0,3	0,1	9,8	1,4	🔴

Lebensmittel Angabe je Portion (entspricht 1 KE/BE)	Portion	Energie	Eiweiß	Fett	Kohlenhydrate	Ballaststoffe	GLYX-Ampel
	g	kcal	g	g	g	g	
Feige, getrocknet	20	49	0,8	0,3	10,8	2,6	🟡
Kiwi, getrocknet	25	63	1,0	0,7	11,1	4,0	🟢
Korinthen, schwarz und rot	15	39	0,3	*	9,5	1,1	🟢
Mango, getrocknet	18	52	0,5	0,4	11,1	1,5	🟢
Papaya, getrocknet	30	56	2,3	0,4	10,4	8,3	🟢
Pfirsich, getrocknet	20	49	0,6	0,1	10,8	2,3	🟢
Pflaume (Zwetschge), getrocknet	25	56	0,6	0,2	11,9	4,7	🟢
Sultaninen, getrocknet	15	40	0,3	*	9,7	0,8	🟡
Weintrauben, getrocknet (Rosinen)	15	44	0,4	0,1	10,2	0,8	🟡
Kohlenhydratreiche Gemüsesorten							
Bohnen, grün, frisch	200	64	4,8	0,4	10,2	3,8	🟢
Erbsen, grün, frisch, Schote und Samen	100	70	5,8	0,5	10,6	5,2	🟢
Erbsen, TK, Samen	80	69	5,7	0,4	10,2	4,3	🟢
Kohlrübe (Steckrübe), frisch	150	51	1,7	0,3	10,5	4,1	🟡
Kürbis, frisch	200	52	2,0	0,2	10,0	4,4	🟡
Pastinake, frisch	90	54	1,2	0,4	10,8	1,9	🟢
Rote Rübe (Bete), frisch	120	49	1,8	0,1	10,1	3,0	🟢
Zuckermais, frisch oder TK	65	56	2,0	0,8	10,3	2,6	🟡
Zuckermais, in Dosen	50	55	1,6	0,8	10,5	1,0	🟡
Brot – Brötchen							
Baguette	20	52	1,6	0,1	11,1	0,6	🟡
Baguette, Zwiebel-	35	63	2,3	1,3	10,4	1,8	🟡
Baguette-Brötchen	20	50	1,5	0,3	10,1	0,6	🟡
Bio-Inkabrot, mit Amaranth, glutenfrei, *Schnitzer*	30	73	2,5	2,0	11,2	*	🟡
Bio-Landbrot, mit Buchweizen, glutenfrei, *Schnitzer*	25	57	1,1	0,3	12,3	1,3	🟡
Bio-Lupinenbrot, glutenfrei, *Schnitzer*	30	74	2,4	2,0	11,5	2,0	🟡
Bio-Sesambrot, glutenfrei, *Schnitzer*	30	85	2,5	3,6	10,5	1,7	🟡

Lebensmittel Angabe je Portion (entspricht 1 KE/BE)	Portion g	Energie kcal	Eiweiß g	Fett g	Kohlenhydrate g	Ballaststoffe g	GLYX-Ampel
Brötchen, Roggen-	25	56	1,6	0,2	11,6	1,5	🟡
Brötchen, Weizen-	20	50	1,5	0,3	10,1	0,6	🟡
Brötchen, Weizen-, mit Mohn	25	65	2,0	0,8	12,1	1,0	🟡
Brötchen, Weizen-, mit Sonnenblumenkernen	25	66	2,0	0,9	12,2	0,8	🟡
Brötchen, Weizen-, mit Leinsamen	25	63	2,1	0,7	12,1	1,2	🟡
Croissant	30	118	1,7	7,7	10,3	0,4	🟡
Graubrot, Roggenbrot	25	53	1,5	0,2	11,0	1,4	🟡
Graubrot, Roggenbrot, mit Schrotanteilen	25	52	1,5	0,2	10,8	1,5	🟡
Graubrot, Roggenmischbrot, mit Schrotanteilen	25	52	1,5	0,2	10,9	1,3	🟡
Graubrot, Roggentoastbrot	25	62	1,8	0,9	11,5	1,5	🟡
Graubrot, Weizenmischbrot	25	55	1,8	0,2	11,2	1,1	🟡
Graubrot, Weizenmischbrot, mit Schrotanteilen	25	55	1,8	0,2	11,2	1,1	🟡
Haferknäckebrot	30	63	2,2	1,5	10,1	0,8	🟡
Hirsebrot, glutenfrei	25	67	1,6	1,4	11,8	1,4	🟡
Kerniges Bio-Buchweizenbrot, glutenfrei, *Schnitzer*	25	61	2,2	1,1	10,5	1,7	🟡
Knäckebrot	15	48	1,5	0,2	9,9	2,1	🟡
Knäckebrot, glutenfrei	40	83	2,0	3,9	10,2	0,6	🔴
Knäckebrot, Mehrkorn-	15	51	1,4	0,2	10,8	1,1	🟡
Knäckebrot, Roggen-	15	50	1,4	0,2	10,5	1,4	🟡
Knäckebrot, Weizen-	15	54	1,6	0,3	11,0	0,7	🔴
Knusperbrot, glutenfrei, *Hammermühle*	15	47	1,1	0,2	10,2	1,8	🟡
Körnerbrot, glutenfrei, *Hammermühle*	35	77	1,8	2,8	11,6	2,8	🟡
Laugenbrezel/-brötchen	25	57	1,8	0,5	11,3	0,5	🔴
Laugengebäck	15	51	1,4	0,4	10,3	0,6	🔴
Mehrkornbrot	25	54	1,9	0,4	10,7	2,3	🟡
Mehrkornbrötchen	25	58	1,6	0,3	12,1	1,3	🟡

Lebensmittel Angabe je Portion (entspricht 1 KE/BE)	Portion	Energie	Eiweiß	Fett	Kohlenhydrate	Ballaststoffe	GLYX-Ampel
	g	kcal	g	g	g	g	
Pfälzer Weißbrot, glutenfrei, *Hammermühle*	20	49	0,2	0,8	10,2	0,3	🔴
Pumpernickel	30	56	2,2	0,3	11,0	2,8	🟢
Roggenbrot	25	55	1,7	0,3	11,4	1,6	🟡
Roggenmischbrot	25	53	1,7	0,3	10,9	1,6	🟡
Roggenmischbrot, mit Kleie	25	52	1,6	0,4	10,5	1,9	🟡
Roggenschrot- und Vollkornbrot	25	49	1,8	0,3	9,7	2,0	🟢
Vollkornbrot, Mehrkorn-	25	50	1,7	0,3	10,0	2,1	🟢
Vollkornbrot, mit Leinsamen	30	59	2,2	0,7	10,8	2,9	🟢
Vollkornbrot, mit Sonnenblumenkernen	25	58	2,3	1,0	10,0	1,3	🟢
Vollkornbrot, Roggen-	30	56	2,0	0,3	11,3	2,6	🟢
Vollkornbrot, Roggen-	30	56	1,7	0,3	11,4	2,2	🟢
Vollkornbrot, Weizen-	25	53	1,9	0,4	10,3	1,6	🟢
Vollkornbrötchen, Roggen-	30	59	2,0	0,3	11,8	2,7	🟢
Vollkornbrötchen, Weizen-	25	55	2,0	0,4	10,8	1,7	🟢
Weißbrot	20	47	1,6	0,2	9,6	0,6	🟡
Weißbrot, Weizen-	25	59	1,8	0,3	12,0	0,8	🟡
Weißbrot, Weizen-, mit Schrotanteilen	25	59	1,8	0,3	11,9	0,8	🟡
Weißbrot, zum Aufbacken, glutenfrei, *Hammermühle*	20	49	0,2	0,8	10,2	0,6	🔴
Weizenbrötchen (Semmel)	20	55	1,7	0,4	11,1	0,6	🟡
Weizenmischbrot	20	45	1,3	0,2	9,5	0,9	🟡
Weizenschrot- und Vollkornbrot	25	51	2,0	0,3	10,3	2,1	🟢
Weizentoastbrot	20	52	1,5	0,9	9,6	0,7	🔴
Weizentoastbrot, mit Schrotanteilen	25	63	1,9	0,9	11,8	0,8	🔴

Getreide – Frühstückscerealien

Lebensmittel	Portion	Energie	Eiweiß	Fett	Kohlenhydrate	Ballaststoffe	GLYX-Ampel
Amaranth	20	74	2,9	1,8	11,4	0,3	🟢
Amaranth, Bio-, Frühstücks-Popps, *Dr. Ritter*	18	65	1,5	1,4	11,5	1,2	🔴

Lebensmittel Angabe je Portion (entspricht 1 KE/BE)	Portion	Energie	Eiweiß	Fett	Kohlenhydrate	Ballaststoffe	GLYX-Ampel
	g	kcal	g	g	g	g	
Bircher Müsli, *HOLO*	20	61	1,6	0,8	11,4	1,2	🟢
Buchweizen, Korn, geschält	15	51	1,5	0,3	10,7	0,6	🟢
Buchweizen, Vollkorn-	15	51	1,4	0,3	10,7	1,5	🟢
Chococino, *Nestlé*	17	72	1,6	2,6	10,7	0,8	🔴
Chocos, *Kellogg's*	15	56	1,2	0,7	12,0	0,7	🔴
Cini Minis, *Nestlé*	15	62	0,7	1,5	11,3	*	🔴
Clusters Mandel-Nuss, *Nestlé*	16	63	1,7	1,5	10,6	1,3	🔴
Cornflakes	15	53	1,2	0,1	12,3	0,4	🔴
Cornflakes, glutenfrei	15	53	1,1	0,1	11,9	0,6	🔴
Cornflakes, *Kellogg's*	13	49	0,9	0,1	10,9	0,4	🔴
Cornflakes, mit Zucker/ Honig, geröstet	15	53	1,0	0,1	11,9	0,5	🔴
Cornflakes, TP	15	53	1,1	0,1	11,9	0,6	🔴
Crunchy Nut, *Kellogg's*	12	46	0,7	0,3	10,2	0,2	🔴
DayVita Flakes, *Kellogg's*	15	52	1,5	0,6	10,1	1,8	🔴
DayVita Sticks, *Kellogg's*	20	65	2,6	1,6	10,0	4,4	🟡
Dinkelcrunchy, Knuspermüsli, *Alnatura*	20	75	1,5	2,7	11,2	*	🔴
Dinkelflakes, *Alnatura*	15	51	1,7	0,4	10,2	*	🔴
Dinkelflocken, *Alnatura*	17	56	2,0	0,5	10,7	*	🟢
Dinkel-Hafer-Crunchy, Knuspermüsli, *Alnatura*	15	63	1,3	1,9	10,2	*	🔴
Dinkel-Pops, mit Honig, *Alnatura*	15	54	1,3	0,3	11,5	*	🔴
Fitness & Fruits, *Nestlé*	15	53	0,9	0,3	11,6	0,7	🔴
Fitness Knusperleicht-Müsli, Frucht, *Nestlé*	15	54	1,3	0,6	10,7	1,1	🔴
Fitness Knusperleicht-Müsli, Nuss, *Nestlé*	15	56	1,4	0,9	10,4	1,1	🔴
Fitness, *Nestlé*	15	54	1,2	0,2	12,0	0,8	🔴
Frosties, *Kellogg's*	12	45	0,5	0,1	10,4	0,2	🔴
Frosties, mit weniger Zucker, *Kellogg's*	12	44	0,7	0,1	10,2	0,3	🔴

Lebensmittel Angabe je Portion (entspricht 1 KE/BE)	Portion	Energie	Eiweiß	Fett	Kohlen-hydrate	Ballast-stoffe	GLYX-Ampel
	g	kcal	g	g	g	g	
Früchte-Amaranth-Müsli, *Alnatura*	17	56	1,6	0,8	10,8	*	🟢
Früchte-Müsli	20	68	2,0	1,2	12,1	1,7	🟢
Früchte-Müsli, ohne Zucker	20	73	2,1	1,8	12,0	1,5	🟢
Fruit Loops, *Kellogg's*	15	58	1,2	0,5	12,0	0,5	🔴
Fünfkornflocken (Weizen, Gerste, Hafer, Roggen, Reis), *Alnatura*	18	61	2,0	0,5	11,2	1,8	🟢
Fünfkornmischung, geschrotet (Weizen, Roggen, Hafer, Gerste, Hirse), *Alnatura*	17	56	2,0	0,5	10,7	*	🟢
Gerste, Flocken	18	56	1,4	0,3	11,9	1,9	🟢
Gerste, Korn	15	47	1,6	0,3	9,5	1,5	🟢
Gerste, Vollkorn	18	58	1,8	0,4	11,6	1,8	🟢
Gerste, Vollkornflocken	18	56	1,4	0,3	11,9	1,9	🟢
Glutenfreies Müsli, *Wiechert*	15	54	1,4	0,5	11,7	0,9	🟢
Grünkern (Dinkel)	18	58	1,9	0,5	11,4	1,6	🟢
Grünkern (Dinkel), Korn	15	49	1,7	0,4	9,5	1,3	🟢
Grünkern (Dinkel), Vollkorn	18	58	1,9	0,5	11,4	1,6	🟢
Hafer, ganzes Korn	20	70	2,1	1,4	11,1	1,9	🟢
Hafer, Vollkornflocken	18	67	2,3	1,3	11,4	1,0	🟢
Hafercrunchy, Knuspermüsli, *Alnatura*	20	80	1,5	3,7	10,1	*	🔴
Haferflocken, blütenzart	20	73	2,8	1,3	11,2	2,2	🟢
Haferflocken, Instant	20	71	2,7	1,5	11,4	1,7	🟢
Haferkleie	25	84	4,5	2,4	11,1	5,0	🟢
Haferkleie, *HOLO*	25	78	4,3	1,8	11,3	4,5	🟢
Haferkleie Fleks *KÖLLN*	20	77	3,0	1,3	11,9	2,7	🟢
Haferkleie Flocken *KÖLLN*	25	88	4,8	2,0	11,4	1,0	🟢
Hirseflocken	15	53	1,5	0,6	10,3	0,6	🟡
Hirseflocken, *Alnatura*	15	55	1,8	0,4	10,9	*	🟡
Hirseflocken, Vollkorn-	15	53	1,5	0,6	10,3	0,6	🟡

Lebensmittel Angabe je Portion (entspricht 1 KE/BE)	Portion	Energie	Eiweiß	Fett	Kohlenhydrate	Ballaststoffe	GLYX-Ampel
	g	kcal	g	g	g	g	
Hirse-Müsli, glutenfrei	20	61	1,8	1,1	10,9	2,6	🟡
Honey Loops, *Kellogg's*	15	55	1,2	0,5	11,6	0,9	🔴
Kleieflocken, gezuckert	25	61	3,0	0,8	10,5	8,3	🟡
Haferfleks, mit Kleie, »prebiotisch«	20	66	3,0	1,3	10,4	4,3	🟢
Haferkleieflocken	25	81	4,7	2,1	10,6	4,5	🟢
Lion Cereals, *Nestlé*	15	61	1,1	1,2	11,4	0,6	🔴
Mais, Korn	15	50	1,4	0,6	9,8	1,5	🟢
Mais, Vollkorn	18	60	1,5	0,7	11,6	1,7	🟢
Maiswaffel	15	55	1,9	0,8	10,1	1,5	🟢
Mehrkornflocken	20	61	1,9	0,4	12,5	2,3	🟢
Mehrkornschrot	20	62	2,1	0,4	12,4	2,2	🟢
Müsli, TP	20	70	2,1	1,5	12,0	1,6	🟢
Müslimischung, TP	15	59	1,4	1,5	10,1	0,8	🟢
Puffmais	15	55	1,9	0,8	10,1	1,5	🔴
Puffweizen	15	54	2,1	0,2	10,7	1,3	🔴
Quinoa	20	68	3,0	1,0	11,7	1,3	🟢
Reisflocken, *Alnatura*	15	52	1,1	0,3	11,1	*	🟢
Reis-Hafer-Flakes, *Alnatura*	15	54	1,9	0,3	10,8	*	🟢
Rice Krispies, *Kellogg's*	12	46	0,8	0,2	10,2	0,1	🔴
Roggen, Keime, getrocknet	30	120	12,6	3,4	9,8	*	🟢
Roggen, Vollkorn	20	59	1,9	0,3	12,1	2,6	🟢
Roggenflocken	20	61	2,4	0,3	12,2	2.0	🟢
Roggenkleie	65	114	11,7	2,8	10,6	30,9	🟢
Schoko-Müsli	15	60	1,5	1,7	9,6	1,1	🔴
Sechskornmischung (Weizen, Roggen, Dinkel, Gerste, Hafer, Hirse), *Alnatura*	20	62	2,1	0,5	12,2	*	🟢
Smacks, *Kellogg's*	13	49	0,9	0,3	10,7	0,6	🔴
Special K Proplus, *Kellogg's*	17	57	2,4	0,3	11,2	2,0	🔴
Special K, *Kellogg's*	15	56	2,3	0,2	11,3	0,4	🔴
Toppas, *Kellogg's*	15	52	1,5	0,3	10,8	1,4	🔴

Lebensmittel Angabe je Portion (entspricht 1 KE/BE)	Portion g	Energie kcal	Eiweiß g	Fett g	Kohlen-hydrate g	Ballast-stoffe g	GLYX-Ampel
Trio, *Nestlé*	13	49	0,9	0,3	10,8	0,5	🔴
Vitalis Früchtemüsli, *Dr. Oetker*	17	55	1,4	0,8	10,5	1,7	🟢
Vitalis Knusperflakes, *Dr. Oetker*	15	65	1,1	2,1	10,5	0,7	🔴
Vitalis Knusperhoneys, *Dr. Oetker*	15	64	1,2	2,1	10,2	0,9	🔴
Vitalis Knuspermüsli, *Dr. Oetker*	17	71	1,6	2,6	10,5	1,1	🔴
Vitalis Weniger süß, Knusper pur, *Dr. Oetker*	20	81	2,0	3,0	11,4	2,4	🔴
Weizenflocken	18	56	2,1	0,4	11,0	1,9	🟢
Weizenkeime	40	125	10,6	3,7	12,3	7,1	🟢
Weizenkeime, getrocknet	35	112	10,0	3,2	10,7	6,2	🟢
Weizenkeimflocken	40	125	10,6	3,7	12,3	7,1	🟢
Weizenkleie	55	98	8,8	2,6	9,9	25,0	🟢
Weizenkorn, gereinigt	18	56	2,1	0,4	11,0	1,9	🟢
Weizen-Pops mit Honig	15	54	1,3	0,2	11,7	*	🔴
Weizenvollkorn	18	56	2,1	0,4	11,0	1,9	🟢
Weizenvollkornflocken	18	56	2,1	0,4	11,0	1,9	🟢

Getreidemehle – Getreideprodukte

Lebensmittel	Portion g	Energie kcal	Eiweiß g	Fett g	Kohlenhydrate g	Ballaststoffe g	GLYX-Ampel
Buchweizengrieß	15	51	1,1	0,2	10,9	0,5	🟢
Buchweizengrütze	15	51	1,2	0,2	10,9	0,5	🟢
Buchweizenmehl	15	52	0,8	0,1	11,7	0,4	🟢
Buchweizenschrot	15	51	1,4	0,3	10,7	0,6	🟢
Buchweizenvollkornmehl	15	51	1,6	0,4	10,1	0,5	🟢
Gerstengraupen (Perlgraupen, Rollgerste)	15	51	1,6	0,2	10,7	0,7	🟡
Gerstengrieß	18	56	1,4	0,3	11,9	1,9	🟡
Gerstengrütze	18	56	1,4	0,3	11,9	1,9	🟡
Gerstenmehl	15	50	1,5	0,3	10,3	0,8	🟡
Gerstenschrot	18	58	1,8	0,4	11,6	1,8	🟢
Gerstenvollkornmehl	15	52	1,6	0,3	10,8	*	🟢

Lebensmittel Angabe je Portion (entspricht 1 KE/BE)	Portion g	Energie kcal	Eiweiß g	Fett g	Kohlenhydrate g	Ballaststoffe g	GLYX-Ampel
Grünkerngrütze	18	58	1,9	0,5	11,4	1,6	🟡
Grünkernmehl	15	52	1,5	0,3	10,6	0,9	🟡
Grünkernschrot	18	58	1,9	0,5	11,4	1,6	🟢
Hafergrieß	18	67	2,3	1,1	11,8	0,7	🟢
Hafergrütze	18	67	2,3	1,1	11,8	0,7	🟢
Hafermehl	18	67	2,5	1,3	11,3	0,9	🟢
Haferschrot	20	71	2,3	1,4	12,0	1,1	🟢
Hirse, ganzes Korn	18	60	1,7	0,7	11,5	2,3	🟡
Hirse, Korn, geschält	15	53	1,5	0,6	10,3	0,6	🟡
Hirsemehl	15	52	0,9	0,3	11,3	0,3	🟡
Hirseschrot	15	53	1,5	0,6	10,3	0,6	🟡
Mais, Puff- (Popcorn)	15	55	1,9	0,8	10,2	1,5	🟡
Maisgrieß (Polenta)	15	52	1,3	0,2	11,1	0,8	🟡
Maismehl	15	53	1,3	0,4	10,9	0,5	🟡
Maisschrot	18	60	1,6	0,7	11,6	1,7	🟡
Maisvollmehl	15	49	1,4	0,4	9,9	1,4	🟡
Reisgrieß	15	52	1,0	0,1	11,7	0,2	🟡
Reiskleie	25	95	3,3	4,0	11,4	3,0	🟢
Reismehl	15	52	1,0	0,1	11,6	0,3	🔴
Roggengrieß	18	53	1,6	0,3	10,8	2,5	🟡
Roggenmehl, Type 815	15	49	1,0	0,2	10,7	1,0	🟡
Roggenmehl, Type 997	15	47	1,0	0,2	10,3	1,2	🟡
Roggenmehl, Type 1150	15	48	1,3	0,2	10,1	1,3	🟢
Roggenmehl, Type 1370	15	48	1,3	0,2	10,0	1,4	🟢
Roggenmehl, Type 1590	18	56	1,7	0,3	11,5	1,8	🟢
Roggenmehl, Type 1740	18	55	1,6	0,3	11,4	1,9	🟢
Roggenschrot, Type 1800	18	53	1,8	0,3	10,6	2,5	🟢
Roggenvollkornmehl	18	53	1,6	0,3	10,8	2,5	🟢
Roggenvollkornmehl, Backschrot, Type 1800	20	59	2,2	0,3	11,8	2,8	🟢

Lebensmittel Angabe je Portion (entspricht 1 KE/BE)	Portion g	Energie kcal	Eiweiß g	Fett g	Kohlen-hydrate g	Ballast-stoffe g	GLYX-Ampel
Weizenbackschrot, Type 1700	18	58	2,0	0,4	11,4	1,7	🟢
Weizengrieß (Bulgur)	15	49	1,4	0,1	10,3	1,1	🟢
Weizengrießmehl	15	49	1,4	0,1	10,3	1,1	🟢
Weizenkleie	65	112	9,7	3,0	11,4	29,5	🟢
Weizenmehl, Type 405	15	50	1,5	0,2	10,6	0,6	🟡
Weizenmehl, Type 550	15	51	1,5	0,2	10,6	0,6	🟡
Weizenmehl, Type 630	15	51	1,6	0,2	10,4	0,6	🟡
Weizenmehl, Type 812	15	50	1,8	0,2	10,0	0,7	🟡
Weizenmehl, Type 1050	15	50	1,7	0,3	10,1	0,8	🟢
Weizenmehl, Type 1200	18	60	2,1	0,4	11,9	1,0	🟢
Weizenmehl, Type 1600	18	60	2,1	0,4	11,7	1,2	🟢
Weizenmehl, Type 1700	18	58	2,0	0,4	11,4	1,7	🟢
Weizenvollkornmehl	18	56	2,1	0,4	10,7	1,8	🟢
Weizenvollkornmehl, Backschrot, Type 1700	20	60	2,4	0,4	11,9	2,3	🟢

Stärkemehle

Lebensmittel Angabe je Portion (entspricht 1 KE/BE)	Portion g	Energie kcal	Eiweiß g	Fett g	Kohlen-hydrate g	Ballast-stoffe g	GLYX-Ampel
Feine Speisestärke, *Mondamin*	12	42	0,1	+	10,4	*	🔴
Kartoffelstärkemehl	12	41	0,1	+	10,0	0	🔴
Maisstärke	12	42	0,1	+	10,3	0,1	🔴
Reisstärke	12	42	0,1	+	10,2	0	🔴
Sago	12	41	0,1	+	10,0	0	🔴
Weizenstärke	12	42	0,1	+	10,3	0,1	🔴

Kartoffeln

Lebensmittel Angabe je Portion (entspricht 1 KE/BE)	Portion g	Energie kcal	Eiweiß g	Fett g	Kohlen-hydrate g	Ballast-stoffe g	GLYX-Ampel
Bratkartoffeln (8 g Fett je 100 g)	90	106	1,6	6,0	10,9	1,8	🟡
Gnocchi Kartoffelklößchen, vorgegart, roh *Pfanni*	35	53	1,2	0,1	11,6	0,7	🔴
Kartoffel, frisch	70	49	1,4	0,1	10,4	1,5	🟡
Kartoffel, gebacken, mit Schale	60	49	1,5	0,1	10,8	1,9	🟡
Kartoffel, gekocht, mit Schale	70	49	1,4	0,1	10,4	1,2	🟡

Lebensmittel Angabe je Portion (entspricht 1 KE/BE)	Portion g	Energie kcal	Eiweiß g	Fett g	Kohlenhydrate g	Ballaststoffe g	GLYX-Ampel
Kartoffel, geschält, aus dem Glas	120	56	1,6	0,1	11,7	1,8	●
Kartoffel, geschält, frisch	70	50	1,4	0,1	10,4	1,6	●
Kartoffel, geschält, getrocknet	15	48	1,4	0,1	10,0	1,5	●
Kartoffelbrei (2 g Butter je 100 g)	90	77	2,1	2,4	11,2	0,8	●
Kartoffelchips	70	50	1,4	0,1	10,4	1,6	●
Kartoffelflocken, TP	15	49	1,3	0,1	10,7	2,2	●
Kartoffelkloß, TP	15	49	0,9	0	11,1	0,9	●
Kartoffelklöße, aus Knödelpulver, halb und halb	50	48	0,8	+	11,0	0,9	●
Kartoffelpüree (6 g Butter je 100 g)	90	97	2,0	5,1	10,5	1,4	●
Kartoffelpüree, aus TP, verzehrfertig	100	81	1,9	2,8	12,0	2,4	●
Kartoffelpüreepulver, TP	15	50	1,1	0,1	11,3	0,9	●
Kartoffelschnee	90	50	1,4	0,1	10,4	1,7	●
Kartoffelsticks, frisch (roh)	70	50	1,4	0,1	10,4	1,6	●
Kartoffelsticks, verzehrfertig	25	123	1,6	7,9	11,5	0,5	●
Klöße, von gekochten Kartoffeln	65	52	1,4	0,1	10,8	1,3	●
Klöße, von gekochten Kartoffeln, mit Butter und Ei	60	74	2,1	2,3	10,8	1,3	●
Klöße, von gekochten Kartoffeln, mit Knödelpulver	50	54	1,6	0,3	10,9	1,4	●
Klöße, von rohen Kartoffeln (Thüringer Klöße)	70	59	2,0	0,6	11,0	1,6	●
Klöße, von rohen Kartoffeln (Vogtländer Klöße)	60	67	1,7	1,9	10,5	1,3	●
Pommes frites, frisch (roh)	70	50	1,4	0,1	10,4	1,6	●
Pommes frites, verzehrfertig	65	80	1,5	3,3	10,8	1,6	●
Rote-Bete-Gnocchi aus gekochten Kartoffeln, frisch	65	84	4,8	2,0	11,6	1,8	●
Schupfnudeln aus gekochten Kartoffeln, frisch	50	64	2,5	1,0	10,8	1,1	●
Spinat-Gnocchi aus gekochten Kartoffeln, frisch	65	118	4,7	5,7	11,7	1,7	●

Lebensmittel Angabe je Portion (entspricht 1 KE/BE)	Portion g	Energie kcal	Eiweiß g	Fett g	Kohlenhydrate g	Ballaststoffe g	GLYX-Ampel
Reis							
Basmatireis, Vollkorn, roh	15	52	1,1	0,3	11,1	*	🟢
Basmatireis, weiß, roh	15	52	1,0	0,1	11,7	*	🟡
Milchreis, roh	15	52	1,0	0,1	11,7	*	🟡
Naturreis mit Wildreis, roh	15	53	1,3	0,2	11,5	*	🟢
Naturreis, roh	15	52	1,2	0,3	11,1	0,3	🟢
Parboiled Reis mit Wildreis, roh	15	53	1,3	0,2	11,5	0,3	🟢
Reis, poliert, parboiled, roh	15	52	1,0	0,1	11,8	0,2	🟡
Reis, poliert, roh	15	52	1,1	0,1	11,8	0,2	🟡
Risottoreis, Arborio, roh	15	51	1,0	0,1	11,7	*	🟡
Wildreis (Wassergras), roh	15	51	1,1	0,3	11,0	0,5	🟢
Teigwaren							
Basilikumnudeln, roh	50	75	2,3	2,1	11,7	0,7	🟢
Buchweizengnocchi, roh	45	91	1,6	4,3	11,3	0,5	🟢
Eiergräupchen, roh	15	53	1,9	0,4	10,2	0,8	🟢
Eierteigwaren, roh	15	54	2,0	0,4	10,5	0,5	🟢
Glasnudeln, roh	13	44	0,1	+	10,8	*	🟢
Grüne Nudeln, Teig mit Ei, selbstgemacht	50	68	2,5	1,3	11,4	0,7	🟢
Nudeln, eifrei, roh	15	54	1,9	0,2	11,3	*	🟢
Nudeln, glutenfrei, roh	12	43	0,1	+	10,4	0,2	🟢
Nudeln, Teig mit Ei, selbst gemacht	50	69	2,8	1,2	11,5	0,6	🟢
Nudeln, Teig ohne Ei, selbst gemacht	50	69	1,6	1,8	11,5	0,7	🟢
Rote Nudeln, Teig mit Ei, selbst gemacht	50	92	2,7	3,8	11,7	0,9	🟢
Sojateigwaren, roh	20	65	3,3	1,0	10,5	2,3	🟢
Spätzle, roh	15	53	1,9	0,4	10,2	0,8	🟢
Suppennudeln, roh	15	53	1,9	0,4	10,2	0,8	🟢
Teigwaren, aus Hartweizengrieß, roh	15	52	1,9	0,2	10,6	0,8	🟢

Lebensmittel Angabe je Portion (entspricht 1 KE/BE)	Portion g	Energie kcal	Eiweiß g	Fett g	Kohlenhydrate g	Ballaststoffe g	GLYX-Ampel
Teigwaren, mit besonders hohem Eigehalt, roh	16	56	1,8	0,7	10,5	1,1	●
Teigwaren, mit Spinat, roh	15	51	1,6	0,4	10,1	1,1	●
Teigwaren, ohne Ei, roh	15	52	1,9	0,2	10,6	0,8	●
Tofu-Nudeln, Bio, TP, *Fauser Vitaquell*	30	112	13,5	1,8	10,8	*	●
Vermicelli Reisnudeln, roh	13	46	*	+	10,3	*	●
Vollkorneierteigwaren, roh	17	57	2,1	0,7	10,3	1,7	●
Vollkornnudeln, roh	15	51	2,3	0,5	9,6	1,2	●
Vollkornnudeln, Teig mit Ei, selbst gemacht	55	79	3,0	2,8	10,4	1,7	●
Vollkornteigwaren, mit besonders hohem Eigehalt, roh	18	62	2,4	1,1	10,4	1,8	●
Vollkornteigwaren, ohne Ei, roh	17	55	2,3	0,4	10,3	2,0	●
Vollkornteigwaren, roh	17	55	2,3	0,4	10,3	2,0	●

Sonstige Sättigungsbeilagen

Lebensmittel	Portion g	Energie kcal	Eiweiß g	Fett g	Kohlenhydrate g	Ballaststoffe g	GLYX-Ampel
Batate (Süßkartoffel), frisch	50	56	0,8	0,3	12,0	1,6	●
Edelkastanie (Marone), frisch	30	52	0,7	0,6	10,8	2,5	●
Edelkastanie (Marone), geröstet	35	84	0,8	3,8	11,6	2,7	●
Edelkastanie (Marone), TK	30	51	0,8	0,6	10,5	2,6	●
Kochbanane, frisch	100	49	0,4	0,1	11,3	0,6	●
Pastinake, frisch oder TK	90	53	1,2	0,4	10,9	1,9	●
Pastinake, getrocknet	50	92	5,6	1,7	11,8	18,3	●
Topinambur, frisch	250	78	6,1	1,0	10,0	31,3	●

Hülsenfrüchte

Lebensmittel	Portion g	Energie kcal	Eiweiß g	Fett g	Kohlenhydrate g	Ballaststoffe g	GLYX-Ampel
Bohnen, dick, Konserve	130	70	6,0	0,4	10,2	2,6	●
Bohnen, dick, trocken	25	81	7,0	0,5	11,9	3,0	●
Bohnen, weiß, reif, Konserve	110	72	5,8	0,4	10,9	4,7	●
Bohnen, weiß, trocken	30	71	6,3	0,5	10,4	7,0	●
Chinabohnen, Konserve	100	72	6,0	0,5	10,7	2,0	●

Lebensmittel Angabe je Portion (entspricht 1 KE/BE)	Portion g	Energie kcal	Eiweiß g	Fett g	Kohlenhydrate g	Ballaststoffe g	GLYX-Ampel
Chinabohnen, trocken	25	69	5,9	0,4	10,4	3,0	grün
Erbsen, trocken	25	67	5,8	0,4	10,3	4,2	grün
Goabohnen, reif, Konserve	550	424	45,3	22,2	10,7	31,5	grün
Goabohnen, trocken	135	419	44,7	21,9	10,5	31,1	grün
Helmbohnen, indisch, reif, Konserve	85	65	4,7	0,3	10,6	1,5	grün
Helmbohnen, indisch, trocken	20	61	4,4	0,3	10,0	1,4	grün
Kichererbsen, trocken	25	77	4,8	1,5	11,1	3,9	grün
Kidney-Bohnen, Konserve	120	76	6,6	0,5	10,9	6,4	grün
Kidney-Bohnen, trocken	30	75	6,6	0,4	11,0	6,4	grün
Limabohnen, Konserve	140	58	3,1	0,2	10,5	2,8	grün
Limabohnen, trocken	25	69	5,2	0,4	11,3	3,6	grün
Linsen, gekeimt, frisch	55	66	5,0	0,3	10,5	1,7	grün
Linsen, reif, Konserve	85	65	5,0	0,3	10,4	2,2	grün
Linsen, trocken	25	68	5,9	0,4	10,2	4,3	grün
Mungobohnen, trocken	25	67	5,8	0,3	10,4	4,3	grün
Prunkbohnen, frisch	85	71	6,0	0,4	10,6	2,6	grün
Prunkbohnen, Konserve	130	70	6,0	0,4	10,2	2,6	grün
Saubohnen, reif, Konserve	150	87	9,7	0,7	10,2	10,3	grün
Saubohnen, trocken	22	68	5,3	0,4	10,8	4,8	grün
Sojabohnen, Konserve	160	149	12,6	6,2	10,5	3,2	grün
Sojabohnen, trocken	160	542	60,2	29,3	10,1	35,0	grün
Sojafleisch	75	187	33,0	1,7	10,1	15,8	grün
Strauchbohnen, frisch	95	83	6,8	1,4	10,5	4,8	grün
Yamsbohnen, frisch	135	55	1,9	0,3	10,9	1,0	grün

Milch – Milchprodukte

Lebensmittel	Portion g	Energie kcal	Eiweiß g	Fett g	Kohlenhydrate g	Ballaststoffe g	GLYX-Ampel
Bananen-Buttermilch	150	72	4,2	0,7	11,2	0,6	grün
Bananenmilch	100	62	2,7	1,0	10,1	0,4	grün
Bananenmilchgetränk	150	72	4,2	0,7	11,2	0,6	gelb
Buttermilch	250	90	8,0	1,3	10,0	0	grün

Lebensmittel Angabe je Portion (entspricht 1 KE/BE)	Portion	Energie	Eiweiß	Fett	Kohlenhydrate	Ballaststoffe	GLYX-Ampel
	g	kcal	g	g	g	g	
Buttermilch, mit Früchten	75	56	2,1	0,3	10,5	0,7	🟡
Buttermilch, mit Fruchtzubereitung	75	56	2,1	0,3	10,6	0,1	🟡
Buttermilch, mit Kakao	50	54	1,6	0,6	10,1	0,4	🟡
Buttermilch, mit Mokka	60	54	1,6	0,3	10,9	0	🟡
Buttermilch, mit Vanille-Nuss	60	54	1,5	0,2	10,9	0	🟡
Dickmilch (Sauermilch), 10 % Fett	275	326	8,5	27,5	10,2	0	🟢
Dickmilch (Sauermilch), entrahmt	250	85	8,5	0,3	10,5	0	🟢
Dickmilch (Sauermilch), vollfett	250	159	8,5	8,8	10,0	0	🟢
Dickmilch, 10 % Fett, mit Früchten	80	115	2,2	7,0	10,6	0,7	🟡
Dickmilch, entrahmt, mit Früchten	75	55	2,2	0,1	10,7	0,7	🟡
Dickmilch, fettarm, mit Früchten	75	62	2,2	1,0	10,6	0,7	🟡
Dickmilch, mit Kakao	50	65	1,7	1,8	10,1	0,4	🟡
Dickmilch, mit Mokka	60	67	1,7	1,7	10,9	0	🟡
Dickmilch, mit Vanille-Nuss	60	67	1,6	1,7	10,9	0	🟡
Dickmilch, teilentrahmt	250	115	8,5	3,8	10,3	0	🟢
Dickmilch, vollfett mit Früchten	75	73	2,2	2,2	10,5	0,7	🟡
Erdbeer-Buttermilch	175	70	4,4	0,8	10,3	0,9	🟡
Fruchtzwerg, *Danone*	75	89	4,9	2,6	11,0	0,5	🟡
Joghurt, 10 % Fett	275	326	8,5	27,5	10,2	0	🟢
Joghurt, 10 %, mit Früchten	80	115	2,2	7,0	10,6	0,7	🟢
Joghurt, entrahmt	250	95	10,8	0,3	10,5	0	🟢
Joghurt, entrahmt, mit Früchten	75	57	2,8	0,1	10,7	0,7	🟡
Joghurt, fettarm, 1,5 % Fett	250	115	8,5	3,8	10,3	0	🟢
Joghurt, fettarm, mit Früchten, 1,5 % Fett	75	62	2,2	1,0	10,6	0,7	🟡
Joghurt, fettarm, mit Fruchtzubereitung	75	62	2,2	1,0	10,6	0,7	🟡

Lebensmittel Angabe je Portion (entspricht 1 KE/BE)	Portion g	Energie kcal	Eiweiß g	Fett g	Kohlenhydrate g	Ballaststoffe g	GLYX-Ampel
Joghurt, mager, mit Fruchtzubereitung	75	57	2,8	0,1	10,7	0,7	🟡
Joghurt, mit Kakao	50	66	1,7	1,9	10,1	0,4	🟡
Joghurt, mit Mokka	60	68	1,6	1,8	10,9	0	🟡
Joghurt, mit Müsli	60	75	2,5	2,5	10,3	0,7	🟡
Joghurt, mit Sahne	125	145	3,8	9,4	10,8	0	🟢
Joghurt, mit Vanille-Nuss	60	69	1,6	1,8	10,9	0	🟡
Joghurt, probiotisch 3,5% Fett	175	131	8,1	6,1	10,9	0,9	
Joghurt, vollfett, mit Früchten	75	74	2,1	2,4	10,5	0,7	🟡
Joghurt, vollfett, mit Fruchtzubereitung	75	74	2,1	2,4	10,5	0,7	🟡
Joghurtdrink, probiotisch, mit Früchten	65	58	1,8	1,0	10,3	0,1	🟡
Joghurtdrink, probiotisch, z. B. *Actimel, LC1*	75	63	2,1	1,2	10,7	0	🟢
Kefir, 10 % Fett	300	364	9,2	30,0	11,2	0	🟢
Kefir, 10 %, mit Früchten	80	117	2,2	7,0	10,6	0,7	🟡
Kefir, entrahmt	250	94	8,6	0,3	10,4	0	🟡
Kefir, entrahmt, mit Früchten	75	57	2,2	0,1	10,6	0,7	🟡
Kefir, fettarm, mit Früchten	75	64	2,2	1,0	10,6	0,7	🟡
Kefir, mit Fruchtzubereitung	75	65	2,2	1,0	10,7	0,1	🟡
Kefir, mit Kakao	50	59	1,7	1,0	10,2	0,4	🟡
Kefir, mit Mokka	60	61	1,7	0,7	11,0	0	🟡
Kefir, mit Sahne	125	129	3,9	7,1	10,9	0	🟡
Kefir, mit Vanille-Nuss	60	61	1,6	0,7	11,0	0	🟡
Kefir, teilentrahmt	250	124	8,5	3,8	10,3	0	🟢
Kefir, vollfett	250	165	8,3	8,8	10,0	0	🟢
Kefir, vollfett, mit Früchten	75	75	2,1	2,2	10,5	0,7	🟡
Kondensmilch, 4 % Fett	100	111	7,5	4,0	10,8	0	🟢
Kondensmilch, 7,5 % Fett	110	146	7,2	8,3	10,7	0	🟢
Kondensmilch, 10 % Fett	85	150	7,5	8,5	10,6	0	🟢
Laktosefreie Milch, 1,5 % Fett, *MinusL*	225	104	7,4	3,4	10,6	0	🟢

Lebensmittel Angabe je Portion (entspricht 1 KE/BE)	Portion	Energie	Eiweiß	Fett	Kohlenhydrate	Ballaststoffe	GLYX-Ampel
	g	kcal	g	g	g	g	
Laktosefreie Schokomilch, 1,5 % Fett, *MinusL*	150	86	5,1	2,3	11,3	0	🟡
Laktosefreie Schokomilch, *MinusL*	150	89	5,1	2,6	11,3	0	🟡
Laktosefreie Vollmilch, 3,8 % Fett, *MinusL*	225	150	7,7	8,6	10,8	0	🟢
Laktosefreie Vollmilch, haltbar, 1,5 % Fett, *MinusL*	225	103	7,4	3,4	10,6	0	🟢
Laktosefreie Vollmilch, haltbar, 3,8 % Fett, *MinusL*	225	152	7,7	8,6	10,8	0	🟢
Laktosefreier Joghurt, probiotisch, mild, *MinusL*	175	134	7,5	6,7	10,2	0	🟢
Laktosefreier Joghurt, probiotisch, Vanille, *MinusL*	55	61	1,7	1,5	10,1	0	🟡
Laktosefreier Milchpudding, Schoko, *MinusL*	65	82	2,1	3,3	10,9	0	🟢
Laktosefreier Quark, *MinusL*	20	12	2,5	0,1	0,4	0	🟢
Magerquark	250	188	33,8	0,5	10,0	0	🟢
Naturjoghurt	250	164	8,3	9,5	10,0	0	🟢
Nuxo SojaDessert, Karamell, *Vitaquell*	70	62	2,1	1,2	10,5	0,1	🟡
Nuxo SojaDessert, Schoko, *Vitaquell*	75	64	2,3	1,3	10,7	0,7	🟡
Nuxo SojaDessert, Vanille, *Vitaquell*	75	64	2,3	1,4	10,7	0,2	🟡
Quark, 20 % Fett i. Tr.	300	300	32,4	13,2	10,8	0	🟢
Quark, Doppelrahmstufe	375	814	26,6	74,3	10,5	0	🟢
Quark, Dreiviertelfettstufe	300	366	30,0	22,2	10,2	0	🟢
Quark, mit Früchten, 70 % Fett i. Tr.	65	114	2,2	6,8	10,8	0,5	🟡
Quark, mit Früchten, Doppelrahmstufe	60	95	2,1	5,0	10,2	0,5	🟡
Quark, mit Früchten, Dreiviertelfettstufe	60	73	2,8	2,1	10,4	0,5	🟡
Quark, mit Früchten, Fettstufe	60	77	2,6	2,8	10,3	0,5	🟡
Quark, mit Früchten, Halbfettstufe	60	68	3,0	1,4	10,4	0,5	🟡
Quark, mit Früchten, Magerstufe	60	62	3,6	0,4	10,5	0,5	🟡

Lebensmittel Angabe je Portion (entspricht 1 KE/BE)	Portion	Energie	Eiweiß	Fett	Kohlen-hydrate	Ballast-stoffe	GLYX-Ampel
	g	kcal	g	g	g	g	
Quark, mit Früchten, Rahmstufe	60	85	2,4	3,7	10,2	0,5	gelb
Quark, mit Früchten, Viertelfettstufe	60	63	3,2	0,8	10,4	0,5	gelb
Quark, mit Früchten, Vollfettstufe	60	81	2,4	3,2	10,3	0,5	gelb
Quark, Rahmstufe	350	615	29,1	50,8	10,2	0	grün
Quark, Viertelfettstufe	275	227	31,9	5,5	10,5	0	grün
Quark, Vollfettstufe	350	548	29,8	42,7	10,5	0	grün
Trinkmilch, 0,3 % Fett	200	72	7,0	0,2	10,0	0	grün
Trinkmilch, 1,5 % Fett	225	109	7,7	3,6	11,0	0	grün
Trinkmilch, 3,5 % Fett	225	145	7,4	7,9	10,7	0	grün
Sojaprodukte							
Soja crémig neutral, *Fauser Vitaquell*	250	130	9,0	5,3	11,5	0,5	grün
Sojadessert, gesüßt, glutenfrei	80	65	2,4	1,4	10,4	0,2	gelb
Sojadessert, Schoko	75	66	2,3	1,7	10,2	0,9	gelb
Sojadessert, Vanille	85	68	2,6	1,5	10,8	0,4	gelb
Sojadream, Sojasahne, *Fauser Vitaquell*	600	1060	18,0	106,8	10,8	2,4	grün
Sojadrink Calcium mit Vanille, *Fauser Vitaquell*	400	185	14,8	8,8	11,2	2,4	gelb
Sojadrink, mit Calcium	375	156	12,4	7,1	10,5	2,3	gelb
Sojadrink, mit Calcium, glutenfrei	325	154	12,0	7,2	10,4	1,0	gelb
Sojadrink, Schoko	110	76	3,6	2,0	10,8	1,1	gelb
Sojadrink, Vanille	150	92	5,0	2,7	11,9	0,9	gelb
Soja-Frucht-Dessert, milch- und eifrei	150	164	2,6	12,0	11,1	2,6	gelb
Sojajoghurt, Erdbeere	100	75	3,8	2,2	10,0	0,8	gelb
Sojajoghurt, natur	375	204	17,6	10,1	10,5	3,0	gelb
Sojajoghurt, Vanille	110	81	4,1	2,4	10,6	0,8	gelb
Sojamilch, natur	350	165	13,0	7,7	10,9	1,1	grün
Sojamilch, natur, glutenfrei	350	165	13,0	7,7	10,9	1,1	grün

Lebensmittel Angabe je Portion (entspricht 1 KE/BE)	Portion g	Energie kcal	Eiweiß g	Fett g	Kohlenhydrate g	Ballaststoffe g	GLYX-Ampel
Dauerbackwaren							
Butterkeks	15	63	1,2	1,5	11,3	0,5	🟡
Kräcker	15	68	1,7	2,1	10,5	+	🟡
Müslikeks	17	75	1,4	3,2	10,2	1,4	🟡
Russisch Brot	12	47	0,8	0,1	10,6	+	🔴
Reiswaffel, 2 St.	14	55	1,1	0,3	11,7	1,0	🔴
Salzstangen, Salzbrezeln	15	52	1,5	0,1	11,4	+	🔴
Vollkornkeks	20	88	2,0	4,0	11,0	2,0	🟡
Vollkornzwieback	20	73	3,4	1,6	11,2	2,0	🟡
Waffelmischung	15	71	0,8	3,0	10,2	*	🟡
Zwieback, eifrei	15	55	1,5	0,6	11,0	0,5	🔴
Süße Backwaren							
Aachener Printen	20	88	1,0	4,0	12,0	1,0	🟡
Amerikaner	30	66	0,9	2,4	10,2	0,3	🟡
Anisplätzchen	15	48	1,5	+	10,5	+	🔴
Apfelkuchen, gedeckt	35	71	0,9	2,6	10,9	0,7	🟡
Berliner Pfannkuchen	25	79	2,2	3,0	11,0	0,3	🟡
Biskuit (Löffel-)	15	61	1,3	0,8	12,3	+	🔴
Butterkuchen	25	92	1,5	4,2	11,9	0,3	🟡
Dampfnudel	20	66	1,6	2,0	10,4	0,2	🟡
Dominostein	15	68	1,3	2,5	10,0	*	🟡
Donut (Schmalzkrapfen)	20	62	1,2	1,2	11,6	*	🟡
Gewürzkuchen	20	67	1,3	2,5	9,8	0,2	🟡
Käsekuchen, TK, backfertig	35	81	3,2	2,8	10,5	*	🟡
Marmorkuchen, aus Backmischung, verzehrfertig	20	76	1,0	3,2	10,4	*	🟡
Marzipanstollen, aus Hefeteig	20	75	1,2	3,4	9,8	*	🟡
Mohnkuchen, TK, backfertig	25	89	2,3	4,3	10,5	*	🟡
Mohnstollen, aus Hefeteig	30	95	2,7	4,5	10,8	*	🟡
Mutzen	20	58	1,6	0,8	11,2	*	🟡

Lebensmittel Angabe je Portion (entspricht 1 KE/BE)	Portion	Energie	Eiweiß	Fett	Kohlenhydrate	Ballaststoffe	GLYX-Ampel
	g	kcal	g	g	g	g	
Nürnberger Lebkuchen	15	59	0,8	1,9	9,8	*	🔴
Nussecke	20	95	1,2	5,6	10,0	0,4	🟡
Nusskuchen	30	131	2,0	8,7	11,1	0,6	🟡
Obstkuchen, Hefeteig	35	62	1,4	1,2	11,3	0,9	🟡
Obsttortenboden, verzehrfertig	15	52	1,2	0,8	10,2	0,5	🟡
Quarkstollen, aus Rührteig	25	146	16,8	3,6	11,8	*	🟡
Sachertorte, Backmischung, verzehrfertig	25	91	1,7	4,4	10,6	0,4	🟡
Sahnetorte	35	128	1,8	8,8	10,5	*	🟡
Schweinsöhrchen	25	116	1,0	7,5	11,0	+	🟡
Spekulatius	20	84	2,0	4,0	10,0	+	🟡
Tortenboden	15	52	1,0	0,8	10,2	0,2	🟡
Waffel, frisch	30	86	2,4	3,9	10,2	0,6	🟡
Weihnachtsstollen, sächsischer	20	69	1,2	2,6	10,3	0,8	🟡
Wespennester (Baiser)	20	83	1,6	3,2	12,0	*	🟡
Windbeutel mit Schlagsahne	75	182	3,0	14,3	10,5	+	🟡
Zimtstern	20	72	1,3	2,7	10,7	+	🟡
Zitronenkuchen, aus Backmischung, verzehrfertig	20	72	1,0	2,4	11,6	*	🟡

Herzhafte Backwaren

Lebensmittel	Portion	Energie	Eiweiß	Fett	Kohlenhydrate	Ballaststoffe	GLYX-Ampel
Lothringer Speckkuchen	50	135	4,0	8,0	11,5	*	🟡
Pizza, mit Thunfisch	50	96	6,5	3,0	11,0	*	🟡
Pizza, mit Champignons	50	117	4,0	6,0	11,5	*	🟡
Pizza, mit Salami	45	122	5,0	6,3	11,7	*	🟡
Pizzateig, TK	25	65	1,8	1,6	10,8	*	🟡
Quiche Lorraine	150	267	9,0	21,0	10,5	+	🟡

Süße Brotaufstriche

Lebensmittel	Portion	Energie	Eiweiß	Fett	Kohlenhydrate	Ballaststoffe	GLYX-Ampel
Apfelgelee	17	44	*	*	10,9	*	🟡
Aprikosenkonfitüre	17	42	0,1	0	10,3	0,1	🟡
Bienenhonig	12	39	0	0	9,7	0	🟡

Lebensmittel Angabe je Portion (entspricht 1 KE/BE)	Portion g	Energie kcal	Eiweiß g	Fett g	Kohlenhydrate g	Ballaststoffe g	GLYX-Ampel
Brombeerkonfitüre	17	44	0,1	0,1	10,7	0,2	🟡
Erdbeerkonfitüre	17	44	0,1	0	10,6	0,1	🟡
Hagebuttenkonfitüre	17	43	0,1	*	10,6	0,3	🟡
Heidelbeerkonfitüre	17	44	0,1	+	10,8	0,3	🟡
Himbeergelee	17	41	+	+	10,2	+	🟡
Himbeerkonfitüre	17	43	0,1	0,1	10,4	0,2	🟡
Johannisbeergelee, rot	17	42	+	+	10,3	0	🟡
Kirschkonfitüre	17	43	0,1	0	10,3	0,1	🟡
Nuss-Nougat-Creme	17	90	0,7	5,3	9,9	*	🟡
Orangenkonfitüre	17	44	0,1	0	10,8	0,1	🟡
Pflaumenkonfitüre	17	41	0,1	+	10,1	0,2	🟡
Quittenkonfitüre	17	40	0	+	9,9	0,5	🟡

Zucker

Lebensmittel	Portion g	Energie kcal	Eiweiß g	Fett g	Kohlenhydrate g	Ballaststoffe g	GLYX-Ampel
Fruchtzucker	10	40	0	0	9,9	0	🟢
Haushaltszucker	10	40	0	0	10,0	0	🟡
Traubenzucker	10	36	0	0	9,1	0	🔴
Ursüße	10	40	0	0	10,0	0	🟡

Süßwaren

Lebensmittel	Portion g	Energie kcal	Eiweiß g	Fett g	Kohlenhydrate g	Ballaststoffe g	GLYX-Ampel
After Eight, *Nestlé*, 2 St. je 8 g	16	68	0,4	2,0	11,9	*	🟡
Balisto, 1 St.	20	102	1,4	5,5	11,7	*	🟡
Banjo	20	112	1,2	7,2	10,6	*	🟡
Bonbons, Hartkaramellen	12	47	*	*	11,6	0	🔴
Bonbons, Milchkaramellen	12	47	0,4	0,6	10,1	0	🔴
Choco Crossies	20	105	1,7	5,9	11,3	0,4	🟡
Die Weiße, Schokolade, *Nestlé*	20	111	1,6	6,6	11,3	0	🟡
Die Weiße, Crisp-Schokolade, *Nestlé*	20	108	1,6	6,0	11,9	0	🟡
Duplo, 1 Riegel	18	98	1,0	6,0	10,0	*	🟡
Erfrischungsstäbchen	15	60	0,3	1,8	10,7	*	🔴

Lebensmittel Angabe je Portion (entspricht 1 KE/BE)	Portion g	Energie kcal	Eiweiß g	Fett g	Kohlenhydrate g	Ballaststoffe g	GLYX-Ampel
Fanfare	20	103	1,4	5,4	12,2	*	gelb
Gummibärchen, 10 St.	16	50	1,0	*	12,0	*	rot
Hanuta, 1 St.	22,5	119	2,0	7,0	12,0	2,0	gelb
KitKat, 1 Mini	17	80	1,0	4,0	10,0	*	gelb
Lakritz	15	43	0,6	0	10,2	*	rot
Lion Pop Choc, *Nestlé*, 1 Packung	36	94	1,1	5,1	10,8	0,3	gelb
Lion, 1 Mini	15	71	1,0	3,0	10,0	*	gelb
Marzipan	20	99	1,6	5,0	11,8	0,2	gelb
Milka Nussini, Nougat-Crisp, ½ Riegel	18,5	105	1,0	7,0	9,5	*	gelb
Nappo	15	62	0,6	1,2	12,3	*	rot
Nougat	15	75	0,8	3,6	9,9	+	gelb
Nuts Mini, *Nestlé*, 1 St.	18	85	0,9	4,2	10,9	0,3	gelb
Schokolade, milchfrei	25	120	1,3	7,5	11,8	3,8	grün
Smarties Mini, *Nestlé*, 1 Packung	15	66	0,6	2,5	10,3	0,4	gelb
Snickers, ⅓ Riegel	20	101	2,0	5,6	10,6	*	gelb
Treets-Kugeln	25	140	3,5	9,3	10,8	*	gelb
Twix, ½ Riegel	14,5	70	0,5	3,5	9,0	*	gelb
Vollmilchschokolade	20	106	1,8	6,0	11,2	+	gelb
Vollmilchschokolade, mit 20 % Haselnüssen	25	139	2,4	9,1	11,9	*	gelb

Speiseeis

Lebensmittel	Portion g	Energie kcal	Eiweiß g	Fett g	Kohlenhydrate g	Ballaststoffe g	GLYX-Ampel
Fruchteis	50	40	+	+	10,0	*	rot
Milchspeiseeis	50	64	2,5	1,5	10,0	*	gelb
Rahm-, Sahneeis	70	154	1,4	11,9	10,5	*	gelb
Softeis	55	63	1,7	1,7	10,5	*	gelb

Alkoholfreie Getränke

Lebensmittel	Portion g	Energie kcal	Eiweiß g	Fett g	Kohlenhydrate g	Ballaststoffe g	GLYX-Ampel
Alkoholfreies Schankbier (0,04°–0,6°)	200	50	0,6	0	10,8	*	rot
Bitter Lemon	150	48	0	0	12,0	0	rot

Lebensmittel Angabe je Portion (entspricht 1 KE/BE)	Portion g	Energie kcal	Eiweiß g	Fett g	Kohlenhydrate g	Ballaststoffe g	GLYX-Ampel
Colagetränke	100	43	+	*	10,9	*	rot
Ginger Ale	125	43	0	0	10,6	0	rot
Malzbier, Malztrunk (0,04°–0,6°)	100	48	0,4	0	11,6	0	rot
Orangenlimonade *(Fanta)*	150	48	0	0	12,0	0	rot
Tonicwater	150	42	0	0	10,5	0	rot
Zitronenlimonade *(Sprite)*	125	46	0,0	0,0	11,4	0	rot

Tiefkühlfertiggerichte

Lebensmittel Angabe je Portion (entspricht 1 KE/BE)	Portion g	Energie kcal	Eiweiß g	Fett g	Kohlenhydrate g	Ballaststoffe g	GLYX-Ampel
Apfel-Rotkohl	100	65	1,0	2,0	11,0	*	grün
Balkangemüse	70	60	2,8	0,7	10,5	*	grün
Bami Goreng	85	100	6,0	4,3	10,2	*	gelb
Fischstäbchen	60	122	8,4	4,8	10,8	*	gelb
Frühlingsrollen	55	77	3,9	2,2	11,0	*	gelb
Hähnchen süßsauer, *Iglo*	90	105	6,3	3,6	11,7	*	gelb
Lasagne Bolognese	70	109	6,3	4,2	11,9	*	gelb
Leipziger Allerlei mit Butter	100	118	3,0	7,0	10,0	*	grün
Nasi Goreng	80	112	5,6	5,6	10,4	*	gelb
Paprikahähnchen mit Spätzle, *Iglo*	120	91	6,0	2,4	12,0	*	gelb

Fertigsaucen

Lebensmittel Angabe je Portion (entspricht 1 KE/BE)	Portion g	Energie kcal	Eiweiß g	Fett g	Kohlenhydrate g	Ballaststoffe g	GLYX-Ampel
Barbecue-Feinkostsauce	50	46	0,3	0,1	11,0	*	gelb
Chili-Feinkostsauce	75	51	0,9	0,2	11,3	*	gelb
Curryketchup, scharf	35	48	0,4	0,1	11,3	*	gelb
Pommes-Sauce, 34 % Pflanzenöl, *Knorr*	100	370	0,7	36	11	0,1	gelb
Remoulade, 50 % Pflanzenöl	10	49,3	0,1	5,1	0,7	*	gelb
Schaschlik-Feinkostsauce	50	45	0,6	0,3	10,0	*	gelb
Tomatenketchup	45	47	0,5	0	11,1	*	rot

Fastfood

Lebensmittel Angabe je Portion (entspricht 1 KE/BE)	Portion g	Energie kcal	Eiweiß g	Fett g	Kohlenhydrate g	Ballaststoffe g	GLYX-Ampel
Big King, *Burger King*	⅓ Port.	175	9,0	11,4	9,0	*	gelb
Big Mac, *McDonald's*	¼ Port.	124	6,8	6,3	10,0	0,8	gelb

Lebensmittel Angabe je Portion (entspricht 1 KE/BE)	Portion g	Energie kcal	Eiweiß g	Fett g	Kohlenhydrate g	Ballaststoffe g	GLYX-Ampel
Cheeseburger, *Burger King*	⅓ Port.	100	5,3	4,3	10	0,7	●
Cheeseburger, *McDonald's*	⅓ Port.	107	5,6	4,7	10,5	0,6	●
Chicken McNuggets, *McDonald's*	4 St.	170	11	9	11	1	●
Chickenburger, *McDonald's*	¼ Port.	79	3	2,8	10,5	0,5	●
Fish King, *Burger King*	¼ Port.	113	4,3	6,0	10,5	*	●
Filet-o-Fish, *McDonald's*	⅓ Port.	115	5	5	12,3	0,7	●
Hamburger, *McDonald's*	⅓ Port.	85	4,3	3	10	0,7	●
McChicken, *McDonald's*	¼ Port.	105	5,8	4,5	10,3	1,5	●
Pommes Frites, *McDonald's*	¼ Port.	83	1,3	4,3	10,3	1	●
Veggieburger, *McDonald's*	¼ Port.	90	2,5	4,3	10,5	0,8	●
Whopper, *Burger King*	¼ Port.	153	6,8	8,8	11,8	*	●

Bier

Lebensmittel	Portion g	Energie kcal	Eiweiß g	Fett g	Kohlenhydrate g	Ballaststoffe g	GLYX-Ampel
Altbier	333	143	1,7	0	11,7	*	*
Bier, alkoholarm (1,3°)	200	55	0,5	0	10,9	0	*
Bier, mit Limonade	200	68	0,6	0	9,8	0	*
Exportbier	333	141	1,3	0	10,7	*	*
Exportbier, hell (5°)	333	157	1,7	0	9,7	0	*
Hefe-Weizenbier	333	127	1,0	0	10,0	0	*
Kölsch Bier	250	115	1,0	0	10,0	0	*
Pils, hell	333	143	1,7	0	10,3	0	*
Pilsener Lagerbier (5°)	333	143	1,7	0	10,3	0	*
Starkbier	250	150	1,8	0	11,5	0	*

Wein

Lebensmittel	Portion g	Energie kcal	Eiweiß g	Fett g	Kohlenhydrate g	Ballaststoffe g	GLYX-Ampel
Apfelwein (5°)	400	180	+	*	10,4	*	*
Dessertweine (16°–18°)	80	128	0,1	*	12,0	*	*
Fruchtwein (8°–10°)	200	148	+	*	10,0	*	*
Rotwein, Qualitätswein (10°–12°)	400	268	0,8	*	10,4	0	*
Rotwein, schwer	400	316	0,8	0	10,0	0	*

Lebensmittel Angabe je Portion (entspricht 1 KE/BE)	Portion	Energie	Eiweiß	Fett	Kohlen-hydrate	Ballast-stoffe	GLYX-Ampel
	g	kcal	g	g	g	g	
Sekt (11°–12°)	200	166	0,2	*	10,0	0	*
Weißwein, Auslese	200	196	0,2	0	11,8	0	*
Weißwein, Qualitätswein (10°–12°)	400	280	0,4	*	10,4	0	*
Likör							
Bitterlikör	100	248	*	*	10,0	0	*
Curaçao	40	127	0	0	11,3	0	*
Eierlikör	40	114	1,6	2,8	11,2	0	*
Fruchtsaftlikör	35	107	*	*	11,4	0	*
Kaffeelikör	35	99	0	0,1	11,3	0	*
Kräuterlikör	120	299	0	0	12,0	0	*
Mandellikör	40	127	*	*	11,3	0	*
Portwein	100	153	0,2	0	12	0	*
Würzkrautlikör	100	248	*	*	10,0	0	*

- niedrige glykämische Wirkung — GLYX unter 55
- mittlere glykämische Wirkung — GLYX 56 bis 69
- hohe glykämische Wirkung — GLYX 70 bis 100

* Für alkoholische Getränke wird bewusst keine glykämische Wirkung angegeben. Bitte besprechen Sie sich mit Ihrem Arzt über die Wirkung alkoholischer Getränke auf den Blutzucker.

Gut versorgt mit allen wichtigen Nährstoffen

Wie Sie bereits in den Erläuterungen zur Lebensmittelpyramide ab Seite 32 lesen konnten, braucht Ihr Körper neben der richtigen Zufuhr an Kohlenhydraten noch andere Nährstoffe in ausgewogener Menge. Dazu gehören eine gute Auswahl an Fetten und Proteinen ebenso wie eine ausreichende Menge an Vitaminen und Mineralstoffen.

Nahrungsfette und ihr Einfluss auf die Blutfette

Nahrungsfette bestehen aus Glycerin und drei Fettsäuren (Triglyceride). Diese können gesättigt, einfach ungesättigt oder mehrfach ungesättigt sein.

Gesättigte Fettsäuren finden sich besonders in Fetten tierischer Herkunft. Einfach ungesättigte Fettsäuren sind beispielsweise in Olivenöl und Rapsöl enthalten. Mehrfach ungesättigte Fettsäuren werden durch pflanzliche Öle geliefert. Die verschiedenen Nahrungsfettsäuren haben im Organismus unterschiedliche Wirkungen auf die Blutfettwerte. Die Empfehlungen für die Zufuhr an Fettsäuren haben zum Ziel, Gefäßerkrankungen zu vermeiden. Folgende Fettsäurenverteilung ist günstig:

- maximal 10 % gesättigte Fettsäuren (GFS) aus tierischen Lebensmitteln und gehärtete Fette aus Fertigprodukten
- 3 % lebenswichtige mehrfach ungesättigte Fettsäuren (MUFS) aus Pflanzenölen, Nüssen und Samen (2,5 % Omega-6-Fettsäuren als Linolsäure, 0,5 % Omega-3-Fettsäuren als Alpha-Linolensäure)
- der Rest als einfach ungesättigte Fettsäuren (EUFS) aus hochwertigen Ölen wie Raps(kern)öl, Olivenöl

Wählen Sie fettbewusst aus

Verwenden Sie pflanzliche Öle für die Zubereitung Ihrer Speisen, denn Pflanzenöle sind gute Quellen ungesättigter Fettsäuren. Bevorzugen Sie Öle mit hohem Gehalt an Omega-3-Fettsäuren, wie Raps(kern)öl, Walnussöl und Leinöl.

Essen Sie regelmäßig ein- bis zweimal in der Woche Fettfische wie Hering, Lachs oder Makrele, denn das Fett dieser Fische ist besonders reich an gesundheitsfördernden langkettigen Omega-3-Fettsäuren.

Essen Sie nur kleine Mengen Fleisch und Fleischprodukte und bevorzugen Sie fettarme Fleischteile. Denn das Fett von Landtieren enthält überwiegend gesättigte Fettsäuren. Dagegen machen die mehrfach ungesättigten Fettsäuren nur einen relativ geringen Anteil aus und bestehen zudem überwiegend aus Omega-6-Fettsäuren und nur zu einem sehr geringen Teil aus Omega-3-Fettsäuren.

Für Milchfett konnte nach neueren Metaanalysen – zumindest bei maßvollem Konsum – kein nachteiliger Einfluss auf das Herz-Kreislauf-Risiko nachgewiesen werden.

Vermeiden Sie übermäßige Fettzufuhr

Bei leichter körperlicher Tätigkeit können bis zu 30 % der täglichen Energiezufuhr aus Fetten kommen. Bei einer täglichen Energiezufuhr von 2000 kcal sind das 600 kcal oder entsprechend 67 g Gesamtfett.
Bei körperlich anstrengender Arbeit oder Sport sind bis zu 35 % der Energie aus Fetten akzeptabel. Für 2000 kcal errechnen sich in diesem Fall 700 kcal oder 78 g Gesamtfett.

Nahrungsfette enthalten noch mehr

Neben den auf Seite 74 genannten Triglyceriden enthalten die Nahrungsfette die fettlöslichen Vitamine A, D, E und K. Die Aufnahme fettlöslicher Vitamine aus dem Darm ist von der zeitgleichen Anwesenheit von Fetten und ihren Verdauungsprodukten abhängig. Zudem sind die Fette noch Träger von Geschmacksstoffen und Aromen.

INFO

Fettlösliche Vitamine sind auch reichlich in verschiedenen Gemüsesorten enthalten, besonders Vitamin K, Carotinoide als Vitamin-A-Vorstufen und Vitamin E. Durch die Zubereitung mit Nahrungsfetten stellen Sie sicher, dass die fettlöslichen Vitamine aus dem Darm aufgenommen werden.

Eiweiße (Proteine)

Eiweiße (Proteine) verlängern den Sättigungseffekt einer Mahlzeit. Denn sie liefern dem Organismus Energie und Eiweißbausteine, die Aminosäuren.

Zehn dieser Eiweißbausteine sind für den menschlichen Körper lebenswichtig (essenzielle Aminosäuren), weil sie für die Bildung körpereigener Eiweißstrukturen benötigt werden, jedoch vom Organismus selbst nicht hergestellt werden können.

Dies sind wichtige Gründe, weshalb eiweißreiche Lebensmittel auf einen gesunden Speiseplan gehören. Wie so oft ist es jedoch wichtig, auch bei Gesundem Maß zu halten, denn bei einer Überversorgung mit Eiweiß werden die Nieren stark beansprucht. Diese sind bereits durch den Diabetes und eventuell auch durch erhöhten Blutdruck in einem höheren Maß strapaziert. Aus diesem Grund sollten Sie eine weitere Belastung der Nieren durch hohe Eiweißmengen vermeiden.

Hinzu kommt, dass eiweißreiche Lebensmittel auch Lieferanten unerwünschter Inhaltsstoffe sind. Fisch, Fleisch und Hülsenfrüchte enthalten beispielsweise reichlich harnsäurebildende Purine. Milchprodukte, Fisch, Fleisch und Eier enthalten außerdem Cholesterin.

Empfehlenswert sind tägliche Mengen von zwei bis drei Portionen Milchprodukten, ergänzt durch eine Portion Hülsenfrüchte oder Fisch oder Fleisch (siehe auch Seite 33).

INFO

Durch eine maßvolle Eiweißzufuhr in Verbindung mit guten Blutzuckerwerten und einer guten Blutdruckeinstellung können Sie der Entwicklung einer diabetischen Nierenerkrankung aktiv entgegenwirken.

Vitamine und Mineralstoffe

Stoffwechsel und Körperzellen sind bei Menschen mit Diabetes stärker belastet. Für die Regeneration des Organismus ist deshalb neben der Bereitstellung ausreichender Energiemengen auch die optimale Zufuhr lebenswichtiger Vitamine und Mineralstoffe sehr wichtig.

Die wasserlöslichen B-Vitamine B_1, B_6, B_{12} und Folsäure, das fettlösliche Vitamin E und die Mineralstoffe Zink und Magnesium werden dabei als besonders bedeutend eingeschätzt.

Bitte werfen Sie nochmals einen Blick auf die Lebensmittelpyramide (siehe Seite 32); sie gibt Ihnen wertvolle Hinweise, wie Sie Ihren Vitamin- und Mineralstoffbedarf decken können. Denn mit täglich drei großen Gemüse-, Salat- oder Rohkostportionen, ergänzt durch Getreide zu den Hauptmahlzeiten, ist es möglich, die perfekte Basis einer guten Versorgung vor allem mit Vitamin E, den B-Vitaminen B_1, B_6 und Folsäure, mit den Mineralstoffen Zink und Magnesium zu schaffen. Hochwertige Pflanzenöle, Nüsse und Samen runden die optimale Versorgung mit Vitaminen und Mineralstoffen ab.

Eine ausreichende Zufuhr an lebenswichtigem Vitamin B_{12} lässt sich allerdings nur durch tierische Lebensmittel sicher erreichen. Denn in pflanzlichen Lebensmitteln ist dieses B-Vitamin nur dann enthalten, wenn diese durch Mikroorganismen fermentiert wurden, wie Sauerkraut durch Milchsäurebakterien. Allerdings liegen keine verlässlichen Daten zum Vitamin-B_{12}-Gehalt fermentierter Lebensmittel vor. Für Vitamin B_{12} werden jedoch große Leberspeicher angelegt, sodass eine Unterversorgung erst nach jahrelanger Ernährung ohne tierische Lebensmittel (Langzeitveganer) problematisch wird.

Auch wenn die B-Vitamine eine wichtige Rolle im Rahmen der Regenerationsprozesse übernehmen, kann die Zufuhr dieser Nährstoffe in Form von Hochdosierungen nicht empfohlen werden. Eine kanadische Untersuchung von 2010 hat gezeigt, dass ein hochdosiertes B-Vitamin-Präparat (2500 µg Folsäure, 25 mg Vitamin B_6 sowie 1000 µg Vitamin B_{12}) zu einer Verschlechterung der Nierenfunktion und zum häufigeren Auftreten begleitender Komplikationen wie Schlaganfällen, Herz- und Gefäßerkrankungen führte anstatt zur erwarteten Verbesserung.

WANN IST NAHRUNGSERGÄNZUNG SINNVOLL?

Vitamin- und Mineralstoffpräparate, die den Empfehlungen der Fachgesellschaften für Ernährung entsprechen, können in manchen Fällen sinnvoll sein. Das gilt vor allem für Menschen, denen es die individuelle Lebenssituation nicht erlaubt, für eine gesunde Lebensmittelauswahl zu sorgen. Greifen Sie jedoch nur nach Absprache mit Ihrem Arzt zu solchen Nahrungsergänzungen.

Lebensmittel von A – Z

In der nachfolgenden Tabelle finden Sie ausgewählte Lebensmittel in alphabetischer Reihenfolge aufgelistet.

Die Lebensmittel sind jeweils in 100-g-Mengen und zusätzlich in einer üblichen Portionsgröße angegeben, soweit diese von der 100-g-Menge abweicht.

Die Tabelle informiert Sie über den Kaloriengehalt (kcal) sowie die Gehalte an Eiweiß, Fett und Kohlenhydraten. Die Kohlenhydrate sind in BE umgerechnet. Wer lieber mit KE rechnet, braucht lediglich bei den Kohlenhydraten das Komma um eine Stelle nach links zu verschieben und erhält damit automatisch die Berechnung der 100-g-Menge oder der Portion als KE. Zum Beispiel enthalten 150 g Schupfnudeln 23,7 g Kohlenhydrate. Verschieben Sie das Komma um eine Stelle nach links, so ergibt das 2,37 KE.

In der letzten Tabellenspalte finden Sie die Angaben zum glykämischen Index (GLYX):

- ● (rot) = hoher glykämischer Index
- ● (gelb) = mittlerer glykämischer Index
- ● (grün) = niedriger glykämischer Index
- ● (grau) = kein direkter Einfluss auf den Blutzucker

Verzeichnis der Abkürzungen

TK = Tiefkühlprodukt
TP = Trockenprodukt
Port. = Portion
Pck. = Packung
St. = Stück
+ = nur in Spuren vorhanden
* = keine Angaben
(0) = unbedeutende Menge
o. A. = ohne Anrechnung
° = Alkoholgehalt in Volumenprozent

A

Lebensmittel Angabe je 100 g/je Portion	Portion	Energie	Eiweiß	Fett	Kohlenhydrate	Broteinheit	GLYX-Ampel
	g	kcal	g	g	g	BE	
Aal, frisch (Anguilla anguilla)	100	281	15	24,5	+	(0)	●
Aal, frisch (Anguilla anguilla)	150	421	22,5	36,8	+	(0)	●
Aal, geräuchert	100	290	15,7	25,6	+	(0)	●
Aal, geräuchert	50	145	7,9	12,8	+	(0)	●
Aalrauchmettwurst	100	325	22,1	26,5	0,2	(0)	●
Aalrauchmettwurst	30	98	6,6	8	0,1	(0)	●
Acerola-Fruchtsaft	100	21	0,2	0,2	4,6	0,4	●
Acerola-Fruchtsaft	150	32	0,3	0,3	6,9	0,6	●
Actimel, Classic, *Danone*	100	92	4	3	12	1	●
Actimel, Classic, *Danone*	125	115	5	4	15	1,3	●
Agar-Agar, TP	100	332	42,7	2,1	35,5	3	●
Agar-Agar, TP, 1 Msp.	1	3	0,4	0	0,4	o. A.	●
Agavendicksaft	100	296	0,2	0	73,5	6,1	●
Agavendicksaft, 1 EL	20	59	0	0	14,7	1,2	●
Ahornsirup	100	268	+	+	66	5,5	●
Ahornsirup, 2 TL	10	27	+	+	6,6	0,6	●
Alfalfa, frisch	100	32	4	0,7	2,2	o. A.	●
Alfalfa, frisch	50	16	2	0,4	1,1	o. A.	●
Allgäuer Käsesuppentopf	100	104	7,5	5,4	6,4	0,5	●
Allgäuer Käsesuppentopf	250	261	18,8	13,4	16,1	1,3	●
Amaranth Frühstücks-Popps, Bio, *Dr. Ritter*	100	359	8,5	7,5	63,6	5,3	●
Amaranth Frühstücks-Popps, Bio, *Dr. Ritter*, 1 Tasse	20	72	1,7	1,5	12,7	1,1	●
Amaranth, *Alnatura*	100	368	14,6	8,8	56,8	4,7	●
Amaranth, *Alnatura*, 2 EL	20	74	2,9	1,8	11,4	1	●
Amaranth, gepufft, *Alnatura*	100	386	14,6	8,8	62	5,2	●
Amaranth, gepufft, *Alnatura*, 1 Tasse	20	77	2,9	1,8	12,4	1,0	●
Amerikaner aus Rührteig	100	310	5,3	8,8	52,5	4,4	●
Amerikaner aus Rührteig	85	264	4,5	7,5	44,7	3,7	●
Amerikaner, glutenfrei	100	329	3,2	11,9	52	4,3	●

Lebensmittel Angabe je 100 g/je Portion	Portion g	Energie kcal	Eiweiß g	Fett g	Kohlen-hydrate g	Brot-einheit BE	GLYX-Ampel
Amerikaner, glutenfrei	85	280	2,7	10,1	44,2	3,7	🟡
Amerikanischer Blaubeer-Pie	100 / Port.	225	2,4	8,6	33,6	2,8	🟡
Amerikanischer Putenburger	100	103	9,4	1	13,6	1,1	🟡
Amerikanischer Putenburger	445	447	41,8	4,3	60,3	5,0	🟡
Ananas, frisch	100	56	0,5	0,2	12,4	1	🟢
Ananas, frisch	125	70	0,6	0,3	15,5	1,3	🟢
Ananas, Konserve	100	66	0,4	0,2	15,2	1	🟡
Ananas, Konserve	125	83	0,5	0,3	19	1,3	🟡
Ananas, TK	100	61	0,5	0,2	13,7	1,1	🟢
Ananas, TK	125	77	0,6	0,2	17,1	1,4	🟢
Ananascreme	100	135	2,5	5,8	18,2	1,5	🟡
Ananascreme	150	203	3,8	8,7	27,3	2,3	🟡
Ananascreme, glutenfrei	100	181	0,9	8,2	25,5	2,1	🟡
Ananascreme, glutenfrei	150	272	1,3	12,3	38,3	3,2	🟡
Ananas-Dessert mit Kokoscreme	100	145	2,9	9,3	12,1	1,0	🟡
Ananas-Dessert mit Kokoscreme	150	218	4,4	14	18,2	1,5	🟡
Ananas-Fruchtnektar	100	70	0,2	0,1	16,7	1,4	🔴
Ananas-Fruchtnektar	150	105	0,3	0,1	25	2,1	🔴
Ananas-Fruchtsaft	100	59	0,4	0,1	13,4	1,1	🟢
Ananas-Fruchtsaft	150	84	0,6	0,2	20	1,7	🟢
Ananasgelee	100	79	0,8	0,1	18,8	1,6	🔴
Ananasgelee	150	119	1,2	0,1	28,2	2,4	🔴
Ananasgelee mit Sahne	100	153	2,8	3	28,2	2,4	🟡
Ananasgelee mit Sahne	150	229	4,2	4,5	42,3	3,5	🟡
Ananaskaltschale	100	71	0,2	0,1	17,1	1,4	🔴
Ananaskaltschale	150	107	0,2	0,1	25,7	2,1	🔴
Ananaskompott mit kandiertem Ingwer	100	64	0,6	0,2	14	1,2	🔴
Ananaskompott mit kandiertem Ingwer	150	90	0,9	0,3	21	1,8	🔴

Lebensmittel Angabe je 100 g/je Portion	Portion	Energie	Eiweiß	Fett	Kohlen-hydrate	Brot-einheit	GLYX-Ampel
	g	kcal	g	g	g	BE	
Ananas-Mandel-Kuchen	100 / Port.	171	4,9	5,8	24,8	2,1	🟡
Anchovis	100	323	14,7	29,8	+	(0)	⚪
Anchovis	30	97	4,4	9	+	(0)	⚪
Andalusischer Gemüsetopf	100	57	3,8	2,5	4,6	o. A.	🟢
Andalusischer Gemüsetopf	250	142	9,5	6,2	11,6	o. A.	🟢
Anisplätzchen aus Biskuitmasse	100	385	8,7	4,2	77	6,4	🔴
Anisplätzchen aus Biskuitmasse, 2 St.	15	58	1,3	0,6	11,5	1	🔴
Anis-Zopf aus Hefeteig	100 / Port.	267	7,5	10,1	36,2	3	🟡
Apfel im Schlafrock	100	193	2,7	6,1	31,7	2,6	🟡
Apfel im Schlafrock	150	285	4	9	47	3,9	🟡
Apfel, frisch	100	52	0,3	0,4	11,4	1	🟢
Apfel, frisch	125	65	0,4	0,5	14,3	1,2	🟢
Apfel, geschält, frisch	100	56	0,3	0,4	12,4	1	🟢
Apfel, geschält, frisch	125	70	0,4	0,5	15,5	1,3	🟢
Apfel, geschält, getrocknet	100	277	1,5	2	63,2	5,3	🟢
Apfel, geschält, getrocknet	25	69	0,4	0,5	15,8	1,3	🟢
Apfel, geschält, Glas, abgetropft	100	86	0,3	0,3	19,9	1,7	🟢
Apfel, geschält, Glas, abgetropft	125	107	0,3	0,4	24,8	2,1	🟢
Apfel, getrocknet	100	271	1,8	2,1	61,3	5,1	🟢
Apfel, getrocknet	25	68	0,5	0,5	15,3	1,3	🟢
Apfelblechkuchen, gedeckt aus Hefeteig	100 / Port.	171	2,7	3,5	31,5	2,6	🟢
Apfel-Chutney	100	106	1,7	0,6	23,5	2,0	🔴
Apfel-Chutney, 2 TL	20	21	0,3	0,1	4,7	0,4	🔴
Apfelessig	100	4	0,4	+	0,6	(0)	⚪
Apfelessig, 1 EL	15	3	0,1	+	0,1	(0)	⚪
Apfel-Fruchtnektar	100	64	0,2	0,2	15,3	1,3	🔴
Apfel-Fruchtnektar	150	97	0,2	0,3	23	1,9	🔴

Lebensmittel Angabe je 100 g/je Portion	Portion	Energie	Eiweiß	Fett	Kohlen-hydrate	Brot-einheit	GLYX-Ampel
	g	kcal	g	g	g	BE	
Apfel-Fruchtsaft	100	49	0,3	0,3	10,6	0,9	grün
Apfel-Fruchtsaft	150	74	0,5	0,5	15,9	1,3	grün
Apfelkeks aus Vollkornteig	100	410	6,7	19,8	51,2	4,3	gelb
Apfelkeks aus Vollkornteig	50	205	3,3	9,9	25,6	2,1	gelb
Apfelkeulchen	100 / Port.	180	1,9	7,5	25,8	2,2	gelb
Apfelklöße	100	208	5,4	6,7	31,2	2,6	gelb
Apfelklöße	150	312	8,1	10,1	46,8	3,9	gelb
Apfelkompott	100	68	0,3	0,3	15,5	1,3	gelb
Apfelkompott	150	102	0,4	0,4	23,3	1,9	gelb
Apfelkompott mit Preiselbeeren	100	60	0,3	0,2	14,2	1,2	gelb
Apfelkompott mit Preiselbeeren	150	90	0,5	0,3	21,2	1,8	gelb
Apfelkranz	100 / Port.	240	4	6,9	39,9	3,3	gelb
Apfelkraut, gesüßt	100	242	0,8	0,8	57,1	4,8	rot
Apfelkraut, gesüßt, 1 EL	20	48	0,2	0,2	11,4	1	rot
Apfelkraut, ungesüßt	100	221	1,6	1,6	49,5	4,1	rot
Apfelkraut, ungesüßt, 1 EL	20	44	0,3	0,3	9,9	0,8	rot
Apfelkuchen	100 / Port.	211	1,2	10,3	28,3	2,4	gelb
Apfelkuchen aus Hefeteig, fettarm	100 / Port.	144	2,8	3,4	25	2,1	gelb
Apfelkuchen aus Rührteig	100 / Port.	214	3,4	9,6	28,4	2,4	gelb
Apfelkuchen Hannover, aus Backmischung	100 / Port.	164	1,5	8	21,3	1,8	gelb
Apfelkuchen mit Bienenstich-belag, aus Mürbeteig	100 / Port.	277	3,6	14,7	32,1	2,7	gelb
Apfelkuchen mit Kokosflocken	100 / Port.	188	3,7	8,5	24	2,0	gelb
Apfelkuchen mit Quark	100 / Port.	171	4,7	9,2	17,1	1,4	gelb
Apfelkuchen vom Blech	100 / Port.	112	3,5	3,2	16,8	1,4	gelb

Lebensmittel Angabe je 100 g/je Portion	Portion	Energie	Eiweiß	Fett	Kohlenhydrate	Broteinheit	GLYX-Ampel
	g	kcal	g	g	g	BE	
Apfelkuchen, gedeckt	100 / Port.	197	3,1	4,4	35,7	3,0	🟡
Apfelkuchen, gedeckt, aus Mürbeteig, fettreich	100 / Port.	229	2,8	8,9	34,2	2,9	🟡
Apfelkuchen, glutenfrei	100 / Port.	267	1,3	12,2	37,8	3,2	🟡
Apfelmilchreis	100	73	2,4	1,8	11,2	0,9	🟡
Apfelmilchreis	150	110	3,6	2,7	16,9	1,4	🟡
Apfelmus	100	70	0,3	0,3	16,1	1,3	🟡
Apfelmus	150	105	0,4	0,4	24,2	2	🟡
Apfelmus mit Rosinen	100	66	0,5	0,5	14,3	1,2	🟡
Apfelmus mit Rosinen	150	99	0,8	0,7	21,5	1,8	🟡
Apfelpfannkuchen	100 / Port.	210	0,4	10,4	28,8	2,4	🟡
Apfel-Pie	100 / Port.	290	1,8	14,3	38,4	3,2	🟡
Apfelpunsch	100	27	0,3	0,2	5,5	0,5	🔴
Apfelpunsch	150	40	0,4	0,3	8,3	0,7	🔴
Apfelquark	100	52	4,4	0,4	7,3	0,6	🟡
Apfelquark	150	79	6,6	0,6	10,9	0,9	🟡
Apfel-Rotkraut	100	44	1,1	2,1	4,9	0,4	🟢
Apfel-Rotkraut	200	88	2,3	4,1	9,8	0,8	🟢
Apfelsaftschorle	100	25	0,2	0,2	5,3	0,4	🟡
Apfelsaftschorle	150	38	0,2	0,3	8	0,7	🟡
Apfelschaum	100	97	0,9	5,4	10,9	0,9	🔴
Apfelschaum	150	145	1,3	8,1	16,3	1,4	🔴
Apfelscheiben in Rumteig	100	115	2,8	1,9	20,8	1,7	🟡
Apfelscheiben in Rumteig	150	173	4,2	2,8	31,1	2,6	🟡
Apfel-Streuselkuchen aus Mürbeteig, fettreich	100 / Port.	232	2	11	31,2	2,6	🟡
Apfelstrudel »Wiener Art«	100 / Port.	141	1,6	3,4	25,5	2,1	🟡
Apfelstrudel	100 / Port.	175	2,3	6,9	25,7	2,1	🟡
Apfelsuppe	100	26	0,1	0,1	5,9	0,5	🔴

Lebensmittel Angabe je 100 g/je Portion	Portion g	Energie kcal	Eiweiß g	Fett g	Kohlen-hydrate g	Brot-einheit BE	GLYX-Ampel
Apfelsuppe	250	65	0,3	0,3	14,8	1,2	🔴
Apfeltorte, gedeckt, aus Mürbeteig	100 / Port.	171	1,8	5,6	28	2,3	🟡
Apfelwaffel	100	478	8,4	33,2	36,3	3	🟡
Apfelwaffel	50	239	4,2	16,6	18,2	1,5	🟡
Apfelwein	100	45	+	0	2,6	0,2	*
Apfelwein	125	56	+	0	3,3	0,3	*
Apfel-Zimt-Dessert	100	83	0,6	1	18	1,5	🔴
Apfel-Zimt-Dessert	150	126	0,9	1,6	27,1	2,3	🔴
Apfel-Zimt-Quark	100	72	9,6	0,8	6	0,5	🟡
Apfel-Zimt-Quark	150	108	14,4	1,2	9	0,8	🟡
Apfel-Zwiebel-Paste	100	102	1,5	5,1	12,3	1,0	🟢
Apfel-Zwiebel-Paste	30	30	0,5	1,5	3,7	0,3	🟢
Appenzeller, 50 % Fett i. Tr.	100	386	25,4	31,6	+	(0)	⚪
Appenzeller, 50 % Fett i. Tr.	30	116	7,6	9,5	+	(0)	⚪
Aprikose, frisch	100	39	0,9	0,1	8,5	0,7	🟢
Aprikose, frisch	125	48	1,1	0,1	10,7	0,9	🟢
Aprikose, getrocknet	100	229	5,3	0,6	50,5	4,2	🟢
Aprikose, getrocknet	25	57	1,3	0,2	12,6	1,1	🟢
Aprikose, kandiert	100	252	0,4	0	62,7	5,2	🔴
Aprikose, kandiert	25	63	0,1	0	15,7	1,3	🔴
Aprikose, Konserve, abgetropft	100	74	0,7	0,1	17,6	1,5	🟡
Aprikose, Konserve, abgetropft	125	93	0,9	0,1	22	1,8	🟡
Aprikosencreme aus Trockenaprikosen	100	136	2,6	5,8	17,6	1,5	🟡
Aprikosencreme aus Trockenaprikosen	150	204	3,9	8,8	26,3	2,2	🟡
Aprikosen-Fruchtnektar	100	58	0,3	0	13,7	1,1	🔴
Aprikosen-Fruchtnektar	150	87	0,5	0,1	20,5	1,7	🔴
Aprikosen-Fruchtsaft, *Eden*	100	47	0,5	0	10	0,8	🟡
Aprikosen-Fruchtsaft, *Eden*	150	71	0,8	0	15	1,3	🟡
Aprikosengrütze	100	41	0,5	0,1	9,6	0,8	🔴

Lebensmittel Angabe je 100 g/je Portion	Portion g	Energie kcal	Eiweiß g	Fett g	Kohlen-hydrate g	Brot-einheit BE	GLYX-Ampel
Aprikosengrütze	150	62	0,7	0,2	14,4	1,2	🔴
Aprikosengrütze, aus Fruchtnektar	100	79	0,3	0,1	18,6	1,6	🔴
Aprikosengrütze, aus Fruchtnektar	150	118	0,4	0,1	27,9	2,3	🔴
Aprikosenjoghurt	100	67	4,5	0,2	11,9	1	🟡
Aprikosenjoghurt	150	101	6,7	0,3	17,9	1,5	🟡
Aprikosenknödel	100 / Port.	164	7,7	5,7	19,9	1,7	🟡
Aprikosenknödel mit Fruchtsoße	100	141	5,2	6	16,6	1,4	🟡
Aprikosenknödel mit Fruchtsoße	150	211	7,8	9	24,8	2,1	🟡
Aprikosenkompott	100	62	0,7	0,1	14	1,2	🔴
Aprikosenkompott	125	78	0,8	0,1	17,5	1,5	🔴
Aprikosen-Krapfen	100 / Port.	89	3,3	1,4	15,9	1,3	🟡
Aprikosenkuchen	100 / Port.	121	6,1	3,5	15,6	1,3	🟡
Aprikosenkugeln	100	186	3	2,4	38	3,2	🟡
Aprikosenkugeln	30	56	0,9	0,7	11,4	1	🟡
Aprikosenkugeln, mit Kokosraspeln	100	307	4,5	17,2	33,6	2,8	🟡
Aprikosenkugeln, mit Kokosraspeln	30	93	1,4	5,2	10,1	0,8	🟡
Aprikosen-Mandel-Schnitten, aus Mürbeteig	100 / Port.	396	6	21,5	44,1	3,7	🟡
Aprikosenmuffins	100 / Port.	308	3	10,7	49	4,1	🟡
Aprikosen-Orangen-Aufstrich	100	154	3,5	1,7	31,2	2,6	🔴
Aprikosen-Orangen-Aufstrich, 2 TL	20	31	0,7	0,3	6,3	0,5	🔴
Aprikosenquark	100	88	6,5	2,3	10,2	0,9	🟡
Aprikosenquark	125	109	8,1	2,9	12,7	1,1	🟡
Aprikosen-Quark-Auflauf	100 / Port.	126	5,9	2,1	20	1,7	🟡
Aprikosen-Sahne-Torte, aus Biskuitteig	100 / Port.	262	3,2	14,1	30,3	2,5	🟡

Lebensmittel Angabe je 100 g/je Portion	Portion g	Energie kcal	Eiweiß g	Fett g	Kohlen-hydrate g	Brot-einheit BE	GLYX-Ampel
Aprikosenschaum, aus Trockenaprikosen	100	69	2,5	0,1	13,8	1,2	🟡
Aprikosenschaum, aus Trockenaprikosen	150	104	3,7	0,2	20,8	1,7	🟡
Aprikosen-Soufflé, glutenfrei	100	171	5,1	4,6	26,7	2,2	🟡
Aprikosen-Soufflé, glutenfrei	150	256	7,6	6,8	40	3,3	🟡
Aprikosen-Streuselkuchen	100 / Port.	281	4,6	10	42,6	3,6	🟡
Aprikosensuppe aus getrockneten Aprikosen	100	44	0,6	0,1	9,6	0,8	🔴
Aprikosensuppe aus getrockneten Aprikosen	150	66	0,9	0,1	14,4	1,2	🔴
Aprikosensuppe mit Quarkklößchen	100	71	3,1	2,3	9,5	0,8	🟡
Aprikosensuppe mit Quarkklößchen	250	179	7,7	5,8	23,9	2,0	🟡
Aprikosenteilchen aus Blätterteig	100 / Port.	268	4	13	33	2,8	🟡
Aprikosentörtchen	100 / Port.	271	5,4	18,9	20	1,7	🟡
Aprikosentorte mit Nussteig, aus Rührmasse	100 / Port.	240	3,6	12,5	27,8	2,3	🟡
Artischocken, frisch	100	22	2,4	0,1	2,6	o. A.	🟢
Artischocken, frisch	200	44	4,8	0,2	5,3	o. A.	🟢
Artischocken, gefüllt	100	69	4,8	3,5	4,4	o. A.	🟢
Artischocken, gefüllt	200	138	9,5	6,9	8,8	o. A.	🟢
Artischocken, Konserve, abgetropft	100	19	2,2	0,1	2,1	o. A.	🟢
Artischocken, Konserve, abgetropft	200	39	4,5	0,2	4,1	o. A.	🟢
Artischockenboden, mit Fleisch-Gemüse-Füllung	100	22	2,4	0,1	2,6	o. A.	🟢
Artischockenboden, mit Fleisch-Gemüse-Füllung	200	44	4,8	0,2	5,3	o. A.	🟢
Artischockenböden, gefüllt	100	209	8	19,1	1,8	o. A.	🟢
Artischockenböden, gefüllt	200	418	15,9	38,3	3,5	o. A.	🟢
Artischockenboden, Konserve, abgetropft	100	16	1,9	0,1	1,7	o. A.	🟢
Artischockenboden, Konserve, abgetropft	200	32	3,7	0,2	3,4	o. A.	🟢

Lebensmittel Angabe je 100 g/je Portion	Portion g	Energie kcal	Eiweiß g	Fett g	Kohlenhydrate g	Broteinheit BE	GLYX-Ampel
Artischockensalat mit Zitronenmarinade	100	64	2,2	4,3	3,9	o. A.	🟢
Artischockensalat mit Zitronenmarinade	200	128	4,3	8,6	7,8	o. A.	🟢
Artischockensuppe	100	46	2,3	3,1	2,2	o. A.	🟢
Artischockensuppe	250	114	5,8	7,6	5,4	o. A.	🟢
Asiatische Kabeljau-Gemüsepfanne	100	66	6	2,2	5,4	o. A.	🟢
Asiatische Kabeljau-Gemüsepfanne	250	164	15	5,4	13,5	o. A.	🟢
Asiatische Reispfanne mit Mandeln	100	113	3,7	5,7	11,7	1,0	🟡
Asiatische Reispfanne mit Mandeln	250	283	9,3	14,2	29,2	2,4	🟡
Asiatische Sprossenpfanne	100	85	2,6	2,2	13,5	o. A.	🟢
Asiatische Sprossenpfanne	250	212	6,5	5,4	33,6	o. A.	🟢
Asiatischer Salat	100	121	5,3	9,2	4,1	o. A.	🟢
Asiatischer Salat	200	241	10,5	18,4	8,2	o. A.	🟢
Asiatischer Tofu-Sprossensalat	100	61	4,5	2,3	5,1	o. A.	🟢
Asiatischer Tofu-Sprossensalat	200	122	9,1	4,7	10,3	o. A.	🟢
Aubergine auf Reis	100	90	3,7	3,4	10,7	0,9	🟡
Aubergine auf Reis	250	224	9,3	8,6	26,8	2,2	🟡
Aubergine, frisch	100	17	1,2	0,2	2,5	o. A.	🟢
Aubergine, frisch	200	34	2,5	0,4	5	o. A.	🟢
Aubergine, gebraten	100	59	1,9	4,3	3	o. A.	🟢
Aubergine, gebraten	250	147	4,7	10,8	7,4	o. A.	🟢
Aubergine, TK	100	19	1,4	0,2	2,7	o. A.	🟢
Aubergine, TK	200	38	2,7	0,4	5,5	o. A.	🟢
Auberginen im Römertopf	100	51	1,8	1,4	7,7	o. A.	🟢
Auberginen im Römertopf	250	129	4,4	3,5	19,2	o. A.	🟢
Auberginen, gedünstet, mit Tomaten	100	38	1,1	2,5	2,6	o. A.	🟢
Auberginen, gedünstet, mit Tomaten	200	76	2,2	5	5,2	o. A.	🟢
Auberginen, gedünstet, mit Tomaten und Paprikaschoten	100	53	1,2	3,7	3,5	o. A.	🟢

Lebensmittel Angabe je 100 g/je Portion	Portion g	Energie kcal	Eiweiß g	Fett g	Kohlen-hydrate g	Brot-einheit BE	GLYX-Ampel
Auberginen, gedünstet, mit Tomaten und Paprikaschoten	200	105	2,5	7,3	7	o. A.	🟢
Auberginen, gefüllt, mit Champignons	100	77	3,3	5,5	3,3	o. A.	🟢
Auberginen, gefüllt, mit Champignons	250	192	8,3	13,7	8,2	o. A.	🟢
Auberginen, gefüllt, mit Reis	100	49	1,3	2,8	4,6	0,4	🟡
Auberginen, gefüllt, mit Reis	250	123	3,2	7,1	11,4	1,0	🟡
Auberginen, gefüllt, mit Reis und vegetarischer Paste	100	55	3	1,5	7,1	0,6	🟡
Auberginen, gefüllt, mit Reis und vegetarischer Paste	250	138	7,4	3,9	17,8	1,5	🟡
Auberginen, gefüllt, überbacken	100	134	6,6	9	6,7	o. A.	🟢
Auberginen, gefüllt, überbacken	250	335	16,6	22,6	16,6	o. A.	🟢
Auberginen, mariniert	100	119	1,1	11,8	2,3	o. A.	🟢
Auberginen, mariniert	200	239	2,2	23,6	4,6	o. A.	🟢
Auberginen-Creme	100	87	1,2	8	2,6	o. A.	🟢
Auberginen-Creme	50	44	0,6	4	1,3	o. A.	🟢
Auberginenpfanne mit Joghurt	100	51	1,9	1,7	6,6	0,6	🟢
Auberginenpfanne mit Joghurt	250	127	4,9	4,2	16,5	1,4	🟢
Auberginenreis in Wirsing	100	41	2	1,6	4,5	0,4	🟢
Auberginenreis in Wirsing	250	102	5,1	4	11,2	0,9	🟢
Auberginen-Rouladen	100	112	7,3	5,2	8,9	0,7	🟢
Auberginen-Rouladen	250	281	18,3	13	22,3	o. A.	🟢
Auberginensalat mit Zitronen-Öl-Marinade	100 / Port.	77	1,2	6,5	3,3	o. A.	🟢
Auberginenscheiben, frittiert	100	81	1,8	4,8	7,7	o. A.	🟢
Auberginenscheiben, frittiert	200	163	3,6	9,6	15,3	o. A.	🟢
Auberginenscheiben, gebraten	100	81	1,6	5,7	5,8	o. A.	🟢
Auberginenscheiben, gebraten	200	162	3,3	11,4	11,5	o. A.	🟢
Auberginen-Tomaten-Gratin	100	61	3,8	3	4,5	o. A.	🟢
Auberginen-Tomaten-Gratin	250	153	9,4	7,5	11,1	o. A.	🟢
Auster, frisch oder TK	100 / Port.	63	9	1,2	3,9	o. A.	⚪

Lebensmittel Angabe je 100 g/je Portion	Portion	Energie	Eiweiß	Fett	Kohlenhydrate	Broteinheit	GLYX-Ampel
	g	kcal	g	g	g	BE	
Auster in Öl, abgetropft	100	129	7,7	9,5	3,5	o. A.	●
Auster in Öl, abgetropft	60	78	4,6	5,7	2,1	o. A.	●
Austernpilz-Salat	100 / Port.	76	1,7	4,6	6,4	o. A.	●
Avocado mit Frischkäse-Kresse-Füllung	100	223	4,2	22,6	1,3	o. A.	●
Avocado mit Frischkäse-Kresse-Füllung	50	112	2,1	11,3	0,7	o. A.	●
Avocado, frisch	100	217	1,9	23,5	0,4	o. A.	●
Avocado, frisch	225	244	2,1	26,4	0,5	o. A.	●
Avocadoaufstrich, milch- und eifrei	100	136	1,7	13,6	2	o. A.	●
Avocadoaufstrich, milch- und eifrei	30	41	0,5	4,1	0,6	o. A.	●
Avocado-Brotaufstrich	100	159	1,7	16	2,5	o. A.	●
Avocado-Brotaufstrich	30	48	0,5	4,8	0,8	o. A.	●
Avocadocremesuppe	100	130	1,2	13,6	0,6	o. A.	●
Avocadocremesuppe	250	324	2,9	34,1	1,4	o. A.	●
Avocado-Dip	100	163	5,4	14,5	2,9	o. A.	●
Avocado-Dip	30	49	1,6	4,4	0,9	o. A.	●
Avocado-Reis-Salat mit Kabeljau	100	90	4,6	4	8,6	0,7	●
Avocado-Reis-Salat mit Kabeljau	250	225	11,6	10	21,6	1,8	●
Avocados, gefüllt	100	237	4,5	23,8	1,8	o. A.	●
Avocados, gefüllt	50	118	2,3	11,9	0,9	o. A.	●
Avocadoschiffchen	100	204	6	17,8	5,2	o. A.	●
Avocadoschiffchen	50	102	3	8,9	2,6	o. A.	●
Avocado-Sesam-Salat	100 / Port.	239	3,3	24,4	2,1	o. A.	●
Avocadosoufflé mit Zitrone	100 / Port.	196	4,1	19,4	1,9	o. A.	●
B							
Back-Camembert, 45 % Fett i. Tr.	100	229	19	17	+	(0)	●
Back-Camembert, 45 % Fett i. Tr.	30	69	5,7	5,1	+	(0)	●

Lebensmittel Angabe je 100 g/je Portion	Portion g	Energie kcal	Eiweiß g	Fett g	Kohlenhydrate g	Broteinheit BE	GLYX-Ampel
Baguette	100	245	7,4	1,4	50,7	4,2	🔴
Baguette	30	73	2,2	0,4	15,2	1,3	🔴
Baguette, mit gekochtem Schinken, Käse, Salat, Tomate	100	225	13,2	10,3	19,9	1,7	🟡
Baguette, mit gekochtem Schinken, Käse, Salat, Tomate	125	281	16,4	12,9	24,9	2,1	🟡
Baguette, mit Mozzarella und Tomaten	100	206	9,4	8,2	23,7	2,0	🟡
Baguette, mit Mozzarella und Tomaten	125	258	11,8	10,3	29,6	2,5	🟡
Baguette, mit Parmaschinken, Parmesan und Salat	100	213	10,4	5,3	31	2,6	🟡
Baguette, mit Parmaschinken, Parmesan und Salat	125	266	13	6,6	38,7	3,2	🟡
Baguette, mit Salami, Salat, Tomate	100	250	10,3	10,7	28	2,3	🟡
Baguette, mit Salami, Salat, Tomate	125	311	12,9	13,3	34,9	2,9	🟡
Baguettebrötchen	100	245	7,4	1,4	50,7	4,2	🔴
Baguettebrötchen	60	147	4,5	0,8	30,4	2,5	🔴
Baiser	100	359	5,6	0,1	83,9	7,0	🔴
Baiser	25	90	1,4	0	21	1,8	🔴
Baisertorte	100 / Port.	307	2,9	14,6	41	3,4	🟡
Bambussprossen, frisch	100	17	2,5	0,3	1	o. A.	🟢
Bambussprossen, frisch	200	33	5	0,6	1,9	o. A.	🟢
Bambussprossen, Konserve, abgetropft	100	14	2,2	0,3	0,6	o. A.	🟢
Bambussprossen, Konserve, abgetropft	200	27	4,3	0,5	1,3	o. A.	🟢
Bambussprossen, TK	100	18	2,8	0,3	1,1	o. A.	🟢
Bambussprossen, TK	200	37	5,5	0,7	2,1	o. A.	🟢
Banane im Backteig	100 / Port.	150	4,3	3,5	25,3	2,1	🟡
Banane, frisch, leicht grün	100 / Port.	92	1,2	0,2	21,4	1,8	🟢
Banane, frisch, reif	100 / Port.	92	1,2	0,2	21,4	1,8	🟡

Lebensmittel Angabe je 100 g/je Portion	Portion g	Energie kcal	Eiweiß g	Fett g	Kohlenhydrate g	Broteinheit BE	GLYX-Ampel
Banane, gebacken	100 / Port.	154	1,7	8,2	18,3	1,5	● gelb
Banane, getrocknet	100	281	3,5	0,6	65,3	5,4	● gelb
Banane, getrocknet	25	70	0,9	0,1	16,3	1,4	● gelb
Bananen-Aprikosen-Auflauf	100	115	5,8	2,5	17,2	1,4	● gelb
Bananen-Aprikosen-Auflauf	150	171	8,7	3,7	25,8	2,2	● gelb
Bananenbrot, glutenfrei	100	270	3,8	10,7	39,5	3,3	● rot
Bananenbrot, glutenfrei	50	134	1,9	5,3	19,7	1,6	● rot
Bananen-Fruchtnektar	100	52	0,3	0	12,7	1,1	● rot
Bananen-Fruchtnektar	150	79	0,4	0,1	19,1	1,6	● rot
Bananenkuchen	100 / Port.	340	7	13,5	47,6	4,0	● gelb
Bananenkuchen, glutenfrei	100 / Port.	268	3,4	8,7	44	3,7	● gelb
Bananen-Mandelcreme	100	203	4,4	12,2	18,9	1,6	● gelb
Bananen-Mandelcreme	150	305	6,7	18,3	28,3	2,4	● gelb
Bananenquark	100	122	9,7	0,2	20,4	1,7	● gelb
Bananenquark	125	153	12,2	0,3	25,4	2,1	● gelb
Bananen-Trinkjoghurt	100	51	3,2	0,1	9,3	0,8	● gelb
Bananen-Trinkjoghurt	200	103	6,3	0,3	18,7	1,6	● gelb
Barbecue-Grillsoße	100	134	1,8	0,1	31,4	2,6	● rot
Barbecue-Grillsoße	50	67	0,9	0,1	15,7	1,3	● rot
Bärlauch-Pesto, *Vitam*	100	527	2,9	55,8	3,2	o. A.	● grün
Bärlauch-Pesto, *Vitam*	30	158	0,9	16,7	1	o. A.	● grün
Barsch, frisch, Fischzuschnitt	100	81	18,4	0,8	+	(0)	● grau
Barsch, frisch, Fischzuschnitt	150	121	27,6	1,2	+	(0)	● grau
Barsch, geräuchert	100	87	19,6	0,9	+	(0)	● grau
Barsch, geräuchert	60	51	11,7	0,5	+	(0)	● grau
Barsch, TK	100	81	18,4	0,8	+	(0)	● grau
Barsch, TK	150	121	27,6	1,2	+	(0)	● grau
Basilikum	100	40	3,1	0,8	5,1	o. A.	● grün
Basilikum, 1 EL	10	4	0,3	0,1	0,5	o. A.	● grün

Lebensmittel Angabe je 100 g/je Portion	Portion g	Energie kcal	Eiweiß g	Fett g	Kohlen-hydrate g	Brot-einheit BE	GLYX-Ampel
Basilikumnudeln	100	150	4,6	4,2	23,5	2,0	●
Basilikumnudeln	200	300	9,3	8,3	47	3,9	●
Basilikum-Schaumsüppchen	100	66	1,7	5,8	1,7	o. A.	●
Basilikum-Schaumsüppchen	250	165	4,2	14,5	4,3	o. A.	●
Batate (Süßkartoffel), frisch	100	108	1,6	0,6	24,1	2,0	●
Batate (Süßkartoffel), frisch	200	217	3,3	1,2	48,2	4,0	●
Bauernbratwurst	100	309	20,0	25,4	0,2	(0)	●
Bauernbratwurst	150	464	30,0	38,1	0,3	(0)	●
Bauernfrühstück	100	103	4,6	4,9	10,2	0,9	●
Bauernfrühstück	250	259	11,6	12,3	25,5	2,1	●
Bauernleberwurst	100	360	17,4	31,8	1	(0)	●
Bauernleberwurst	30	108	5,2	9,5	0,3	(0)	●
Bauernomelett	100	128	11,3	7,1	4,7	0,4	●
Bauernomelett	250	319	28,2	17,7	11,7	1,0	●
Baumkuchen	100	426	4,1	22,4	51,9	4,3	●
Baumkuchen	50	213	2,1	11,2	25,9	2,2	●
Bavaria Blue, 70 % Fett i. Tr.	100	413	13,2	40	+	(0)	●
Bavaria Blue, 70 % Fett i. Tr.	30	124	4	12	+	(0)	●
Bayerische Creme	100	216	4,4	15,9	13,7	1,1	●
Bayerische Creme	150	324	6,7	23,9	20,5	1,7	●
becel Diät Brat- und Kochfett für die warme Küche	100	855	+	95	0	0	●
becel Diät Brat- und Kochfett für die warme Küche	10	86	+	9,5	0	0	●
becel Diät Für den Kaffee	100	111	7,1	4,3	11	0,9	●
becel Diät Für den Kaffee	7,5	8	0,5	0,3	0,8	(0)	●
becel Diät Geflügelleber-wurst	100	246	15	20	2	0,2	●
becel Diät Geflügelleber-wurst	30	74	4,5	6,0	0,6	0,1	●
becel Diät Kalbsleberwurst	100	311	15	27	2	(0)	●
becel Diät Kalbsleberwurst	30	93	4,5	8,1	0,6	(0)	●
becel Diät Landleberwurst	100	309	14	27	2,5	(0)	●

Lebensmittel Angabe je 100 g/je Portion	Portion g	Energie kcal	Eiweiß g	Fett g	Kohlenhydrate g	Broteinheit BE	GLYX-Ampel
becel Diät Landleberwurst	30	93	4,2	8,1	0,8	(0)	● grau
becel Diät Milde Reife	100	347	19	30	0,3	(0)	● grau
becel Diät Milde Reife	30	104	5,7	9	0,1	(0)	● grau
becel Diät Milde Reife, mit grünem Pfeffer	100	347	19	30	0,3	(0)	● grau
becel Diät Milde Reife, mit grünem Pfeffer	30	104	5,7	9	0,1	(0)	● grau
becel Diät Omega-3-Pflanzenöl	100	828	0	92	0	0	● grau
becel Diät Omega-3-Pflanzenöl	10	83	0	9,2	0	0	● grau
becel Diät Pflanzencreme	100	740	+	82,2	0	0	● grau
becel Diät Pflanzencreme	10	74	+	8,2	0	0	● grau
becel Diät Dotterfrei	100	575	46	39	10	0,8	● grau
becel Diät Dotterfrei	12	69	5,5	4,7	1,2	(0)	● grau
becel Diät Schmelzzart mild	100	200	16	13	4,7	(0)	● grau
becel Diät Schmelzzart mild	30	60	4,8	3,9	1,4	(0)	● grau
becel Diät Teewurst	100	305	15	27	0,6	(0)	● grau
becel Diät Teewurst	30	92	4,5	8,1	0,2	(0)	● grau
becel Diät Margarine	100	540	+	60	0	0	● grau
becel Diät Margarine, 1 EL	10	54	+	6	0	0	● grau
becel vital Diät-Halbfettmargarine	100	360	+	40	0	0	● grau
becel vital Diät-Halbfettmargarine, 1 EL	10	36	+	4	0	0	● grau
Béchamelkartoffeln	100	81	2,2	2,2	13,1	1,1	● gelb
Béchamelkartoffeln	250	201	5,6	5,4	32,6	2,7	● gelb
Béchamelkartoffeln, mit Schinkenwürfeln	100	79	2,4	3,5	9,5	0,8	● gelb
Béchamelkartoffeln, mit Schinkenwürfeln	250	198	6	8,8	23,8	2,0	● gelb
Béchamelsoße	100	83	4,3	2,8	10,1	0,8	● gelb
Béchamelsoße	50	42	2,2	1,4	5,1	0,4	● gelb
Beifuß	100	41	3,5	0,8	5	o. A.	● grün
Beifuß, 1 TL	1	0	0	0	0,1	o. A.	● grün

Lebensmittel Angabe je 100 g/je Portion	Portion g	Energie kcal	Eiweiß g	Fett g	Kohlen-hydrate g	Brot-einheit BE	GLYX-Ampel
Bel Paese	100	373	25,4	30,2	+	(0)	[grau]
Bel Paese	30	112	7,6	9,1	+	(0)	[grau]
Bergkäse, 45 % Fett i. Tr.	100	386	28,9	30	+	(0)	[grau]
Bergkäse, 45 % Fett i. Tr.	30	116	8,7	9	+	(0)	[grau]
Bier, alkoholarm	100	55	0,5	0	10,9	0,9	*
Bier, alkoholarm	330	182	1,7	0	35,8	3,0	*
Bier, alkoholfrei	100	26	0,4	0	5,4	0,5	[rot]
Bier, alkoholfrei	330	84	1,3	0	17,7	1,5	[rot]
Bier, Alt, Vollbier, obergärig	100	41	0,5	0	3,5	0,3	*
Bier, Alt, Vollbier, obergärig	330	136	1,7	0	11,6	1,0	*
Bier, Export, dunkel	100	43	0,4	0	3,1	0,3	*
Bier, Export, dunkel	330	143	1,3	0	10,2	0,9	*
Bier, Export, hell	100	44	0,5	0	3,2	0,3	*
Bier, Export, hell	330	146	1,7	0	10,6	0,9	*
Bier, Kölsch	100	46	0,4	0	4,0	0,3	*
Bier, Kölsch	330	153	1,3	0	13,2	1,1	*
Bier, mit Limonade	100	34	0,3	0	5,0	0,4	*
Bier, mit Limonade	330	112	0,8	0	16,3	1,4	*
Bier, Pils, hell	100	42	0,5	0	3,1	0,3	*
Bier, Pils, hell	330	140	1,7	0	10,3	0,9	*
Bier, Starkbier	100	60	0,7	0	4,6	0,4	*
Bier, Starkbier	330	197	2,3	0	15,2	1,3	*
Bierschinken	100	181	18,3	11,9	0,2	(0)	[grau]
Bierschinken	30	54	5,5	3,6	+	(0)	[grau]
Bierteig	100	218	7,8	6,6	31,8	2,7	[gelb]
Bierteig	50	109	3,9	3,3	15,9	1,3	[gelb]
Bierwurst	100	254	13,3	22,2	0,2	(0)	[grau]
Bierwurst	30	77	4	6,7	0,1	(0)	[grau]
Big King XXL, *Burger King*	100	258	14,8	16,4	12,9	1,1	[gelb]
Big King XXL, *Burger King*	357	923	53	58,5	46,1	3,8	[gelb]
Big King, *Burger King*	100	276	14,5	16,8	16,7	1,4	[gelb]

Lebensmittel Angabe je 100 g/je Portion	Portion	Energie	Eiweiß	Fett	Kohlenhydrate	Broteinheit	GLYX-Ampel
	g	kcal	g	g	g	BE	
Big King, *Burger King*	200	547	28,7	33,3	33,2	2,8	
Big Mac, *McDonald's*	100	219	12	11	18	1,5	
Big Mac, *McDonald's*	220	493	27	25	40	3,3	
Birne, frisch	100	54	0,5	0,3	12,4	1,0	
Birne, frisch	140	76	0,7	0,4	17,4	1,5	
Birne, getrocknet	100	262	2,4	1,5	59,8	5,0	
Birne, getrocknet	25	66	0,6	0,4	14,9	1,2	
Birne, Konserve, abgetropft	100	84	0,4	0,3	19,9	1,7	
Birne, Konserve, abgetropft	50	41	0,2	0,1	9,9	0,8	
Birnen-Fruchtnektar	100	67	0,2	0,1	16,4	1,4	
Birnen-Fruchtnektar	150	101	0,3	0,2	24,6	2,1	
Birnen-Fruchtsaft	100	56	0,5	0,3	12,9	1,1	
Birnen-Fruchtsaft	150	85	0,8	0,5	19,4	1,6	
Biscotti con cioccolato, glutenfrei, Dr. Schär	100	503	4,1	22,9	70,1	5,8	
Biscotti con cioccolato, glutenfrei, Dr. Schär, 1 St.	10	50	0,4	2,3	7	0,6	
Biskuit-Obsttorte	100 / Port.	156	4	1,9	30,6	2,6	
Biskuitplätzchen	100	407	11,3	6,9	74,9	6,2	
Biskuitplätzchen	50	203	5,7	3,4	37,4	3,1	
Biskuitrolle, mit Joghurt und Sahne	100 / Port.	205	5,9	6,2	31,4	2,6	
Biskuitrolle, mit Zitrone	100 / Port.	225	5	9,2	30,6	2,6	
Bismarckhering, Konserve, abgetropft	100	180	15,5	11,7	3,2	(0)	
Bismarckhering, Konserve, abgetropft	65	117	10,1	7,6	2,1	(0)	
Blätterteig	100 / Port.	421	4	32,4	28,3	2,4	
Blätterteig, Grundrezept	100	420	4	32,3	28,3	2,4	
Blätterteig, Grundrezept	45	189	1,8	14,5	12,7	1,1	
Blätterteig, TK	100 / Port.	376	5,7	23,5	35,4	3,0	
Blätterteigbrötchen	100	344	8,8	5,3	65,2	5,4	

Lebensmittel Angabe je 100 g/je Portion	Portion g	Energie kcal	Eiweiß g	Fett g	Kohlen-hydrate g	Brot-einheit BE	GLYX-Ampel
Blätterteigbrötchen	170	584	14,9	9	110,9	9,2	gelb
Blätterteigcroissant	100	510	7,1	33,6	44,9	3,7	gelb
Blätterteigcroissant	40	203	2,8	13,4	17,9	1,5	gelb
Blätterteighörnchen	100	471	7,8	27,6	47,9	4,0	gelb
Blätterteighörnchen	70	329	5,4	19,3	33,5	2,8	gelb
Blätterteig-Kleingebäck	100	364	2,3	18	48,1	4,0	gelb
Blätterteig-Kleingebäck	25	91	0,6	4,5	12	1,0	gelb
Blattmangold, mit Knoblauch	100	21	1,9	0,4	2,5	o. A.	grün
Blattmangold, mit Knoblauch	200	42	3,8	0,7	5	o. A.	grün
Blattsalat, mit Kräutern und Salatöl	100 / Port.	62	1,5	5,4	1,9	o. A.	grün
Blattsalat, mit Schafskäse und Tomaten	100	54	2,1	3,9	2,6	o. A.	grün
Blattsalat, mit Schafskäse und Tomaten	200	107	4,2	7,7	5,3	o. A.	grün
Blattspinat, frisch	100	15	2,5	0,3	0,6	o. A.	grün
Blattspinat, frisch	200	30	5	0,6	1,1	o. A.	grün
Blattspinat, gegart, glutenfrei	100	16	2,8	0,3	0,5	o. A.	grün
Blattspinat, gegart, glutenfrei	200	33	5,6	0,7	1	o. A.	grün
Blattspinat, TK	100	16	2,6	0,3	0,6	o. A.	grün
Blattspinat, TK	200	31	5,3	0,6	1,1	o. A.	grün
Blaubeergrütze	100	45	0,4	0,3	10,1	0,8	rot
Blaubeergrütze	150	66	0,5	0,4	15,2	1,3	rot
Blaubeerkompott	100	78	0,5	0,5	17,9	1,5	rot
Blaubeerkompott	150	118	0,8	0,8	26,8	2,2	rot
Blaubeerkuchen, aus Hefeteig	100 / Port.	205	5	3,9	37,4	3,1	gelb
Blauschimmelkäsesoße	100	197	12,6	15	3	(0)	grau
Blauschimmelkäsesoße	60	118	7,5	9	1,8	(0)	grau
Bleu d'Auvergne, 50 % Fett i. Tr.	100	358	22,9	29,6	+	(0)	grau
Bleu d'Auvergne, 50 % Fett i. Tr.	30	108	6,9	8,9	+	(0)	grau
Bleu de Bresse, 50 % Fett i. Tr.	100	358	22,9	29,6	+	(0)	grau

Lebensmittel Angabe je 100 g/je Portion	Portion g	Energie kcal	Eiweiß g	Fett g	Kohlenhydrate g	Broteinheit BE	GLYX-Ampel
Bleu de Bresse, 50 % Fett i. Tr.	30	108	6,9	8,9	+	(0)	●
Blumenkohl, frisch	100	22	2,5	0,3	2,3	o. A.	●
Blumenkohl, frisch	200	44	4,9	0,6	4,7	o. A.	●
Blumenkohl, gedünstet, in heller Soße	100	47	2,2	2,5	3,8	o. A.	●
Blumenkohl, gedünstet, in heller Soße	200	94	4,4	5,1	7,5	o. A.	●
Blumenkohl, gedünstet, mit Béchamelsoße	100	67	2,8	4,1	4,8	0,4	●
Blumenkohl, gedünstet, mit Béchamelsoße	200	136	5,6	8,3	9,7	0,8	●
Blumenkohl, gedünstet, mit Semmelbröseln	100	50	1,9	3,4	3	0,3	●
Blumenkohl, gedünstet, mit Semmelbröseln	200	100	3,8	6,8	6	0,5	●
Blumenkohl, gesäuert	100	11	1,3	0,1	1,1	o. A.	●
Blumenkohl, gesäuert	200	22	2,5	0,3	2,3	o. A.	●
Blumenkohl, gratiniert	100	76	3,9	5,1	3,5	o. A.	●
Blumenkohl, gratiniert	200	150	7,7	10,1	7	o. A.	●
Blumenkohl, mit Käsesoße	100	59	3	3,7	3,5	o. A.	●
Blumenkohl, mit Käsesoße	200	119	6	7,4	7	o. A.	●
Blumenkohl, TK	100	24	2,7	0,3	2,5	o. A.	●
Blumenkohl, TK	200	47	5,4	0,6	4,9	o. A.	●
Blumenkohl-Apfel-Rohkost-Salat	100 / Port.	32	2,5	0,3	4,9	o. A.	●
Blumenkohlcremesuppe	100	52	2,6	3,1	3,3	0,3	●
Blumenkohlcremesuppe	250	130	6,4	7,9	8,2	0,7	●
Blumenkohlcurry	100	78	2,3	6,2	3,3	o. A.	●
Blumenkohlcurry	350	274	8	21,8	11,5	o. A.	●
Blumenkohl-Paprika-Salat	100 / Port.	89	2,7	6,6	4,8	o. A.	●
Blumenkohlrohkost	100 / Port.	67	2,7	4,5	4	o. A.	●
Blumenkohlsalat, mit Essigmarinade	100 / Port.	66	2	5,6	1,9	o. A.	●
Blumenkohlsalat, mit Mayonnaise	100 / Port.	66	2,2	5,6	1,6	o. A.	●

Lebensmittel Angabe je 100 g/je Portion	Portion g	Energie kcal	Eiweiß g	Fett g	Kohlen-hydrate g	Brot-einheit BE	GLYX-Ampel
Blumenkohlsalat, mit saurer Sahne	100 / Port.	63	2,5	4,6	2,8	o. A.	🟢
Blumenkohlsuppe	100	54	2	2,9	4,9	0,4	🟢
Blumenkohlsuppe	250	134	4,9	7,3	12,2	1,0	🟢
Blumenkohlsuppe, TP	100	365	11	9	60	5,0	🟢
Blumenkohlsuppe, TP	25	92	2,8	2,3	15	1,3	🟢
Blutwurst, Filetblutwurst	100	249	22,4	17,4	0,6	(0)	⚫
Blutwurst, Filetblutwurst	30	74	6,7	5,2	0,2	(0)	⚫
Blutwurst, Hausmacher-Blutwurst, Konserve	100	348	15,7	31,4	0,6	(0)	⚫
Blutwurst, Hausmacher-Blutwurst, Konserve	30	104	4,7	9,4	0,2	(0)	⚫
Blutwurst, Zungenblutwurst	100	296	19,4	23,7	1,2	(0)	⚫
Blutwurst, Zungenblutwurst	30	89	5,8	7,1	0,4	(0)	⚫
Bockbier, Doppelbock	100	62	0,8	0	3,8	0,3	*
Bockbier, Doppelbock	330	206	2,6	0	12,5	1,0	*
Bockbier, Eisbock	100	87	0,8	0	3,7	0,3	*
Bockbier, Eisbock	330	288	2,5	0	12,1	1,0	*
Bockbier, hell	100	60	0,7	0	4,6	0,4	*
Bockbier, hell	330	197	2,3	0	15,2	1,3	*
Bockwurst	100	299	15,2	26,4	0,3	(0)	⚫
Bockwurst	125	374	19,0	33,0	0,4	(0)	⚫
Bockwurst, mit Brötchen und Senf	100	309	13,9	19,5	19,5	1,6	🟡
Bockwurst, mit Brötchen und Senf	180	556	25,0	35,1	35,1	2,9	🟡
Bockwurst, mit Kartoffelsalat und Senf	100	170	6,4	12,0	9,3	0,8	🟡
Bockwurst, mit Kartoffelsalat und Senf	370	630	23,7	44,2	34,4	2,9	🟡
Bockwurst, mit Senf	100	348	17,8	30,5	0,6	(0)	⚫
Bockwurst, mit Senf	120	418	21,3	36,6	0,8	(0)	⚫
Bohnen, dick (Saubohnen), reif, frisch	100	230	26,1	1,8	27,3	2,3	🟢
Bohnen, dick (Saubohnen), reif, frisch	40	92	10,4	0,7	10,9	0,9	🟢

Lebensmittel Angabe je 100 g/je Portion	Portion g	Energie kcal	Eiweiß g	Fett g	Kohlenhydrate g	Broteinheit BE	GLYX-Ampel
Bohnen, dick (Saubohnen), reif, Mehl	100	251	28,5	2,0	29,8	2,5	●
Bohnen, dick (Saubohnen), reif, Mehl	40	100	11,4	0,8	11,9	1,0	●
Bohnen, dick, getrocknet	100	321	28,1	2,0	47,6	4,0	●
Bohnen, dick, getrocknet	35	112	9,8	0,7	16,7	1,4	●
Bohnen, dick, Konserve, abgetropft	100	71	6,7	0,5	10	0,8	●
Bohnen, dick, Konserve, abgetropft	125	89	8,3	0,6	12,6	1,1	●
Bohnen, dick, TK	100	87	7,6	0,6	13	1,1	●
Bohnen, dick, TK	125	109	9,5	0,7	16,2	1,4	●
Bohnen, grün, frisch	100	25	2,4	0,2	3,2	o. A.	●
Bohnen, grün, frisch	200	49	4,8	0,5	6,4	o. A.	●
Bohnen, grün, TK	100	26	2,6	0,3	3,3	o. A.	●
Bohnen, grün, TK	200	53	5,3	0,5	6,7	o. A.	●
Bohnen, milchsauer	100	14	1,3	0,1	2	o. A.	●
Bohnen, milchsauer	200	28	2,5	0,3	4	o. A.	●
Bohnen, Prunkbohnen, frisch	100	83	7,0	0,5	12,5	1,0	●
Bohnen, Prunkbohnen, frisch	125	103	8,8	0,6	15,6	1,3	●
Bohnen, Prunkbohnen, Konserve, abgetropft	100	71	6,7	0,5	10	0,8	●
Bohnen, Prunkbohnen, Konserve, abgetropft	125	89	8,3	0,6	12,6	1,1	●
Bohnen, weiß	100	238	21,3	1,6	34,7	2,9	●
Bohnen, weiß	40	95	8,5	0,6	13,9	1,2	●
Bohnen, weiß, reif, Konserve	100	64	5,3	0,4	9,9	0,8	●
Bohnen, weiß, reif, Konserve	150	97	8,0	0,6	14,9	1,2	●
Bohneneintopf, mexikanisch	100	78	4,2	3,0	8,4	0,7	●
Bohneneintopf, mexikanisch	250	194	10,5	7,6	21,1	1,8	●
Bohneneintopf, weiß, mit Rindfleisch	100	108	7,1	4,2	10,5	0,9	●
Bohneneintopf, weiß, mit Rindfleisch	250	269	17,7	10,5	26,2	2,2	●
Bohneneintopf, Westfälischer	100	58	4,6	1,6	6,4	0,5	●

Lebensmittel Angabe je 100 g/je Portion	Portion	Energie	Eiweiß	Fett	Kohlen-hydrate	Brot-einheit	GLYX-Ampel
	g	kcal	g	g	g	BE	
Bohneneintopf, Westfälischer	250	146	11,5	4,0	16,1	1,3	grün
Bohnenkraut	100	48	1,1	1,0	8,8	o. A.	grün
Bohnenkraut, 1 TL	1	1	0,0	0,0	0,1	o. A.	grün
Bohnensprossen, frisch	100	40	3,5	0,3	5,8	0,5	grün
Bohnensprossen, frisch	200	80	7,0	0,6	11,6	1,0	grün
Bohnensülze, mit Pellkartoffeln	100	56	2,9	1,4	8,1	0,7	gelb
Bohnensülze, mit Pellkartoffeln	350	197	10,0	4,9	28,2	2,4	gelb
Bohnensuppe, grün	100	46	2,1	2,8	2,9	o. A.	grün
Bohnensuppe, grün	250	114	5,3	7,1	7,2	o. A.	grün
Bohnensuppe, mit Fleischwursteinlage	100	75	4,8	3,4	6,4	0,5	grün
Bohnensuppe, mit Fleischwursteinlage	250	188	12,1	8,4	16,1	1,3	grün
Bohnensuppe, serbisch	100	65	3,4	2,6	6,9	0,6	grün
Bohnensuppe, serbisch	250	162	8,5	6,6	17,1	1,4	grün
Bohnensuppe, serbisch, Konserve	100	60	3,3	2,6	5,9	0,5	grün
Bohnensuppe, serbisch, Konserve	250	151	8,4	6,5	14,8	1,2	grün
Bohnensuppe, sommerliche (grüne Bohnen)	100	57	1,6	4,4	2,8	o. A.	grün
Bohnensuppe, sommerliche (grüne Bohnen)	250	143	3,9	11,1	7,1	o. A.	grün
Bohnensuppe, weiß, mit Fleisch	100	62	5,7	1,4	6,6	0,6	grün
Bohnensuppe, weiß, mit Fleisch	250	153	14,2	3,5	16,4	1,4	grün
Bohnentopf, energiereduziert	100	66	2,3	3,5	6,2	0,5	grün
Bohnentopf, energiereduziert	250	165	5,9	8,9	15,4	1,3	grün
Bonbon	100	385	0,5	0,3	95	7,9	rot
Bonbon, 1 St.	5	20	0,0	0,0	4,8	0,4	rot
Bonbon, Gummibonbon	100	184	1,0	+	45	3,8	rot
Bonbon, Gummibonbon, 1 St.	20	37	0,2	+	9	0,8	rot
Bonbon, Gummibonbon, glutenfrei	100	184	1,0	»+	45	3,8	rot

Lebensmittel Angabe je 100 g/je Portion	Portion g	Energie kcal	Eiweiß g	Fett g	Kohlenhydrate g	Broteinheit BE	GLYX-Ampel
Bonbon, Gummibonbon, glutenfrei, 1 St.	15	28	0,2	+	6,8	0,6	● rot
Bonbon, Gummibonbon, mit Fruchtessenz	100	184	1,0	+	45	3,8	● rot
Bonbon, Gummibonbon, mit Fruchtessenz, 1 St.	15	28	0,2	+	6,8	0,6	● rot
Bonbon, Pfefferminz	100	400	0,5	0,7	98	8,2	● rot
Bonbon, Pfefferminz, 1 St.	5	20	0,0	0,0	4,9	0,4	● rot
Bonbon, Weichkaramelle	100	448	2,1	17,2	71,1	5,9	● rot
Bonbon, Weichkaramelle, 1 St.	5	23	0,1	0,9	3,6	0,3	● rot
Bouillabaisse	100	79	9,1	4,2	1,3	(0)	● grau
Bouillabaisse	250	199	22,7	10,6	3,3	(0)	● grau
Bouillonkartoffeln	100	51	2	0,7	9,2	0,8	● rot
Bouillonkartoffeln	200	102	4	1,4	18,4	1,5	● rot
Brandteig	100 / Port.	202	6,4	12,6	15,7	1,3	● gelb
Bratensoße, Trockenpulver	100	148	17	4	11	0,9	● rot
Bratensoße, Trockenpulver, 1 TL	5	8	0,9	0,2	0,6	0,1	● rot
Brathering	100	204	16,8	15,2	+	(0)	● grau
Brathering	75	153	12,6	11,4	+	(0)	● grau
Bratkartoffeln	100	103	1,8	4,8	13,1	1,1	● gelb
Bratkartoffeln	200	206	3,7	9,6	26,1	2,2	● gelb
Bratkartoffeln, mit Speck und Zwiebeln	100	102	2,8	4,7	12,2	1,0	● gelb
Bratkartoffeln, mit Speck und Zwiebeln	200	204	5,6	9,4	24,3	2,0	● gelb
Bratlinge, mit Lauch-Karotten-Gemüse	100	85	2,7	3,8	10	0,8	● grün
Bratlinge, mit Lauch-Karotten-Gemüse	150	127	4,1	5,7	15	1,3	● grün
Bratlinge, vegetarisch, TK	100	147	11,0	8,1	7,6	0,6	● grün
Bratlinge, vegetarisch, TK	150	220	16,5	12,1	11,4	1,0	● grün
Bratwurst	100	286	12,6	26	0,3	(0)	● grau
Bratwurst	150	428	18,9	38,9	0,5	(0)	● grau

Lebensmittel Angabe je 100 g/je Portion	Portion g	Energie kcal	Eiweiß g	Fett g	Kohlenhydrate g	Broteinheit BE	GLYX-Ampel
Bratwurst, Curry-	100	276	12,2	25,1	0,3	(0)	●
Bratwurst, Curry-	150	414	18,3	37,6	0,5	(0)	●
Bratwurst, geräuchert	100	290	20,7	22,9	0,2	(0)	●
Bratwurst, geräuchert	150	435	31,0	34,4	0,3	(0)	●
Bratwurst, grob, Schweinsbratwurst	100	317	16,3	27,8	0,3	(0)	●
Bratwurst, grob, Schweinsbratwurst	150	475	24,4	41,7	0,4	(0)	●
Bratwurst, mit Brötchen und Senf	100	265	10,7	16,9	17,7	1,5	●
Bratwurst, mit Brötchen und Senf	200	530	21,3	33,7	35,4	3,0	●
Bratwurst, mit Kartoffelsalat und Senf	100	155	5,2	11,0	8,9	0,7	●
Bratwurst, mit Kartoffelsalat und Senf	350	544	18,1	38,6	31,1	2,6	●
Bratwurst, mit Senf	100	276	12,3	24,9	0,6	0,1	●
Bratwurst, mit Senf	150	414	18,5	37,4	0,8	0,1	●
Bratwurst, Polnische	100	306	19,6	25,2	0,3	(0)	●
Bratwurst, Polnische	150	459	29,3	37,8	0,4	(0)	●
Bratwurst, Rheinische	100	276	12,2	25,1	0,3	(0)	●
Bratwurst, Rheinische	150	413	18,3	37,6	0,4	(0)	●
Bratwurst, Rostbratwurst	100	333	16,5	29,5	0,3	(0)	●
Bratwurst, Rostbratwurst	150	499	24,8	44,2	0,4	(0)	●
Braunschweiger Mettwurst	100	369	20,1	31,9	0,2	0	●
Braunschweiger Mettwurst	30	111	6,0	9,6	0,1	0	●
Brechbohnen-Eintopf, mit Räucherspeck und Fleisch	100	79	4,8	4,3	5,2	0,4	●
Brechbohnen-Eintopf, mit Räucherspeck und Fleisch	250	197	11,9	10,8	13,1	1,1	●
Brennnessel, frisch	100	48	5,5	0,7	4,8	o. A.	●
Brennnessel, frisch, 1 EL	4	2	0,2	0,0	0,2	o. A.	●
Brie, 50 % Fett i. Tr.	100	342	22,6	27,9	0,1	(0)	●
Brie, 50 % Fett i. Tr.	30	103	6,8	8,4	+	(0)	●
Brie, 70 % Fett i. Tr.	100	413	13,2	40,0	+	(0)	●

Lebensmittel Angabe je 100 g/je Portion	Portion g	Energie kcal	Eiweiß g	Fett g	Kohlen-hydrate g	Brot-einheit BE	GLYX-Ampel
Brie, 70 % Fett i. Tr.	30	124	4,0	12,0	+	(0)	grau
Broccoli, frisch	100	25	3,3	0,2	2,5	o. A.	grün
Broccoli, frisch	200	50	6,6	0,4	5	o. A.	grün
Broccoli, mit Béchamelsoße	100	68	3,2	4,0	4,8	0,4	grün
Broccoli, mit Béchamelsoße	200	137	6,4	8,0	9,7	0,8	grün
Broccoli, mit gerösteten Mandelblättchen	100	53	3,9	3,0	2,7	0,2	grün
Broccoli, mit gerösteten Mandelblättchen	200	106	7,9	5,9	5,3	0,4	grün
Broccoli, mit Semmelbröseln	100	123	5,3	8,9	5,5	0,5	grün
Broccoli, mit Semmelbröseln	200	246	10,6	17,8	10,9	0,9	grün
Broccoli, TK	100	27	3,6	0,2	2,6	o. A.	grün
Broccoli, TK	200	54	7,3	0,4	5,3	o. A.	grün
Broccolicremesuppe	100	37	1,6	1,6	3,9	0,3	grün
Broccolicremesuppe	250	91	3,9	4,0	9,8	0,8	grün
Broccoligratin	100	59	3,7	3,1	4,2	0,4	grün
Broccoligratin	200	118	7,3	6,2	8,4	0,7	grün
Broccoli-Kartoffel-Gratin	100	66	3,7	1,9	8,6	0,7	grün
Broccoli-Kartoffel-Gratin	350	231	12,9	6,6	30	2,5	grün
Brombeere, frisch	100	25	1,2	1,0	2,7	0,2	grün
Brombeere, frisch	125	34	1,8	1,5	3,4	0,3	grün
Brombeere, Konserve, abgetropft	100	68	1,0	0,8	14,3	1,2	rot
Brombeere, Konserve, abgetropft	125	88	1,5	1,2	17,9	1,5	rot
Brombeere, TK	100	26	1,3	1,1	2,8	0,2	grün
Brombeere, TK	125	36	1,9	1,6	3,5	0,3	grün
Brombeer-Fruchtsaft	100	38	0,3	0,6	7,8	0,7	gelb
Brombeer-Fruchtsaft	150	57	0,45	0,9	11,7	1,1	gelb
Brotsuppe, mit Schwarzbrot	100	87	2,5	6,1	5,6	0,5	rot
Brotsuppe, mit Schwarzbrot	250	219	6,2	15,3	14,1	1,2	rot
Brühe, gekörnt	100	148	17	4	11	0,9	grau
Brühe, gekörnt, 1 TL	3	3	0,5	0,1	0	0	grau

Lebensmittel Angabe je 100 g/je Portion	Portion g	Energie kcal	Eiweiß g	Fett g	Kohlenhydrate g	Broteinheit BE	GLYX-Ampel
Brühe, instant	100	148	17	4	11	0,9	●
Brühe, instant, 1 TL	3	4	0,5	0,1	0,3	0,0	●
Brühwürfel, fettreich	100	320	13,1	26,0	8,5	0,7	●
Brühwürfel, fettreich, 1 St.	5	16	0,7	1,3	0,4	0	●
Brühwurst	100	299	15,2	26,4	0,3	(0)	●
Brühwurst	30	90	4,6	7,9	0,1	(0)	●
Brunnenkresse, frisch	100	17	1,6	0,3	2	(0)	●
Brunnenkresse, frisch, 1 EL	15	3	0,2	0,1	0,3	(0)	●
Buchteln, aus Hefeteig, fettreich	100 / Port.	348	6,4	14,1	48,8	4,1	●
Buchweizen, Vollkorn	100	336	9,1	1,7	71	5,9	●
Buchweizen, Vollkorn	30	101	2,7	0,5	21,3	1,8	●
Buchweizenbrot	100	231	6,9	1,7	47,1	3,9	●
Buchweizenbrot	50	116	3,4	0,8	23,6	2,0	●
Buchweizenbrot, glutenfrei	100	186	6,4	4,1	30,7	2,6	●
Buchweizenbrot, glutenfrei	50	93	3,2	2,1	15,4	1,3	●
Buchweizenbrötchen	100	243	7,3	1,8	49,6	4,1	●
Buchweizenbrötchen	50	122	3,6	0,9	24,8	2,1	●
Buchweizencrêpe, mit Mangoldfüllung	100 / Port.	139	5,6	9,7	7,4	0,6	●
Buchweizengnocchi	100 / Port.	201	3,6	9,5	25,2	2,1	●
Buchweizengrieß oder -grütze	100	335	7,5	1,6	72,6	6,1	●
Buchweizengrieß oder -grütze	30	100	2,3	0,5	21,8	1,8	●
Buchweizenmehl, hell	100	341	5,1	0,8	78,3	6,5	●
Buchweizenmehl, hell	30	102	1,5	0,2	23,5	2,0	●
Buchweizenmehltorte, aus Biskuitmasse	100 / Port.	282	4,6	13,5	35,6	3,0	●
Buchweizenpfannkuchen	100 / Port.	124	2,5	0,4	27,5	2,3	●
Buchweizenplinsen, glutenfrei	100 / Port.	122	2,9	3,2	20,3	1,7	●
Buchweizenpuffer	100 / Port.	128	3,7	5,4	16,1	1,3	●

Lebensmittel Angabe je 100 g/je Portion	Portion	Energie	Eiweiß	Fett	Kohlenhydrate	Broteinheit	GLYX-Ampel
	g	kcal	g	g	g	BE	
Buchweizensalat	100 / Port.	159	2,9	5,3	24,8	2,1	🟡
Buchweizenschrot	100	336	9,1	1,7	71	5,9	🟢
Buchweizenschrot	30	101	2,7	0,5	21,3	1,8	🟢
Buchweizenvollkornbrot	100	212	7,1	1,4	42,8	3,6	🟡
Buchweizenvollkornbrot	50	106	3,6	0,7	21,4	1,8	🟡
Buchweizen-Vollkornmehl	100	336	10,9	2,7	67,1	5,6	🟡
Buchweizen-Vollkornmehl	30	101	3,3	0,8	20,1	1,7	🟡
Buchweizenwaffeln	100 / Port.	178	5,7	4,1	29,5	2,5	🟡
Bulgur	100	321	9,0	1,0	68,9	5,7	🟢
Bulgur	30	96	2,7	0,3	20,7	1,7	🟢
Bulgur-Tomaten-Salat	100 / Port.	73	2,0	1,4	13,3	1,1	🟢
Burgunder Rotwein	100	78	0,2	0	2,5	0,2	*
Burgunder Rotwein	200	157	0,4	0	5,1	0,4	*
Buschbohnen, grün, frisch	100	25	2,4	0,2	3,2	o. A.	🟢
Buschbohnen, grün, frisch	200	49	4,8	0,5	6,4	o. A.	🟢
Buschbohnen, grün, Konserve, abgetropft	100	21	2,2	0,2	2,5	o. A.	🟢
Buschbohnen, grün, Konserve, abgetropft	200	42	4,4	0,4	5	o. A.	🟢
Butter, halbfett	100	388	4,0	39,8	3,5	(0)	⚫
Butter, halbfett, 1 EL	10	39	0,4	4	0,4	(0)	⚫
Butter, Markenbutter, Süß- und Sauerrahm, 1 EL	100	754	0,7	83,2	0,7	(0)	⚫
Butter, Markenbutter, Süß- und Sauerrahm	10	75	0,1	8,2	0,1	(0)	⚫
Butter, mit Knoblauch, 62 % Fett	100	578	4,5	62,0	0,5	(0)	⚫
Butter, mit Knoblauch, 62 % Fett, 1 EL	10	58	0,5	6,2	0,1	(0)	⚫
Butter, mit Kräutern, 73 % Fett	100	661	0,6	73,0	0,5	(0)	⚫
Butter, mit Kräutern, 73 % Fett, 1 EL	10	66	0,1	7,3	0,1	(0)	⚫
Buttercremetorte, aus Biskuitmasse	100 / Port.	317	4,1	19,4	31,4	2,6	🟡

Lebensmittel Angabe je 100 g/je Portion	Portion g	Energie kcal	Eiweiß g	Fett g	Kohlen-hydrate g	Brot-einheit BE	GLYX-Ampel
Buttergebäck, aus Mürbeteig	100	494	6,2	25,6	59,6	5,0	🟡
Buttergebäck, aus Mürbeteig	50	247	3,1	12,8	29,8	2,5	🟡
Butterhörnchen, aus Hefeteig	100	299	7,0	8,8	48,1	4,0	🟡
Butterhörnchen, aus Hefeteig	50	150	3,5	4,4	24,1	2,0	🟡
Butterkäse, 30 % Fett i. Tr.	100	244	26,3	15,4	+	(0)	⚪
Butterkäse, 30 % Fett i. Tr.	30	73	7,9	4,6	+	(0)	⚪
Butterkäse, 60 % Fett i. Tr.	100	380	17	34,7	+	(0)	⚪
Butterkäse, 60 % Fett i. Tr.	30	114	5,1	10,4	+	(0)	⚪
Butterkeks, *Leibniz*	100	428	8,2	11,0	74	6,2	🟡
Butterkeks, *Leibniz,* 1 St.	6	26	0,5	0,7	4,4	0,4	🟡
Butterkeks, 30% weniger Zucker, *Leibniz*	100	418	8,7	9,7	74	6,2	🟡
Butterkeks, 30% weniger Zucker, *Leibniz,* 1 St.	6	25	0,5	0,6	4,4	0,4	🟡
Butterkeks, Vollkorn, *Leibniz*	100	421	8,5	15,0	63	5,3	🟡
Butterkeks, Vollkorn, *Leibniz,* 1 St.	7	30	0,6	1,1	4,4	0,4	🟡
Butterkuchen, aus Hefeteig, fettreich	100 / Port.	375	6,1	18,2	46,9	3,9	🟡
Buttermilch	100	33	3,2	0,5	4	0,3	🟢
Buttermilch	150	50	4,8	0,8	6	0,5	🟢
Buttermilch, Bananen-	100	45	2,8	0,4	7,5	0,6	🟢
Buttermilch, Bananen-	200	91	5,6	0,9	15	1,3	🟢
Buttermilch, mit Früchten	100	71	2,8	0,5	14	1,2	🟡
Buttermilch, mit Früchten	150	107	4,2	0,7	21,1	1,8	🟡
Buttermilch, mit Fruchtzubereitung	100	72	2,8	0,4	14,2	1,2	🔴
Buttermilch, mit Frucht-zubereitung	150	108	4,1	0,7	21,3	1,8	🔴
Butterpilz, frisch	100	11	1,7	0,4	0,3	o. A.	🟢
Butterpilz, frisch	200	22	3,4	0,7	0,6	o. A.	🟢
Butterpilz, getrocknet	100	116	17,6	3,7	3,1	o. A.	🟢
Butterpilz, getrocknet	25	29	4,4	0,9	0,8	o. A.	🟢
Butterpilz, Konserve, abgetropft	100	11	1,6	0,3	0,3	o. A.	🟢

Lebensmittel Angabe je 100 g/je Portion	Portion g	Energie kcal	Eiweiß g	Fett g	Kohlenhydrate g	Broteinheit BE	GLYX-Ampel
Butterpilz, Konserve, abgetropft	200	21	3,2	0,7	0,5	o. A.	grün
Butterschmalz	100	897	0,3	99,5	0	0	grau
Butterschmalz, 1 EL	10	90	0,0	10,0	0	0	grau
C							
Cambozola, 70 % Fett. i. Tr.	100	413	13,2	40	+	(0)	grau
Cambozola, 70 % Fett. i. Tr.	30	124	4	12	+	(0)	grau
Camembert, 30 % Fett i. Tr.	100	216	23,5	13,5	+	(0)	grau
Camembert, 30 % Fett i. Tr.	30	65	7,1	4,1	+	(0)	grau
Camembert, 45 % Fett i. Tr.	100	285	21	22,3	0,1	(0)	grau
Camembert, 45 % Fett i. Tr.	30	86	6,3	6,7	+	(0)	grau
Camembert, 60 % Fett i. Tr.	100	378	17,9	34	+	(0)	grau
Camembert, 60 % Fett i. Tr.	30	113	5,4	10,2	+	(0)	grau
Cannelloni, mit Spinat- und Tomatenfüllung	100	125	5,2	7,7	8,4	0,7	gelb
Cannelloni, mit Spinat- und Tomatenfüllung	350	436	18,2	26,9	29,4	2,5	gelb
Cannelloni al gratin, mit Fleischfüllung, überbacken	100	147	8,9	5,2	16,1	1,3	gelb
Cannelloni al gratin, mit Fleischfüllung, überbacken	350	515	31	18	56,4	4,7	gelb
Cannelloni alla napoletana, mit Sardellen-Tomatenfüllung	100	137	6,4	7,8	10,3	0,9	gelb
Cannelloni alla napoletana, mit Sardellen-Tomatenfüllung	350	481	22,4	27,2	35,9	3,0	gelb
Cannellini-Bohnen, TP	100	227	15	0,8	40	3,3	gelb
Cannellini-Bohnen, TP	50	114	7,5	0,4	20	1,7	gelb
Cannellini-Bohnen, in Dosen	100	83	5,2	0,3	14,9	1,2	gelb
Cappuccino, cremig zart, verzehrfertig, *Nescafé*	100	41	1,1	1,6	5,6	0,5	rot
Cappuccino, cremig zart, verzehrfertig, *Nescafé*	150	62	1,6	2,4	8,4	0,7	rot
Cappuccino, ungesüßt, verzehrfertig	100	51	2,7	1,7	6,2	0,5	rot
Cappuccino, ungesüßt, verzehrfertig	150	77	4,1	2,6	9,3	0,8	rot

Lebensmittel Angabe je 100 g/je Portion	Portion g	Energie kcal	Eiweiß g	Fett g	Kohlenhydrate g	Broteinheit BE	GLYX-Ampel
Cashewnuss, frisch	100	568	17,5	42,2	30,5	2,5	●
Cashewnuss, frisch	30	170	5,3	12,7	9,2	0,8	●
Cashewnuss, geröstet	100	600	16,2	48,2	25,3	2,1	●
Cashewnuss, geröstet	30	181	4,9	14,5	7,6	0,6	●
Cashewnuss, geröstet, gesalzen	100	588	15,8	47,3	24,8	2,1	●
Cashewnuss, geröstet, gesalzen	30	177	4,8	14,2	7,4	0,6	●
Cervelatwurst	100	369	20,1	32,4	0,3	(0)	●
Cervelatwurst	30	111	6	9,7	0,1	(0)	●
Cervelatwurst, Gänsefleisch	100	341	21,5	28,5	0,3	(0)	●
Cervelatwurst, Gänsefleisch	30	102	6,4	8,6	0,1	(0)	●
Cervelatwurst, Lammfleisch	100	345	19,6	29,8	0,4	(0)	●
Cervelatwurst, Lammfleisch	30	103	5,9	8,9	0,1	(0)	●
Champagner	100 / Port.	83	0,2	0	5,1	0,4	*
Champagner, trocken	100 / Port.	83	0,2	0	5,1	0,4	*
Champignon, frisch	100	15	2,7	0,2	0,6	o. A.	●
Champignon, frisch	200	31	5,5	0,5	1,1	o. A.	●
Champignon, getrocknet	100	211	38,1	3,3	7,8	o. A.	●
Champignon, getrocknet	25	53	9,5	0,8	2	o. A.	●
Champignon, Konserve, abgetropft	100	14	2,6	0,2	0,5	o. A.	●
Champignon, Konserve, abgetropft	200	29	5,2	0,5	1	o. A.	●
Champignon, TK	100	19	3,4	0,3	0,7	o. A.	●
Champignon, TK	200	37	6,7	0,6	1,4	o. A.	●
Champignoncremesuppe, *Maggi*, TP	100	492	7,3	30,1	48,1	4,0	●
Champignoncremesuppe, *Maggi*, TP für 1 Teller (250 ml)	27	133	2	8,1	13	1,1	●
Champignonleberwurst	100	300	14,1	26,8	1,4	(0)	●
Champignonleberwurst	30	90	4,2	8	0,4	(0)	●
Champignons im Bierteig	100	98	4,1	0,4	19,5	1,6	●

Lebensmittel Angabe je 100 g/je Portion	Portion g	Energie kcal	Eiweiß g	Fett g	Kohlenhydrate g	Broteinheit BE	GLYX-Ampel
Champignons im Bierteig	200	196	8,2	0,8	38,9	3,2	gelb
Champignonsoße, gebunden	100	74	3,7	2,8	8,4	0,7	gelb
Champignonsoße, gebunden	50	37	1,9	1,4	4,2	0,4	gelb
Champignonsuppe, mit frischen Champignons	100	66	4,4	3,5	4,2	0,4	grün
Champignonsuppe, mit frischen Champignons	250	166	11	8,8	10,5	0,9	grün
Champignonsuppe, TP	100	377	10,2	22,3	50,8	4,2	grün
Champignonsuppe, TP	25	94	2,6	5,6	12,7	1,1	grün
Cheeseburger, *Burger King*	100	263	13,7	11,6	25,8	2,2	gelb
Cheeseburger, *Burger King*	120	322	16,7	14,1	31,6	2,6	gelb
Cheeseburger, doppelter, *Burger King*	100	274	16,6	14,6	18,7	1,6	gelb
Cheeseburger, doppelter, *Burger King*	170	469	28,5	25	32,1	2,7	gelb
Cheeseburger, doppelter, *McDonald's*	100	254	16	13	18	1,5	gelb
Cheeseburger, doppelter, *McDonald's*	175	440	27	23	31	2,6	gelb
Cheeseburger, *McDonald's*	100	250	13	11	25	2,1	gelb
Cheeseburger, *McDonald's*	120	300	16	13	30	2,5	gelb
Cherry-Brandy	100	305	*	0	32,6	2,7	*
Cherry-Brandy	20	61	*	0	6,5	0,5	*
Chester, 50 % Fett i. Tr.	100	397	25,4	32,2	0,4	(0)	grau
Chester, 50 % Fett i. Tr.	30	119	7,6	9,7	+	(0)	grau
Chicken à la King, mit Soße	100	103	8,7	6,2	3,1	0,3	gelb
Chicken à la King, mit Soße	400	411	34,6	24,8	12,2	1,0	gelb
Chicorée, frisch	100	17	1,3	0,2	2,3	o. A.	grün
Chicorée, frisch	200	34	2,6	0,4	4,7	o. A.	grün
Chili con Carne	100	52	5,6	1,6	3,4	0,3	grün
Chili con Carne	350	181	19,8	5,6	11,9	1,0	grün
Chili con Soja	100	61	4	3,9	2,5	0,2	grün
Chili con Soja	350	214	13,9	13,7	8,6	0,7	grün
Chili, mit Tofu, milch- und eifrei	100	78	6,1	3,3	5,7	0,5	grün

Lebensmittel Angabe je 100 g/je Portion	Portion g	Energie kcal	Eiweiß g	Fett g	Kohlenhydrate g	Broteinheit BE	GLYX-Ampel
Chili, mit Tofu, milch- und eifrei	350	272	21,2	11,7	19,8	1,7	🟢
Chinakohl, frisch	100	14	1,2	0,3	1,2	o. A.	🟢
Chinakohl, frisch	200	27	2,4	0,6	2,4	o. A.	🟢
Chinakohl, TK	100	15	1,3	0,3	1,3	o. A.	🟢
Chinakohl, TK	200	30	2,6	0,7	2,5	o. A.	🟢
Chinapfanne	100	78	3,5	3,1	8,8	0,7	🟢
Chinapfanne	350	273	12,2	10,8	30,7	2,6	🟢
Chinesische Curcumapfanne	100	145	10,3	7,4	9,2	0,8	🟢
Chinesische Curcumapfanne	350	506	36,1	25,8	32,3	2,7	🟢
Chinesische Hähnchenpfanne	100	76	5,6	2,4	8	0,7	🟢
Chinesische Hähnchenpfanne	350	268	19,7	8,6	28	2,3	🟢
Chinesische Suppe, scharf	100	78	8,4	3,1	3,9	0,3	🟢
Chinesische Suppe, scharf	250	195	21	7,8	9,8	0,8	🟢
Cracker Tuc Classic *DeBeukelaer*	100	486	7,7	23	62	5,2	🟡
Cracker Tuc Classic *DeBeukelaer*, 1 St.	5	25	0,4	1,2	3,1	0,3	🟡
Crackers, glutenfrei, *Dr. Schär*	100	456	4,9	13,7	77,4	6,5	🟡
Crackers, glutenfrei, *Dr. Schär*, 1 St.	7	32	0,3	1	5,4	0,5	🟡
Croissant, Blätterteig	100	510	7,1	33,6	44,9	3,7	🟡
Croissant, Blätterteig	40	203	2,8	13,4	17,9	1,5	🟡
Curaçao	100	318	+	0	28,3	2,4	*
Curaçao	20	64	+	0	5,7	0,5	*

D

Lebensmittel Angabe je 100 g/je Portion	Portion g	Energie kcal	Eiweiß g	Fett g	Kohlenhydrate g	Broteinheit BE	GLYX-Ampel
Dampfbrötchen, mit Hefe	100	248	7,4	1,4	50,7	4,2	🔴
Dampfbrötchen, mit Hefe	45	112	3,3	0,6	22,8	1,9	🔴
Dampfkammerbrot	100	210	5,7	0,8	44,4	3,7	🔴
Dampfkammerbrot	45	95	2,5	0,4	20	1,7	🔴
Dampfnudeln, »bayerische Art«	100	255	6,6	10,1	34,2	2,9	🟡
Dampfnudeln, »bayerische Art«	110	281	7,2	11,1	37,6	3,1	🟡

Lebensmittel Angabe je 100 g/je Portion	Portion g	Energie kcal	Eiweiß g	Fett g	Kohlenhydrate g	Broteinheit BE	GLYX-Ampel
Dattelkonfekt	100	373	6,7	15,6	50,5	4,2	● (rot)
Dattelkonfekt	23,5	88	1,6	3,7	11,9	1,0	● (rot)
Dattel, frisch	100	273	2	0,5	65	5,4	● (rot)
Dattel, frisch, 1 St.	7	19	0,1	0	4,6	0,4	● (rot)
Dattel, getrocknet	100	277	2	0,5	66,1	5,5	● (rot)
Dattel, getrocknet	25	69	0,5	0,1	16,5	1,4	● (rot)
Delikatess-Leberwurst	100	328	15,2	29,4	1,5	0,1	● (grau)
Delikatess-Leberwurst	30	98	4,6	8,8	0,4	0,0	● (grau)
Dessertpulver für Quarkspeisen, mit Schoko- oder Vanillegeschmack	100	377	0,6	0,7	92	7,7	● (rot)
Dessertpulver für Quarkspeisen, mit Schoko- oder Vanillegeschmack, 1 TL	5	18	0	0	4,6	0,4	● (rot)
Dotterfrei, *Natura*	100	437	36	14,7	40,1	3,3	● (gelb)
Dotterfrei, *Natura*, 1 EL	13	57	4,7	1,9	5,2	0,4	● (gelb)
Dill, frisch	100	55	3,7	0,8	8	0,7	● (grün)
Dill, frisch, 1 EL	5	3	0,2	0	0,4	0,0	● (grün)
Dinkelbrötchen	100	246	7,2	3,8	45	3,8	● (gelb)
Dinkelbrötchen	50	123	3,6	1,9	22,5	1,9	● (gelb)
Dinkel-Haferbrot	100	164	5,5	4,6	24,8	2,1	● (gelb)
Dinkel-Haferbrot	50	82	2,8	2,3	12,4	1,0	● (gelb)
Dinkel-Roggen-Brötchen	100	203	6,3	1,1	41,2	3,4	● (gelb)
Dinkel-Roggen-Brötchen	50	102	3,2	0,6	20,6	1,7	● (gelb)
Dinkelmüsli	100	103	2,7	1,5	19	1,6	● (grün)
Dinkelmüsli	223	229	5,9	3,4	42,4	3,5	● (grün)
Dinkelvollkornmehl, *Alnatura*	100	325	10,8	2,7	63,3	5,3	● (grün)
Dinkelvollkornmehl, *Alnatura*, 1 EL	20	65	2,2	0,5	12,7	1,1	● (grün)
Distelöl (Safloröl)	100	900	0	100	0	0,0	● (grau)
Distelöl (Safloröl), 1 EL	10	90	0	10	0	0,0	● (grau)
Döner Kebab, Kalb/Rind, in Fladenbrot	100	191	12	5	24	2,0	● (gelb)

Lebensmittel Angabe je 100 g/je Portion	Portion g	Energie kcal	Eiweiß g	Fett g	Kohlenhydrate g	Broteinheit BE	GLYX-Ampel
Döner Kebab, Kalb/Rind, in Fladenbrot	350	670	42	17	85	7,1	🟡
Döner Kebab, Geflügel, in Fladenbrot	100	167	13	3	22	1,8	🟡
Döner Kebab, Geflügel, in Fladenbrot	350	573	45	9	78	6,5	🟡
Donauwellen	100	312	4,2	19,2	30,7	2,6	🟡
Donauwellen	70	219	2,9	13,4	21,5	1,8	🟡
Donauwellen, glutenfrei	100	273	3	16,8	27,5	2,3	🟡
Donauwellen, glutenfrei	150	418	4,6	25,8	42,1	3,5	🟡
Donut Chocolate Flavor, *Burger King*	100	471	6,6	29,7	44,7	3,7	🟡
Donut Chocolate Flavor, *Burger King*	70	334	4,7	21,1	31,7	2,6	🟡
Donuts, mit Mandeln	100	392	7,8	19,8	45,3	3,8	🟡
Donuts, mit Mandeln	60	235	4,7	11,9	27,2	2,3	🟡
Dornhai, frisch	100	154	18,5	8,9	+	0	⚪
Dornhai, frisch	150	231	27,8	13,4	+	0	⚪
Dornhai, geräuchert	100	162	19,5	9,4	+	0	⚪
Dornhai, geräuchert	75	122	14,7	7,1	+	0	⚪
Dosenmilch	100	176	8,8	10	12,5	1,0	🟢
Dosenmilch, 1 TL	5	9	0,4	0,5	0,6	0,1	🟢
Dukatenplätzchen, aus Mürbeteig	100	516	7	32,2	50	4,2	🟡
Dukatenplätzchen, aus Mürbeteig	20	103	1,4	6,4	10	0,8	🟡

E

Lebensmittel Angabe je 100 g/je Portion	Portion g	Energie kcal	Eiweiß g	Fett g	Kohlenhydrate g	Broteinheit BE	GLYX-Ampel
Edamer, 30 % Fett i. Tr.	100	251	26,4	16,2	+	(0)	⚪
Edamer, 30 % Fett i. Tr.	30	75	7,9	4,9	+	(0)	⚪
Edamer, 45 % Fett i. Tr.	100	354	24,8	28,3	+	(0)	⚪
Edamer, 45 % Fett i. Tr.	30	106	7,4	8,5	+	(0)	⚪
Edelpilzkäse, 50 % Fett i. Tr.	100	355	21,1	29,8	+	(0)	⚪
Edelpilzkäse, 50 % Fett i. Tr.	30	106	6,3	8,9	+	(0)	⚪
Ei	100	154	12,9	11,2	0,7	(0)	⚪

Lebensmittel Angabe je 100 g/je Portion	Portion g	Energie kcal	Eiweiß g	Fett g	Kohlenhydrate g	Broteinheit BE	GLYX-Ampel
Ei, 1 St.	60	93	7,7	6,7	0,4	(0)	grau
Eierlikör	100	285	4	7	28	2,3	*
Eierlikör	20	57	0,8	1,4	5,6	0,5	*
Eierpfannkuchen	100	210	8,3	9,8	22	1,8	gelb
Eierpfannkuchen	250	525	20,8	24,6	55	4,6	gelb
Eierstich, Suppeneinlage	100	131	7,9	9,6	3,4	(0)	grau
Eierstich, Suppeneinlage	30	39	2,4	2,9	1	(0)	grau
Eierteigwaren, aus Weizen	100	352	12,3	2,8	68,3	5,7	grün
Eierteigwaren, aus Weizen	60	211	7,4	1,7	41	3,4	grün
Eierteigwaren, aus Weizen mit Spinat	100	335	10,7	2,6	67,2	5,6	grün
Eierteigwaren, aus Weizen mit Spinat	60	200	6,4	1,5	40,3	3,4	grün
Eierteigwaren, aus Weizen mit Tomaten	100	339	10,8	2,5	67,3	5,6	grün
Eierteigwaren, aus Weizen mit Tomaten	60	204	6,5	1,5	40,4	3,4	grün
Eierzwieback	100	388	12,1	7,8	66,5	5,5	rot
Eierzwieback	50	194	6	3,9	33,3	2,8	rot
Eisbergsalat, frisch	100	13	1	0,2	1,6	o. A.	grün
Eisbergsalat, frisch	50	7	0,5	0,1	0,8	o. A.	grün
Eiskaffee	100	37	0,6	2,5	3	0,3	rot
Eiskaffee	300	110	1,7	7,5	9	0,8	rot
Emmentaler, 45 % Fett i. Tr.	100	398	28,9	31,2	+	(0)	grau
Emmentaler, 45 % Fett i. Tr.	30	119	8,7	9,4	+	(0)	grau
Endivien, frisch	100	11	1,8	0,2	0,3	o. A.	grün
Endivien, frisch	50	5	0,9	0,1	0,2	o. A.	grün
Erbsen, grün, frisch	100	82	6,6	0,5	12,3	1,0	grün
Erbsen, grün, frisch	150	123	9,8	0,7	18,5	1,5	grün
Erbsen, grün, getrocknet	100 / Port.	287	23,8	1,7	42,4	3,5	grün
Erbsen, grün, Konserve, abgetropft	100	70	6,2	0,5	9,9	0,8	grün
Erbsen, grün, Konserve, abgetropft	150	105	9,3	0,7	14,8	1,2	grün

Lebensmittel Angabe je 100 g/je Portion	Portion g	Energie kcal	Eiweiß g	Fett g	Kohlen-hydrate g	Brot-einheit BE	GLYX-Ampel
Erbsen, grün, TK	100	86	7,1	0,5	12,7	1,1	grün
Erbsen, grün, TK	150	129	10,7	0,8	19,1	1,6	grün
Erbseneintopf	100	55	5	0,8	6,5	0,5	grün
Erbseneintopf	250	133	12,5	2	16,3	1,4	grün
Erdbeere, frisch	100	29	0,8	0,4	5,5	0,5	grün
Erdbeere, frisch	250	72	2	1	13,8	1,2	grün
Erdbeere, Konserve, abgetropft	100	66	0,4	0,2	14,9	1,2	rot
Erdbeere, Konserve, abgetropft	125	82	0,6	0,3	18,6	1,6	rot
Erdbeere, TK	100	34	0,8	0,4	5,8	0,5	grün
Erdbeere, TK	125	42	1,1	0,5	7,2	0,6	grün
Erdnuss	100	567	25,3	48,1	8,3	0,7	grau
Erdnuss, 5 St.	15	85	3,8	7,2	1,2	(0)	grau
Erdnuss, geröstet	100	585	25,6	49,4	9,5	0,8	grau
Erdnuss, geröstet, 5 St.	15	88	3,9	7,4	1,4	(0)	grau
Erdnuss, geröstet, gesalzen	100	573	25,1	48,4	9,3	0,8	grau
Erdnuss, geröstet, gesalzen	15	87	3,8	7,3	1,4	(0)	grau
Erdnussflips	100	529	9,7	34,7	45,2	3,8	rot
Erdnussflips	50	265	4,9	17,3	22,6	1,9	rot
Erdnuss-Krokant	100	436	5,1	9,6	81,5	6,8	gelb
Erdnuss-Krokant	20	87	1	1,9	16,3	1,4	gelb
Erdnussmus	100	584	26,3	48,5	10,6	0,9	grau
Erdnussmus, 1 EL	20	117	5,3	9,7	2,1	(0)	grau
Erdnussmus, gesalzen	100	573	25,8	47,6	10,4	0,9	grau
Erdnussmus, gesalzen, 1 EL	20	114	5,1	9,4	2,3	(0)	grau
Erdnussöl	100	900	0	100	0	0	grau
Erdnussöl, 1 EL	10	90	0	10	0	0	grau
Esrom, Vollfettstufe	100	313	22,5	24,9	+	(0)	grau
Esrom, Vollfettstufe	30	94	6,8	7,5	+	(0)	grau
Essig	100	4	0,4	0	0,6	o. A.	grau
Essig, 1 EL	15	1	0,1	0	0,1	(0)	grau

Lebensmittel Angabe je 100 g/je Portion	Portion g	Energie kcal	Eiweiß g	Fett g	Kohlenhydrate g	Broteinheit BE	GLYX-Ampel
F							
Fasan, frisch	100	135	22	5,2	+	(0)	●
Fasan, frisch	150	203	33	7,8	+	(0)	●
Feige, frisch	100	63	1,3	0,5	12,9	1,1	●
Feige, frisch	20	13	0,3	0,1	2,6	0,2	●
Feige, getrocknet	100	277	5,9	2,3	58,2	4,9	●
Feige, getrocknet	25	69	1,5	0,6	14,5	1,2	●
Feige, kandiert	100	265	0,5	0,2	64,2	5,4	●
Feige, kandiert	25	66	0,1	0	16,1	1,3	●
Feldsalat, frisch	100	14	1,8	0,4	0,7	o. A.	●
Feldsalat, frisch	50	7	0,9	0,2	0,4	o. A.	●
Fenchel, frisch	100	25	2,4	0,3	2,8	o. A.	●
Fenchel, frisch	235	58	5,7	0,7	6,7	o. A.	●
Feta, 45 % Fett i. Tr.	100	236	16,7	18,1	0,5	(0)	●
Feta, 45 % Fett i. Tr.	30	71	5	5,4	0,2	(0)	●
Fischfilet »neapolitanisch«, in Soße	100	111	11,6	6,6	1,4	(0)	●
Fischfilet »neapolitanisch«, in Soße	200	222	23,2	13,2	2,7	(0)	●
Fischfrikadelle, paniert, tiefgefroren	100	128	14	3,6	9,7	0,8	●
Fischfrikadelle, paniert, tiefgefroren	150	192	21	5,3	14,6	1,2	●
Fischrogen, frisch	100	139	26	3,1	1,5	(0)	●
Fischrogen, frisch	50	69	13	1,5	0,8	(0)	●
Fisch-Soljanka	100	50	5,2	2,2	2	(0)	●
Fisch-Soljanka	250	124	12,9	5,5	5	(0)	●
Fischstäbchen, paniert, tiefgefroren	100	118	13,5	1,2	13	1,1	●
Fischstäbchen, paniert, tiefgefroren	150	177	20,2	1,8	19,6	1,6	●
Fischsuppe	100	52	5,5	1,2	4,7	0,4	●
Fischsuppe	250	131	13,9	2,9	11,7	1,0	●
Flammkuchen	100	263	6,8	15,8	23,4	2,0	●
Flammkuchen	300	789	20,5	47,3	70,2	5,9	●

Lebensmittel Angabe je 100 g/je Portion	Portion	Energie	Eiweiß	Fett	Kohlen-hydrate	Brot-einheit	GLYX-Ampel
	g	kcal	g	g	g	BE	
Fleischbrühe, Würfel	100	149	17	4	11	0,9	●
Fleischbrühe, Würfel	5	7	0,9	0,2	0,6	0,1	●
Fleisch-Extrakt, *Bovril*	100	172	38	0,7	2,9	(0)	●
Fleisch-Extrakt, *Bovril*	5	9	1,9	0	0,2	(0)	●
Fleischkäse	100	302	14,2	27,6	0,2	(0)	●
Fleischkäse	125	378	17,7	34,5	0,2	(0)	●
Fleischkäse, grob	100	269	17,9	22,1	0,2	(0)	●
Fleischkäse, grob	30	81	5,4	6,6	0,1	(0)	●
Fleischtomate, frisch	100	17	1	0,2	2,6	o. A.	●
Fleischtomate, frisch	200	34	2	0,4	5,2	o. A.	●
Fleischwurst	100	283	14,2	25,3	0,3	(0)	●
Fleischwurst	20	57	2,9	5,1	0,1	(0)	●
Fleischwurst, glutenfrei	100	326	14,4	30,1	0,2	(0)	●
Fleischwurst, glutenfrei	30	98	4,3	9	0,1	(0)	●
Fleischwurst, Konserve	100	326	14,4	30,1	0,2	(0)	●
Fleischwurst, Konserve	30	98	4,3	9	0,1	(0)	●
Flunder, frisch, Fischzuschnitt	100	95	16,5	3,2	+	(0)	●
Flunder, frisch, Fischzuschnitt	150	143	24,8	4,8	+	(0)	●
Flunder, geräuchert	100	101	17,5	3,4	+	(0)	●
Flunder, geräuchert	75	76	13,2	2,6	+	(0)	●
Flunder, tiefgefroren	100	95	16,5	3,2	+	(0)	●
Flunder, tiefgefroren	150	143	24,8	4,8	+	(0)	●
Flusskrebs, frisch	100 / Port.	90	18,7	1,1	1,2	(0)	●
Flusskrebs, tiefgefroren	100	90	18,7	1,1	1,2	(0)	●
Flusskrebs, tiefgefroren	65	59	12,1	0,7	0,8	(0)	●
Forelle, frisch, Fischzuschnitt	100	113	20,6	3,4	+	(0)	●
Forelle, frisch, Fischzuschnitt	150	170	30,8	5	+	(0)	●
Forelle, geräuchert	100	120	21,8	3,6	+	(0)	●
Forelle, geräuchert	40	48	8,7	1,4	+	(0)	●
Forelle, tiefgefroren	100	113	20,6	3,4	+	(0)	●

Lebensmittel Angabe je 100 g/je Portion	Portion g	Energie kcal	Eiweiß g	Fett g	Kohlenhydrate g	Broteinheit BE	GLYX-Ampel
Forelle, tiefgefroren	150	170	30,8	5	+	(0)	●
Frankfurter Grüne Soße, Kräutermischung	100	27	3,6	0,6	1,6	o. A.	●
Frankfurter Grüne Soße, Kräutermischung	5	1	0,2	0	0,1	o. A.	●
Frankfurter Kranz, aus Sandmasse	100	363	4,9	24,1	32,1	2,7	●
Frankfurter Kranz, aus Sandmasse	70	254	3,4	16,8	22,5	1,9	●
Frankfurter Würstchen, Schinkenwürste	100 / Port.	276	14,5	24,5	0,2	(0)	●
French Dressing, FP	100	208	0,4	21	4,7	(0)	●
French Dressing, FP	20	42	0,1	4,2	0,9	(0)	●
Frischkäse, mit Kräutern, 20% Fett i. Tr.	100	134	13,2	7,5	3,3	(0)	●
Frischkäse, mit Kräutern, 20% Fett i. Tr.	30	40	4	2,3	1	(0)	●
Frischkäse, mit Kräutern, 60% Fett i. Tr.	100	251	8,5	23	2,4	(0)	●
Frischkäse, mit Kräutern, 60% Fett i. Tr.	30	75	2,6	6,9	0,7	(0)	●
Frischkäse, Doppelrahmstufe	100	340	11,3	31,5	2,6	(0)	●
Frischkäse, Doppelrahmstufe	30	102	3,4	9,5	0,8	(0)	●
Frischkäse, körniger	100	81	13,6	2,9	+	(0)	●
Frischkäse, körniger	30	24	4,1	0,9	0	(0)	●
Frischkäse, laktosefrei, *MinusL*	100	242	6	23,5	2,5	(0)	●
Frischkäse, laktosefrei, *MinusL*	30	73	1,8	7,1	0,8	(0)	●
Fruchteis	100	132	1,3	1,4	28,1	2,3	●
Fruchteis	75	99	1	1	21	1,8	●
Früchtemüsli	100	335	9,9	6	60,3	5,0	●
Früchtemüsli, 1 EL	20	67	2	1,2	12,1	1,0	●
Fruchtgrütze	100	88	0,6	1,5	17,7	1,5	●
Fruchtgrütze	125	111	0,8	1,9	22,1	1,8	●
Frucht-Sahne-Eis	100	215	3,4	16,2	14,1	1,2	●
Frucht-Sahne-Eis	50	107	1,7	8,1	7	0,6	●

Lebensmittel Angabe je 100 g/je Portion	Portion g	Energie kcal	Eiweiß g	Fett g	Kohlen-hydrate g	Brot-einheit BE	GLYX-Ampel
Fruchtschnitten	100	303	4,1	12,1	44,4	3,7	🟡
Fruchtschnitten	20	60	0,8	2,4	8,9	0,7	🟡
Fruchtsirup	100	284	0,1	0,1	70,6	5,9	🔴
Fruchtsirup	20	56	0	0	14,1	1,2	🔴
Fruchtzucker	100	399	0	0	99,8	8,3	🟢
Fruchtzucker, 1 EL	10	40	0	0	10	0,8	🟢
Fruchtzucker	5	20	0	0	5	0,4	🟢
Fruchtzwerg, *Danone*	100	119	6,5	3,5	14,6	1,2	🟡
Fruchtzwerg, *Danone*	50	59	3,3	1,8	7,3	0,6	🟡
Frühlingspastete	100	257	14,9	21,7	0,8	(0)	⚪
Frühlingspastete	30	77	4,5	6,5	0,3	(0)	⚪
Frühlingsrolle	100	233	7,1	17,3	12,5	1,0	🟡
Frühlingsrolle	150	349	10,6	26	18,8	1,6	🟡
Frühstückscerealien, mit Zucker, trocken	100	373	7	2,3	81	6,8	🔴
Frühstückscerealien, mit Zucker, trocken	30	112	2,1	0,7	24,3	2,0	🔴
Frühstücksfleisch	100	289	16	25,2	0,3	(0)	⚪
Frühstücksfleisch	30	87	4,8	7,6	0,1	(0)	⚪
Frühstücksfleisch, Konserve	100	289	16	25,2	0,3	(0)	⚪
Frühstücksfleisch, Konserve	30	87	4,8	7,6	0,1	(0)	⚪
Frühstücksspeck (Schweinespeck), durchwachsen	100	145	17,5	8	0,9	(0)	⚪
Frühstücksspeck (Schweinespeck), durchwachsen	30	43	5,3	2,4	0,3	(0)	⚪

G

Lebensmittel	Portion	Energie	Eiweiß	Fett	Kohlenhydrate	Broteinheit	GLYX-Ampel
Gänsefleisch, mager	100	155	22,8	7,1	+	(0)	⚪
Gänsefleisch, mager	150	233	34,1	10,7	+	(0)	⚪
Gänsefleisch, mit Haut, frisch	100	342	15,7	31	+	(0)	⚪
Gänsefleisch, mit Haut, frisch	150	513	23,6	46,5	+	(0)	⚪
Gänsekeule, frisch	100	218	14,3	18,1	+	(0)	⚪
Gänsekeule, frisch	150	327	21,5	27,1	+	(0)	⚪
Gänseklein, frisch	100	358	15,3	33	+	(0)	⚪

Lebensmittel Angabe je 100 g/je Portion	Portion g	Energie kcal	Eiweiß g	Fett g	Kohlenhydrate g	Broteinheit BE	GLYX-Ampel
Gänseklein, frisch	150	538	23	49,5	+	(0)	●
Garnele, frisch	100	102	20,3	1,7	0,9	(0)	●
Garnele, frisch	50	51	10,2	0,9	0,5	(0)	●
Garnelensuppe, Konserve	100	88	17,7	1,5	0,8	(0)	●
Garnelensuppe, Konserve	250	220	44,3	3,8	2	(0)	●
Gartenkürbis, frisch	100	13	0,5	0,2	2,2	o. A.	●
Gartenkürbis, frisch	150	20	0,8	0,3	3,3	o. A.	●
Geflügelleberwurst, Diät, *becel*	100	246	15	20	2	0,2	●
Geflügelleberwurst, Diät, *becel*	30	74	4,5	6	0,6	0,1	●
Geflügelmortadella	100	174	21	9,8	0,3	(0)	●
Geflügelmortadella	30	52	6,3	3	0,1	(0)	●
Gemüsebratlinge	100	102	3,8	4,3	11,8	1,0	●
Gemüsebratlinge	150	153	5,7	6,4	17,6	1,5	●
Gemüsebrühe, klar	100	19	0,2	1,8	0,5	(0)	●
Gemüsebrühe, klar	150	29	0,3	2,8	0,8	(0)	●
Gemüsebrühe, verzehrfertig	100	3	0,4	0,1	0,2	(0)	●
Gemüsebrühe, verzehrfertig	150	5	0,6	0,2	0,3	(0)	●
Gemüseburger	100	118	4	3,5	17,3	1,4	●
Gemüseburger	200	236	8	6,9	34,7	2,9	●
Gemüselasagne	100	91	1,2	3,7	12,9	1,1	●
Gemüselasagne	250	227	2,9	9,3	32,4	2,7	●
Gemüselasagne, mit Brokkoli	100	126	5,8	5,4	13,4	1,1	●
Gemüselasagne, mit Brokkoli	250	316	14,5	13,5	33,5	2,8	●
Gemüsepaprika, gelb, frisch	100	30	1,2	0,3	5,3	o. A.	●
Gemüsepaprika, gelb, frisch	200	60	2,4	0,6	10,6	o. A.	●
Gemüsepaprika, grün, frisch	100	20	1,2	0,3	2,9	o. A.	●
Gemüsepaprika, grün, frisch	200	41	2,3	0,6	5,8	o. A.	●
Gemüsepaprika, rot, frisch	100	37	1,3	0,5	6,4	o. A.	●
Gemüsepaprika, rot, frisch	200	74	2,6	1	12,8	o. A.	●
Gemüsequiche mit Lauch	100	135	6,7	6,7	11,9	1,0	●

Lebensmittel Angabe je 100 g/je Portion	Portion	Energie	Eiweiß	Fett	Kohlenhydrate	Broteinheit	GLYX-Ampel
	g	kcal	g	g	g	BE	
Gemüsequiche mit Lauch	200	270	13,4	13,4	23,8	2,0	🟡
Gemüsesuppe »italienisch« (Minestrone)	100	38	1,6	1,4	4,7	0,4	🟢
Gemüsesuppe »italienisch« (Minestrone)	250	95	4	3,5	11,8	1,0	🟢
Gemüsezwiebel, frisch	100	28	1,3	0,3	4,9	o. A.	🟢
Gemüsezwiebel, frisch	80	22	1	0,2	3,9	o. A.	🟢
Gerste, Perlgraupen	100	339	9,7	1,4	71	5,9	🟡
Gerste, Perlgraupen, 1 EL	20	68	1,9	0,3	14,2	1,2	🟡
Gerste, Vollkorn	100	315	9,8	2,1	64,3	5,4	🟢
Gerste, Vollkorn	40	126	3,9	0,8	25,7	2,1	🟢
Gerstenflocken, Grieß und Grütze	100	310	7,9	1,5	66,1	5,5	🟡
Gerstenflocken, Grieß und Grütze	20	62	1,6	0,3	13,2	1,1	🟡
Gerstenmehl	100	331	9,8	1,9	68,7	5,7	🟡
Gerstenmehl	40	133	3,9	0,8	27,5	2,3	🟡
Gerstenschrot	100	315	9,8	2,1	64,3	5,4	🟡
Gerstenschrot	40	126	3,9	0,8	25,7	2,1	🟡
Gewürzgurken, Konserve, abgetropft	100 / Port.	11	0,6	0,2	1,8	0,2	🟢
Gin	100	262	0	0	0	0	*
Gin	20	53	0	0	0	0	*
Glukose (Traubenzucker)	100	399	+	0	99,8	8,3	🔴
Glukose (Traubenzucker), 1 EL	10	40	+	0	10	0,8	🔴
Glukosesirup, hell	100	317	0,3	0	79	6,6	🔴
Glukosesirup, hell, 1 EL	10	32	+	0	7,9	0,7	🔴
Gnocchi (Kartoffelklößchen), vorgegart, roh, *Pfanni*	100	150	3,5	0,4	33	2,8	🔴
Gnocchi (Kartoffelklößchen), vorgegart, roh *Pfanni*	250	375	8,8	1,0	82,5	6,9	🔴
Goldbackfisch, paniert, TK	100	150	15,5	7,3	5,8	0,5	🟡
Goldbackfisch, paniert, TK	150	226	23,2	10,9	8,7	0,7	🟡
Goldbarsch (Rotbarsch), gegart	100	125	21,5	4,3	+	(0)	⚫

Lebensmittel Angabe je 100 g/je Portion	Portion g	Energie kcal	Eiweiß g	Fett g	Kohlenhydrate g	Broteinheit BE	GLYX-Ampel
Goldbarsch (Rotbarsch), gegart	150	188	32,3	6,5	+	(0)	grau
Gorgonzola	100	360	19,4	31,2	+	(0)	grau
Gorgonzola	30	108	5,8	9,4	+	(0)	grau
Gouda, 40 % Fett i. Tr.	100	300	24,7	22,3	+	(0)	grau
Gouda, 40 % Fett i. Tr.	30	90	7,4	6,7	+	(0)	grau
Gouda, deutscher, 48 % Fett i. Tr.	100	343	22,7	28	+	(0)	grau
Gouda, deutscher, 48 % Fett i. Tr.	30	103	6,8	8,4	+	(0)	grau
Grahambrot	100	212	7,7	1,5	41,4	3,5	grün
Grahambrot	50	106	3,9	0,7	20,7	1,7	grün
Granatapfel, frisch	100	78	0,7	0,6	16,7	1,4	grün
Granatapfel, frisch	125	97	0,9	0,8	20,9	1,7	grün
Grapefruit, frisch	100	40	0,6	0,2	9	0,8	grün
Grapefruit, frisch	150	59	0,9	0,2	13,4	1,1	grün
Grapefruit-Fruchtnektar	100	59	0,3	0,1	14,2	1,2	rot
Grapefruit-Fruchtnektar	150	89	0,5	0,2	21,3	1,8	rot
Grapefruit-Fruchtsaft	100	37	0,6	0,1	8,5	0,7	grün
Grapefruit-Fruchtsaft	150	57	0,9	0,2	12,8	1,1	grün
Graubrot-Haferbrot	100	220	7,4	1,8	42,8	3,6	gelb
Graubrot-Haferbrot	50	110	3,7	0,9	21,4	1,8	gelb
Graubrot-Mehrkornbrot	100	219	5,9	1	45,7	3,8	gelb
Graubrot-Mehrkornbrot	50	109	3	0,5	22,9	1,9	gelb
Graubrot-Roggenbrot	100	211	6	0,9	43,8	3,7	gelb
Graubrot-Roggenbrot	50	105	3	0,5	21,9	1,8	gelb
Graubrot-Weizenmischbrot	100	219	7,1	0,8	45	3,8	gelb
Graubrot-Weizenmischbrot	50	110	3,6	0,4	22,5	1,9	gelb
Grießklößchen, TP	100	352	12,3	2,8	68,3	5,7	gelb
Grießklößchen, TP	60	211	7,4	1,7	41	3,4	gelb
Grünkern, Vollkorn	100	324	10,8	2,7	63,3	5,3	grün
Grünkern, Vollkorn, 1 EL	15	49	1,6	0,4	9,5	0,8	grün

Lebensmittel Angabe je 100 g/je Portion	Portion	Energie	Eiweiß	Fett	Kohlenhydrate	Broteinheit	GLYX-Ampel
	g	kcal	g	g	g	BE	
Grünkernmehl	100	344	9,7	2	70,8	5,9	🟡
Grünkernmehl, 1 EL	15	52	1,5	0,3	10,6	0,9	🟡
Grünkernschrot	100	324	10,8	2,7	63,3	5,3	🟢
Grünkernschrot, 1 EL	10	32	1,1	0,3	6,3	0,5	🟢
Grünkohl, frisch	100	37	4,3	0,9	2,5	o. A.	🟢
Grünkohl, frisch	150	56	6,5	1,4	3,8	o. A.	🟢
Grünkohl, Konserve, abgetropft	100	33	4	0,8	2	o. A.	🟢
Grünkohl, Konserve, abgetropft	150	49	6	1,3	3	o. A.	🟢
Grünkohl, TK	100	40	4,7	1	2,7	o. A.	🟢
Grünkohl, TK	150	60	7,1	1,5	4	o. A.	🟢
Gruyère, 45 % Fett i. Tr.	100	399	26,9	32,1	+	(0)	⚫
Gruyère, 45 % Fett i. Tr.	30	120	8,1	9,6	+	(0)	⚫
Guave, frisch	100	38	0,9	0,5	6,7	0,6	🟢
Guave, frisch	125	47	1,1	0,6	8,4	0,7	🟢
Gugelhupf (Napfkuchen), aus Hefeteig	100 / Port.	349	6,4	16,9	42,5	3,5	🟡
Gummibärchen	100	338	6,6	0	78	6,5	🔴
Gummibärchen, 7 St.	15	51	1	0	11,7	1,0	🔴
Gurke, frisch	100	12	0,6	0,2	1,8	o. A.	🟢
Gurke, frisch	200	24	1,2	0,4	3,6	o. A.	🟢
Gutsleberwurst	100	323	17,5	27,8	1,3	(0)	⚫
Gutsleberwurst	30	97	5,3	8,4	0,4	(0)	⚫

H

Lebensmittel	Portion	Energie	Eiweiß	Fett	Kohlenhydrate	Broteinheit	GLYX-Ampel
Hafer, ganzes Korn	100	353	11,7	7,1	59,8	5,0	🟢
Hafer, ganzes Korn, 1 EL	10	35	1,2	0,7	6	0,5	🟢
Haferdrink Natur, *Alnatura*	100	45	0,2	1,5	7,7	0,6	🟢
Haferdrink Natur, *Alnatura*	200	91	0,4	3	15,4	1,3	🟢
Haferflocken-Nussgebäck	100	473	7,4	30,5	42,7	3,6	🟡
Haferflocken-Nussgebäck	50	237	3,7	15,3	21,4	1,8	🟡
Haferflockenplätzchen	100	417	7,6	20,6	50,2	4,2	🟡

Lebensmittel Angabe je 100 g/je Portion	Portion g	Energie kcal	Eiweiß g	Fett g	Kohlenhydrate g	Broteinheit BE	GLYX-Ampel
Haferflockenplätzchen	50	209	3,8	10,3	25,1	2,1	●
Hafergrieß	100	371	12,9	5,8	65,7	5,5	●
Hafergrieß , 1 EL	10	37	1,3	0,6	6,6	0,6	●
Haferkleie	100	337	18	9,4	44,5	3,7	●
Haferkleie, 1 EL	10	34	1,8	0,9	4,5	0,4	●
Hafermehl	100	375	13,8	7,2	62,9	5,2	●
Hafermehl	40	150	5,5	2,9	25,2	2,1	●
Haferschrot	100	353	11,7	7,1	59,8	5,0	●
Haferschrot, 1 EL	10	35	1,2	0,7	6	0,5	●
Hafervollkornflocken	100	370	12,5	7	63,3	5,3	●
Hafervollkornflocken, 1 EL	10	37	1,3	0,7	6,3	0,5	●
Hähnchen, frisch oder TK	100	166	19,9	9,6	+	(0)	●
Hähnchen, frisch oder TK	150	249	29,9	14,4	+	(0)	●
Hähnchenbrustfilet, frisch oder TK	100	102	23,6	0,7	+	(0)	●
Hähnchenbrustfilet, frisch oder TK	150	153	35,3	1,1	+	(0)	●
Hähnchencurry	100	60	7,5	1,1	4,7	0,4	●
Hähnchencurry	350	210	26,4	3,8	16,5	1,4	●
Hähnchenflügel, frisch oder TK	100	208	16,5	16	+	(0)	●
Hähnchenflügel, frisch oder TK	150	312	24,8	24	+	(0)	●
Hähnchenherz, frisch oder TK	100	125	17,3	5,8	0,7	(0)	●
Hähnchenherz, frisch oder TK	125	156	21,6	7,3	0,9	(0)	●
Hähnchenkeule, frisch oder TK	100	173	18,2	11,2	+	(0)	●
Hähnchenkeule, frisch oder TK	150	259	27,2	16,8	+	(0)	●
Hähnchenklein, frisch oder TK	100	209	16,5	16	+	(0)	●
Hähnchenklein, frisch oder TK	150	313	24,8	24	+	(0)	●
Hähnchenleber, frisch oder TK	100	139	19,1	4,7	5	0,4	●
Hähnchenleber, frisch oder TK	125	174	23,9	5,9	6,3	0,5	●
Hähnchenmagen, frisch	100	113	18,2	4,2	0,6	(0)	●
Hähnchenmagen, frisch	125	142	22,7	5,2	0,7	(0)	●

Lebensmittel Angabe je 100 g/je Portion	Portion	Energie	Eiweiß	Fett	Kohlenhydrate	Broteinheit	GLYX-Ampel
	g	kcal	g	g	g	BE	
Halbfettmargarine	100	368	1,6	40	0,4	0	● (grau)
Halbfettmargarine, 1 EL	10	37	0,2	4	+	0	● (grau)
Halbfett-Pflanzen-Diät-Margarine, *Vitaquell*	100	366	1,6	40	0,4	(0)	● (grau)
Halbfett-Pflanzen-Diät-Margarine, *Vitaquell*, 1 EL	10	37	0,2	4	+	(0)	● (grau)
Hamburger, *McDonald's*	100	232	14	12	17	1,4	● (gelb)
Hamburger, *McDonald's*	315	712	43	36	54	4,5	● (gelb)
Hammelfilet	100	150	28,8	3,7	+	(0)	● (grau)
Hammelfilet	150	224	43,2	5,6	+	(0)	● (grau)
Hammelkotelett	100	255	24,5	15,8	4	(0)	● (grau)
Hammelkotelett	150	383	36,7	23,7	6,1	(0)	● (grau)
Hammelsteak	100	252	25,4	16,7	+	(0)	● (grau)
Hammelsteak	150	376	38,1	25,1	+	(0)	● (grau)
Hartkaramelle	100	385	0,5	0,3	95	7,9	● (rot)
Hartkaramelle, 1 St.	5	19	0	0	4,8	0,4	● (rot)
Hartkaramelle, gefüllt mit Honig und Malz	100	353	0,2	0	88,1	7,3	● (rot)
Hartkaramelle, gefüllt mit Honig und Malz, 1 St.	5	18	0	0	4,4	0,4	● (rot)
Harzer Käse	100	126	30	0,7	+	(0)	● (grau)
Harzer Käse	30	38	9	0,2	+	(0)	● (grau)
Haselnuss, frisch	100	644	12	61,6	10,5	0,9	● (grün)
Haselnuss, frisch, 5 St.	15	96	1,8	9,2	1,6	(0)	● (grün)
Haselnuss, geröstet	100	668	10,9	65,1	9,6	0,8	● (grün)
Haselnuss, geröstet, 5 St.	15	100	1,6	9,8	1,4	(0)	● (grün)
Haselnussbrot	100	244	8	10	30,5	2,5	● (gelb)
Haselnussbrot	50	122	4	5	15,3	1,3	● (gelb)
Haselnusskrokant	100	451	2,4	12,3	82	6,8	● (gelb)
Haselnusskrokant, 1 EL	20	90	0,5	2,5	16,4	1,4	● (gelb)
Haselnussmakronen	100	348	8,9	22,9	26,9	2,2	● (gelb)
Haselnussmakronen, 1 St.	20	70	1,8	4,6	5,4	0,5	● (gelb)
Haselnussmark, ungezuckert	100	661	12,3	63,2	10,8	0,9	● (grün)

Lebensmittel Angabe je 100 g/je Portion	Portion g	Energie kcal	Eiweiß g	Fett g	Kohlenhydrate g	Broteinheit BE	GLYX-Ampel
Haselnussmark, ungezuckert, 1 EL	20	132	2,5	12,6	2,2	0,2	
Haselnussöl	100	900	0	100	0	0	
Haselnussöl, 1 EL	10	90	0	10	0	0	
Haselnussplätzchen	100	469	7,7	31,6	39,1	3,3	
Haselnussplätzchen	30	141	2,3	9,5	11,7	1,0	
Haselnussvollkornbrot	100	308	10,1	9	46	3,8	
Haselnussvollkornbrot	50	154	5,1	4,5	23	1,9	
Hasenfleisch, frisch	100	116	22	3	+	(0)	
Hasenfleisch, frisch	150	174	33	4,5	+	(0)	
Hecht, frisch, Fischzuschnitt	100	82	18,4	0,9	+	(0)	
Hecht, frisch, Fischzuschnitt	150	123	27,6	1,3	+	(0)	
Hefe, Bäcker-, gepresst	100	83	16,7	1,2	1,1	0,1	
Hefe, Bäcker-, gepresst, 1 TL	5	4	0,8	0,1	0,1	0,0	
Hefe, Bäcker-, getrocknet	100	288	35,6	1,5	32	2,7	
Hefe, Bäcker-, getrocknet, 1 TL	5	14	1,8	0,1	1,6	0,1	
Hefeteig, leicht	100 / Port.	290	6,8	8,3	46,5	3,9	
Hefeteig, mittelschwer	100 / Port.	302	7,3	10,7	43,7	3,6	
Hefeteig, schwer	100 / Port.	352	6,6	17,3	42,5	3,5	
Heidelbeere, frisch	100	37	0,6	0,6	7,4	0,6	
Heidelbeere, frisch	125	48	0,8	0,8	9,3	0,8	
Heidelbeere, Konserve, abgetropft	100	70	0,4	0,4	16,1	1,3	
Heidelbeere, Konserve, abgetropft	125	87	0,5	0,5	20,1	1,7	
Heidelbeere, TK	100	39	0,6	0,6	7,7	0,6	
Heidelbeere, TK	125	49	0,8	0,8	9,7	0,8	
Heilbutt, frisch, Fischzuschnitt	100	97	20,1	1,7	+	(0)	
Heilbutt, frisch, Fischzuschnitt	150	145	30,2	2,6	+	(0)	
Heilbutt, geräuchert	100	102	21,3	1,8	+	(0)	
Heilbutt, geräuchert	75	77	16	1,4	+	(0)	

Lebensmittel Angabe je 100 g/je Portion	Portion	Energie	Eiweiß	Fett	Kohlen-hydrate	Brot-einheit	GLYX-Ampel
	g	kcal	g	g	g	BE	
Heilbutt, TK	100	97	20,1	1,7	+	(0)	●
Heilbutt, TK	150	145	30,2	2,6	+	(0)	●
Hering, frisch, Fischzuschnitt	100	206	18,2	15	+	(0)	●
Hering, frisch, Fischzuschnitt	150	310	27,3	22,5	+	(0)	●
Hering, Konserve in Öl, abgetropft	100	207	17	15,7	+	(0)	●
Hering, Konserve in Öl, abgetropft	60	124	10,2	9,4	+	(0)	●
Hering, TK	100	206	18,2	15	+	(0)	●
Hering, TK	150	310	27,3	22,5	+	(0)	●
Heringsfilet in Dillrahmcreme	100	172	11,3	13,3	2,1	(0)	●
Heringsfilet in Dillrahmcreme	60	103	6,8	8	1,3	(0)	●
Heringsfilet in Sahne-Meerrettichcreme	100	176	10,7	14,1	1,8	(0)	●
Heringsfilet in Sahne-Meerrettichcreme	60	106	6,4	8,5	1,1	(0)	●
Heringsfilet in Senfcreme	100	176	11,1	13,6	2,5	(0)	●
Heringsfilet in Senfcreme	60	105	6,6	8,2	1,5	(0)	●
Heringsfilet in Tomatensoße	100	184	14,9	13,1	1,8	(0)	●
Heringsfilet in Tomatensoße	60	110	9	7,9	1,1	(0)	●
Heringsrogen, frisch	100	139	26	3,1	1,5	(0)	●
Heringsrogen, frisch	50	69	13	1,5	0,8	(0)	●
Heringssalat, mit Roten Beten und Äpfeln	100	152	6,1	11,3	6,5	0,5	●
Heringssalat, mit Roten Beten und Äpfeln	150	228	9,2	16,9	9,7	0,8	●
Heringssalat, mit Sahnesoße	100	181	5,3	15,6	4,9	0,4	●
Heringssalat, mit Sahnesoße	150	272	7,9	23,5	7,4	0,6	●
Himbeere, frisch	100	37	1,3	0,3	4,8	0,4	●
Himbeere, frisch	125	48	1,6	0,4	6	0,5	●
Himbeere, Konserve, abgetropft	100	70	0,7	0,2	14,6	1,2	●
Himbeere, Konserve, abgetropft	125	87	0,9	0,2	18,2	1,5	●
Himbeere, TK	100	39	1,4	0,3	5	0,4	●

Lebensmittel Angabe je 100 g/je Portion	Portion g	Energie kcal	Eiweiß g	Fett g	Kohlen-hydrate g	Brot-einheit BE	GLYX-Ampel
Himbeere, TK	125	49	1,7	0,4	6,3	0,5	●
Himbeereis	100	266	2,1	3,1	12,1	1,0	●
Himbeereis	50	53	1,1	1,5	6	0,5	●
Himbeergeist	100	242	0	0	0	0	*
Himbeergeist	20	48	0	0	0	0	*
Himbeergelee	100	37	1,5	0,2	7,4	0,6	●
Himbeergelee, 1 EL	20	7	0,3	0	1,5	0,1	●
Himbeerkaltschale	100	45	2,1	0,8	7,4	0,6	●
Himbeerkaltschale	125	57	2,7	1	9,3	0,8	●
Himbeersorbet	100	111	0,5	0,1	26	2,2	●
Himbeersorbet	50	56	0,2	0,1	13	1,1	●
Hinterschinken, Schwein	100	121	19,5	4,3	1,1	(0)	●
Hinterschinken, Schwein	30	36	5,8	1,3	0,3	(0)	●
Hirnwurst	100	280	14,8	24,4	1	(0)	●
Hirnwurst	30	84	4,4	7,3	0,3	(0)	●
Hirschpastete	100	224	22,3	15	+	(0)	●
Hirschpastete	30	67	6,7	4,5	+	(0)	●
Hirschrücken, frisch	100	113	20,6	3,3	+	(0)	●
Hirschrücken, frisch	150	170	30,9	5	+	(0)	●
Hirschrücken, TK	100	113	20,6	3,3	+	(0)	●
Hirschrücken, TK	150	170	30,9	5	+	(0)	●
Hirschsalami	100	295	22,2	23	0,2	0,0	●
Hirschsalami	30	88	6,7	6,9	0,1	0,0	●
Hirse, ganzes Korn	100	331	9,6	3,6	64	5,3	●
Hirse, ganzes Korn, 1 EL	15	50	1,4	0,5	9,6	0,8	●
Hirsebrot	100	234	7	1,9	46,5	3,9	●
Hirsebrot	50	117	3,5	0,9	23,3	1,9	●
Hirsebrot, glutenfrei	100	253	4,4	2,2	53,1	4,4	●
Hirsebrot, glutenfrei	50	126	2,2	1,1	26,5	2,2	●
Hirsebrötchen	100	246	7,4	2	49	4,1	●

Lebensmittel Angabe je 100 g/je Portion	Portion g	Energie kcal	Eiweiß g	Fett g	Kohlen-hydrate g	Brot-einheit BE	GLYX-Ampel
Hirsebrötchen	50	123	3,7	1	24,5	2,0	●
Hirseflocken	100	350	9,8	3,9	68,8	5,7	●
Hirseflocken, 1 EL	15	53	1,5	0,6	10,3	0,9	●
Hirsekekse, glutenfrei	100	345	3,1	18,9	40,7	3,4	●
Hirsekekse, glutenfrei	25	86	0,8	4,7	10,2	0,9	●
Hirsemehl	100	340	5,8	1,7	75,4	6,3	●
Hirsemehl, 1 EL	15	52	0,9	0,3	11,3	0,9	●
Hirsemüsli, glutenfrei	100	307	9,2	5,5	54,3	4,5	●
Hirsemüsli, glutenfrei, 1 EL	20	61	1,8	1,1	10,9	0,9	●
Hirseschrot	100	350	9,8	3,9	68,8	5,7	●
Hirseschrot, 1 EL	15	53	1,5	0,6	10,3	0,9	●
Hirsevollkornbrot	100	217	7,3	1,8	42,3	3,5	●
Hirsevollkornbrot	50	109	3,6	0,9	21,2	1,8	●
Hirsevollkornflocken	100	350	9,8	3,9	68,8	5,7	●
Hirsevollkornflocken, 1 EL	15	53	1,5	0,6	10,3	0,9	●
Hobelkäse, 50 % Fett i. Tr.	100	474	33	38	+	(0)	●
Hobelkäse, 50 % Fett i. Tr.	30	142	9,9	11,4	+	(0)	●
Hobbits, kernig, *Brandt*	100	468	7,9	20	64	5,3	●
Hobbits, kernig, *Brandt*, 1 St.	11	51	1	2	7	0,6	●
Holunderbeere, frisch	100	48	2,5	0,5	7,4	0,6	●
Holunderbeere, frisch	125	59	3,1	0,6	9,3	0,8	●
Holunderbeer-Fruchtsaft	100	46	2,3	0,4	8,3	0,7	●
Holunderbeer-Fruchtsaft	150	69	3,5	0,6	12,5	1,0	●
Honig	100	306	0,4	0	75,1	6,3	●
Honig, 1 EL	10	31	0	0	7,5	0,6	●
Honigkuchen	100	298	4,3	1,3	67,3	5,6	●
Honigkuchen	50	149	2,1	0,6	33,7	2,8	●
Honigkuchen, Ostpreußischer	100	377	6,3	10,8	63,1	5,3	●
Honigkuchen, Ostpreußischer	70	264	4,4	7,5	44,2	3,7	●
Honigkuchen, Schokoladen-	100	373	5,5	5,7	75	6,3	●
Honigkuchen, Schokoladen-	70	261	3,8	4	52,5	4,4	●

Lebensmittel Angabe je 100 g/je Portion	Portion g	Energie kcal	Eiweiß g	Fett g	Kohlen-hydrate g	Brot-einheit BE	GLYX-Ampel
Honigkuchenplätzchen	100	370	5,7	5,4	74,7	6,2	rot
Honigkuchenplätzchen	70	259	4	3,8	52,3	4,4	rot
Honigmelone	100	26	0,9	0,1	5,3	0,4	gelb
Honigmelone	125	33	1,1	0,1	6,6	0,6	gelb
Hühnerbrühe/-bouillon, gekörnt	100	149	17	4	11	0,9	grau
Hühnerbrühe/-bouillon, gekörnt, 1 TL	5	7	0,9	0,2	0,6	(0)	grau
Hühnerei, frisch	100	154	12,9	11,2	0,7	(0)	grau
Hühnerei, frisch	60	93	7,7	6,7	0,4	(0)	grau
Hühnerfrikassee	100	147	9,6	11,3	2,1	0,2	gelb
Hühnerfrikassee	350	515	33,5	39,5	7,2	0,6	gelb
Hühnersuppentopf, mit Reis	100	45	5	1,7	2,3	0,2	gelb
Hühnersuppentopf, mit Reis	250	113	12,5	4,3	5,7	0,5	gelb
Hummer, frisch	100	83	18,8	0,9	+	(0)	grau
Hummer, frisch	150	125	28,2	1,4	+	(0)	grau
Hummer, Konserve, abgetropft	100	83	18,6	0,9	+	(0)	grau
Hummer, Konserve, abgetropft	65	54	12,1	0,6	+	(0)	grau
Hummer, TK	100	83	18,8	0,9	+	(0)	grau
Hummer, TK	150	125	28,2	1,4	+	(0)	grau
Hüttenkäse	100	81	13,6	2,9	+	(0)	grau
Hüttenkäse	30	24	4,1	0,9	+	(0)	grau

I

Lebensmittel	Portion	Energie	Eiweiß	Fett	Kohlenhydrate	BE	GLYX-Ampel
Ingwer, kandiert	100	260	0,5	0,4	62,8	5,2	rot
Ingwer, kandiert	25	65	0,1	0,1	15,7	1,3	rot
Ingwerknolle	100	50	1,2	1	9	0,8	grün
Ingwerknolle	1	1	0	0	0,1	(0)	grün
Ingwerplätzchen, feine	100	281	10,2	15,6	24,9	2,1	gelb
Ingwerplätzchen, feine	20	56	2	3,1	5	0,4	gelb
Ingwer-Schoko-Stangen	100	345	10	14	44,5	3,7	gelb
Ingwer-Schoko-Stangen	20	69	2	2,8	8,9	0,7	gelb
Instant Haferflocken, *Kölln*	100	354	13,9	6,8	58,4	4,9	gelb

Lebensmittel Angabe je 100 g/je Portion	Portion	Energie	Eiweiß	Fett	Kohlenhydrate	Broteinheit	GLYX-Ampel
	g	kcal	g	g	g	BE	
Instant Haferflocken, *Kölln*	40	141	5,6	2,7	23,4	2,0	
Invertzucker	100	399	0	0	99,8	8,3	
Invertzucker	5	20	0	0	5	0,4	
Irish Stew	100	79	4,5	3,6	6,7	0,6	
Irish Stew	400	314	18	14,5	26,9	2,2	
Italian Dressing, FP	100	230	1,2	20,6	9,8	0,8	
Italian Dressing, FP	20	46	0,3	4,1	2	(0)	
Italienischer Tomatenaufstrich	100	91	4,2	6	4,9	0,4	
Italienischer Tomatenaufstrich	30	27	1,3	1,8	1,5	0,1	
Italienisches Zucchini-Risotto	100	75	2,8	2,3	10,8	0,9	
Italienisches Zucchini-Risotto	300	225	8,3	6,9	32,3	2,7	

J

Lebensmittel Angabe je 100 g/je Portion	Portion	Energie	Eiweiß	Fett	Kohlenhydrate	Broteinheit	GLYX-Ampel
Jacobsmuschel, frisch	100 / Port.	77	11,1	0,9	5,9	0,5	
Jagdwurst	100	205	14,8	16,2	+	(0)	
Jagdwurst	20	41	3	3,2	+	(0)	
Jagdwurst, fettarm	100	205	17,2	15,2	+	(0)	
Jagdwurst, fettarm	20	41	3,4	3	+	(0)	
Jagdwurst, Konserve	100	281	13	25	1	(0)	
Jagdwurst, Konserve	20	56	2,6	5	0,2	(0)	
Joghurt, *Activia* Bio, natur, 3,5 % Fett	100	75	4,6	3,5	6,2	0,5	
Joghurt, *Activia* Bio, natur, 3,5 % Fett	115	86	5,7	4	6,9	0,6	
Joghurt, *Activia* classic, natur, 3,5 % Fett	100	75	5	3,5	6	0,5	
Joghurt, *Activia* classic, natur, 3,5 % Fett	115	86	5,7	4	6,9	0,6	
Joghurt, *Activia* classic, natur, 0,1 % Fett	100	51	5,6	0,1	6,8	0,6	
Joghurt, *Activia* classic, natur, 0,1 % Fett	115	58	6,4	0,1	7,8	0,7	
Joghurt, *Activia* Erdbeere	100	98	3,7	2,8	13,9	1,2	
Joghurt, *Activia* Erdbeere	115	113	4,3	3,2	16	1,4	

Lebensmittel Angabe je 100 g/je Portion	Portion g	Energie kcal	Eiweiß g	Fett g	Kohlenhydrate g	Broteinheit BE	GLYX-Ampel
Joghurt, *Activia* mit Fruchtpüree Erdbeere	100	98	4	3	13,7	1,1	
Joghurt, *Activia* mit Fruchtpüree Erdbeere	115	117	4,8	3,6	16,4	1,4	
Joghurt, *Activia* mit Ballaststoffen, Cerealien	100	101	3,8	3,3	13,9	1,2	
Joghurt, *Activia* mit Ballaststoffen, Cerealien	115	111	4,4	3,3	16	1,3	
Joghurt, *Almighurt*, 1,8 % Fett, *Ehrmann*	100	62	3,1	1,1	10	0,8	
Joghurt, *Almighurt*, 1,8 % Fett, *Ehrmann*	150	94	4,7	1,7	15	1,3	
Joghurt, *Almighurt*, 0,1 % Fett, *Ehrmann*	100	82	3,8	0,1	16,1	1,3	
Joghurt, *Almighurt*, 0,1 % Fett, *Ehrmann*	150	123	5,7	0,2	24,2	2	

K

Lebensmittel	Portion	Energie	Eiweiß	Fett	Kohlenhydrate	Broteinheit	GLYX-Ampel
Kabeljau, frisch, Fischzuschnitt	100	77	17,4	0,7	+	(0)	
Kabeljau, frisch, Fischzuschnitt	150	115	26,1	1	+	(0)	
Kabeljau, geräuchert	100	81	18,5	0,7	+	(0)	
Kabeljau, geräuchert	75	61	13,9	0,5	+	(0)	
Kabeljau, TK	100	77	17,4	0,7	+	(0)	
Kabeljau, TK	150	115	26,1	1	+	(0)	
Kaffee	100	2	0,2		0,3	(0)	
Kaffee	150	3	0,3		0,5	(0)	
Kaffeesahne, 10 % Fett	100	117	3,1	10	4	(0)	
Kaffeesahne, 10 % Fett, 1 Pck.	10	12	0,3	1	0,4	(0)	
Kaffeesahne, 15 % Fett	100	160	3	15	3,8	(0)	
Kaffeesahne, 15 % Fett, 1 Pck.	10	16	0,3	1,5	0,4	(0)	
Kaffeesahne, 20 % Fett	100	203	2,8	20	3,6	(0)	
Kaffeesahne, 20 % Fett, 1 Pck.	10	20	0,3	2	0,4	(0)	
Kaffeesahne, 30 % Fett	100	276	2,6	28	3,3	(0)	
Kaffeesahne, 30 % Fett, 1 Pck.	10	28	0,3	2,8	0,3	(0)	
Kaffeesahne, laktosefrei	100	117	3,1	10	4	(0)	

Lebensmittel Angabe je 100 g/je Portion	Portion g	Energie kcal	Eiweiß g	Fett g	Kohlen-hydrate g	Brot-einheit BE	GLYX-Ampel
Kaffeesahne, laktosefrei, 1 Pck.	10	12	0,3	1	0,4	(0)	grün
Kaffeeweißer	100	549	4	35	55	4,6	gelb
Kaffeeweißer, 1 TL	5	27	0,2	1,8	2,8	0,2	gelb
Kakaobutter	100	896		99,5	+	(0)	grau
Kakaobutter	20	179		19,9	+	(0)	grau
Kakaodrink	100	53	3,4	0,2	9,3	0,8	gelb
Kakaodrink	150	80	5,1	0,3	14	1,2	gelb
Kakaogetränkepulver, löslich	100	386	5,5	6	77,4	6,5	rot
Kakaogetränkepulver, löslich, 1 TL	4	15	0,2	0,2	3,1	0,3	rot
Kakaopulver, schwach entölt	100	342	19,8	24,5	10,8	0,9	grün
Kakaopulver, schwach entölt, 1 TL	4	14	0,8	1	0,4	(0)	grün
Kakaopulver, stark entölt	100	253	23,1	12	12,6	1,1	grün
Kakaopulver, stark entölt, 1 TL	5	13	1,2	0,6	0,6	0,1	grün
Kaki, frisch	100	71	0,6	0,3	16	1,3	grün
Kaki, frisch	125	89	0,8	0,4	20	1,7	grün
Kaki, Konserve, abgetropft	100	95	0,5	0,3	22,1	1,8	rot
Kaki, Konserve, abgetropft	125	119	0,7	0,3	27,6	2,3	rot
Kalbsbries, frisch	100 / Port.	100	17,2	3,4	+	(0)	grau
Kalbsbrust, Spannrippe, frisch	100	131	18,6	6,3	+	(0)	grau
Kalbsbrust, Spannrippe, frisch	150	197	27,9	9,5	+	(0)	grau
Kalbsfilet (Lende), frisch	100	111	20,2	3,3	+	(0)	grau
Kalbsfilet (Lende), frisch	125	139	25,2	4,2	+	(0)	grau
Kalbsgulasch, frisch	100	125	19,3	5,3	+	(0)	grau
Kalbsgulasch, frisch	150	187	28,9	7,9	+	(0)	grau
Kalbshackfleisch, frisch	100 / Port.	148	19,7	7,7	+	(0)	grau
Kalbshinterhaxe, frisch	100	123	20,7	4,4	+	(0)	grau
Kalbshinterhaxe, frisch	150	184	31	6,6	+	(0)	grau
Kalbshirn, frisch	100 / Port.	117	10,3	8,2	0,5	(0)	grau

Lebensmittel Angabe je 100 g/je Portion	Portion g	Energie kcal	Eiweiß g	Fett g	Kohlenhydrate g	Broteinheit BE	GLYX-Ampel
Kalbskeule, frisch	100	102	21,3	1,8	+	(0)	●
Kalbskeule, frisch	150	153	32	2,7	+	(0)	●
Kalbskotelett, frisch	100	146	19,1	7,8	+	(0)	●
Kalbskotelett, frisch	150	220	28,6	11,7	+	(0)	●
Kalbsleber, frisch	100 / Port.	139	20,1	4,4	4,6	0,4	●
Kalbsleberwurst, Diät, *becel*	100	255	15	21	2	0,2	●
Kalbsleberwurst, Diät, *becel*	30	76	4,5	6,3	0,6	0,1	●
Kalbslunge, frisch	100 / Port.	86	16,3	2,3	+	(0)	●
Kalbsnacken, Kamm, frisch	100	128	19,6	5,5	+	(0)	●
Kalbsnacken, Kamm, frisch	150	192	29,4	8,3	+	(0)	●
Kalbsroulade, frisch	100	102	21,3	1,8	+	(0)	●
Kalbsroulade, frisch	150	153	31,9	2,6	+	(0)	●
Kalbsrücken, Kotelett, frisch	100	105	20,2	2,6	+	(0)	●
Kalbsrücken, Kotelett, frisch	150	157	30,3	3,9	+	(0)	●
Kalbsschnitzel, frisch	100	113	21	3,1	+	(0)	●
Kalbsschnitzel, frisch	150	170	31,5	4,7	+	(0)	●
Kalbsschulter, Bug, frisch	100	107	19,8	3	+	(0)	●
Kalbsschulter, Bug, frisch	150	161	29,7	4,5	+	(0)	●
Kalbsschwanz, Nussstück, frisch	100	102	21,3	1,8	+	(0)	●
Kalbsschwanz, Nussstück, frisch	150	153	32	2,7	+	(0)	●
Kalbssteak, frisch	100	105	20,2	2,6	+	(0)	●
Kalbssteak, frisch	150	157	30,3	3,9	+	(0)	●
Kalbszunge, frisch	100 / Port.	180	17,2	11,6	1,9	(0)	●
Kamut, Vollkorn	100	358	17,3	2,6	66,7	5,6	●
Kamut, Vollkorn, 1 EL	15	54	2,6	0,4	10	0,8	●
Kaninchen (Hauskaninchen), frisch	100	146	19,3	7,6	+	(0)	●
Kaninchen (Hauskaninchen), frisch	150	219	29	11,4	+	(0)	●
Kaninchen (Wildkaninchen)	100	109	21,8	2,3	+	(0)	●

Lebensmittel Angabe je 100 g/je Portion	Portion	Energie	Eiweiß	Fett	Kohlen-hydrate	Brot-einheit	GLYX-Ampel
	g	kcal	g	g	g	BE	
Kaninchen (Wildkaninchen)	150	163	32,7	3,5	+	(0)	⚫
Kapern	100	414	6	20,1	52	4,3	🟢
Kapern, 1 EL	12	50	0,7	2,4	6,2	0,5	🟢
Karpfen, frisch, Fischzuschnitt	100	116	18	4,8	+	(0)	⚫
Karpfen, frisch, Fischzuschnitt	150	173	27	7,2	+	(0)	⚫
Karpfen, geräuchert	100	123	19,1	5,1	+	(0)	⚫
Karpfen, geräuchert	75	92	14,3	3,8	+	(0)	⚫
Karpfen, TK	100	116	18	4,8	+	(0)	⚫
Karpfen, TK	150	173	27	7,2	+	(0)	⚫
Kartoffelbreipulver	100	328	8,6	0,6	71	5,9	🔴
Kartoffelbreipulver	25	82	2,2	0,1	17,8	1,5	🔴
Kartoffelchips	100	535	5,5	39,4	40,6	3,4	🔴
Kartoffelchips	30	161	1,6	11,8	12,2	1,0	🔴
Kartoffelkloß, TP	100	325	5,7	0,3	73,7	6,1	🔴
Kartoffelkloß,TP	30	97	1,7	0,1	22,1	1,8	🔴
Kartoffeln, geschält, frisch	100	68	2	0,1	14,8	1,2	🔴
Kartoffeln, geschält, frisch	200	137	4,1	0,2	29,6	2,5	🔴
Kartoffeln, ungeschält, frisch	100	68	2	0,1	14,8	1,2	🟡
Kartoffeln, ungeschält, frisch	240	164	4,9	0,3	35,5	3,0	🟡
Kartoffelpuffer, glutenfrei	100	153	3,3	7,1	18,6	1,6	🔴
Kartoffelpuffer, glutenfrei	70	107	2,3	4,9	13	1,1	🔴
Kartoffelstärkemehl	100	336	0,6	0,1	83,1	6,9	🔴
Kartoffelstärkemehl, 1 EL	20	67	0,1	0	16,6	1,4	🔴
Kartoffelsticks, verzehrfertig	100	492	6,5	31,5	46,1	3,8	🔴
Kartoffelsticks, verzehrfertig	25	123	1,6	7,9	11,5	1,0	🔴
Kartoffelwurst	100	304	10,4	27	5,4	0,5	🟡
Kartoffelwurst	30	91	3,1	8,1	1,6	0,1	🟡
Käsekuchen, aus Hefeteig	100	310	6	17,1	32,9	2,7	🟡
Käsekuchen, aus Mürbeteig	100	331	10,6	17	33,5	2,8	🟡
Käsekuchen, glutenfrei	100 / Port.	217	7,1	9	26,6	2,2	🟡

Lebensmittel Angabe je 100 g/je Portion	Portion g	Energie kcal	Eiweiß g	Fett g	Kohlenhydrate g	Broteinheit BE	GLYX-Ampel
Käsekuchen, mit Streuseln, aus Mürbeteig	100 / Port.	264	9	12,7	28	2,3	● (gelb)
Käsepastete, mit Walnüssen, 50 % Fett i. Tr.	100	314	12,5	28	3,1	(0)	● (grau)
Käsepastete, mit Walnüssen, 50 % Fett i. Tr.	30	94	3,8	8,4	+	(0)	● (grau)
Käsesahnetorte	100	209	5,9	6,2	31,4	2,6	● (gelb)
Käsesahnetorte	120	251	7,1	7,5	37,7	3,1	● (gelb)
Käsespätzle	100	180	8,2	8,8	17	1,4	● (gelb)
Käsespätzle	200	361	16,3	17,7	34	2,8	● (gelb)
Kasseler	100	172	16,6	11,4	0,9	(0)	● (grau)
Kasseler	30	52	5	3,4	0,3	(0)	● (grau)
Kastanie (Marone), frisch	100	173	2,5	1,9	36	3,0	● (gelb)
Kastanie (Marone), frisch	60	104	1,5	1,1	21,6	1,8	● (gelb)
Kastanie (Marone), geröstet	100	239	2,3	10,8	33	2,8	● (gelb)
Kastanie (Marone), geröstet	60	143	1,4	6,5	19,8	1,7	● (gelb)
Kastanie (Marone), Mus	100	178	2,6	2	37,1	3,1	● (gelb)
Kastanie (Marone), Mus	20	36	0,5	0,4	7,4	0,6	● (gelb)
Kastanie (Marone), TK	100	169	2,5	1,9	34,9	2,9	● (gelb)
Kastanie (Marone), TK	60	101	1,5	1,1	21	1,8	● (gelb)
Kastanienbrot, glutenfrei	100	177	1,4	0,8	40,6	3,4	● (gelb)
Kastanienbrot, glutenfrei	30	53	0,4	0,3	12,2	1,0	● (gelb)
Katfisch, frisch, Fischzuschnitt	100	88	17,5	2	+	(0)	● (grau)
Katfisch, frisch, Fischzuschnitt	150	133	26,3	2,9	+	(0)	● (grau)
Katfisch, geräuchert	100	94	18,6	2,1	+	(0)	● (grau)
Katfisch, geräuchert	75	70	14	1,6	+	(0)	● (grau)
Katfisch, TK	100	88	17,5	2	+	(0)	● (grau)
Katfisch, TK	150	133	26,3	2,9	+	(0)	● (grau)
Kaugummi	100	381	0,1	0	95,2	7,9	● (rot)
Kaugummi, 1 St.	3	12	+	0	2,9	0,2	● (rot)
Kaviar, russischer, echt	100	259	26,1	15,5	4	0,3	● (grau)
Kaviar, russischer, echt, 1 TL	5	13	1,3	0,8	0,2	0,0	● (grau)

Lebensmittel Angabe je 100 g/je Portion	Portion g	Energie kcal	Eiweiß g	Fett g	Kohlen- hydrate g	Brot- einheit BE	GLYX-Ampel
Kaviarersatz	100	102	17,8	2,5	1,7	0,1	grau
Kaviarersatz, 1 TL	5	5	0,9	0,1	0,1	0,0	grau
Kefir, 10 % Fett	100	117	3,1	10	3,7	0,3	grün
Kefir, 10 % Fett	150	176	4,6	15	5,6	0,5	grün
Kefir, 10 % Fett, mit Früchten	100	142	2,7	8,7	13,2	1,1	gelb
Kefir, 10 % Fett, mit Früchten	150	213	4	13,1	19,8	1,7	gelb
Kefir, entrahmt	100	32	3,5	0,1	4,2	0,4	grün
Kefir, entrahmt	150	47	5,2	0,2	6,2	0,5	grün
Kefir, entrahmt, mit Früchten	100	70	3	0,1	14,2	1,2	gelb
Kefir, entrahmt, mit Früchten	150	105	4,5	0,2	21,3	1,8	gelb
Kefir, fettarm	100	44	3,4	1,5	4,1	0,3	grün
Kefir, fettarm	150	66	5,1	2,3	6,2	0,5	grün
Kefir, fettarm, mit Früchten	100	80	2,9	1,3	14,1	1,2	gelb
Kefir, fettarm, mit Früchten	150	120	4,4	1,9	21,2	1,8	gelb
Kefir, vollfett	100	61	3,3	3,5	4	0,3	grün
Kefir, vollfett	150	92	5	5,3	6	0,5	grün
Kefir, vollfett, mit Früchten	100	94	2,9	2,9	14	1,2	gelb
Kefir, vollfett, mit Früchten	150	141	4,3	4,4	21,1	1,8	gelb
Kerbel, frisch	100	48	4,1	0,6	6,2	o. A.	grün
Kerbel, frisch, ½ TL	2	1	0,1	0	0,1	o. A.	grün
Kerbel, getrocknet	100	221	20	2,9	28,7	o. A.	grün
Kerbel, getrocknet, ½ TL	1	2	0,2	0	0,3	o. A.	grün
Ketchup, Barbecue-/ Schaschliksoße	100	110	2,1	0,3	24	2,0	rot
Ketchup, Barbecue-/ Schaschliksoße, 1 EL	20	22	0,4	0,1	4,8	0,4	rot
Ketchup, Curry-	100	110	2	0,3	24	2,0	rot
Ketchup, Curry-, 1 EL	20	22	0,4	0,1	4,8	0,4	rot
Ketchup, Tomaten-, glutenfrei	100	110	2,1	0,3	24	2,0	rot
Ketchup, Tomaten-, glutenfrei	20	22	0,4	0,1	4,8	0,4	rot
Kichererbsen, frisch	100	141	7,5	2,7	21,2	1,8	grün
Kichererbsen, frisch	150	212	11,3	4,1	31,9	2,7	grün

Lebensmittel Angabe je 100 g/je Portion	Portion g	Energie kcal	Eiweiß g	Fett g	Kohlenhydrate g	Broteinheit BE	GLYX-Ampel
Kichererbsen, getrocknet	100	306	19	5,9	44,3	3,7	grün
Kichererbsen, getrocknet	25	77	4,8	1,5	11,1	0,9	grün
Kichererbsen, Konserve, abgetropft	100	125	7,3	2,6	17,5	1,5	grün
Kichererbsen, Konserve, abgetropft	150	187	10,9	3,9	26,2	2,2	grün
Kidneybohnen, Konserve	100	63	5,5	0,4	9,1	0,8	grün
Kidneybohnen, Konserve	225	141	12,4	0,8	20,4	1,7	grün
Kirsche, frisch	100	60	0,9	0,3	13,3	1,1	grün
Kirsche, frisch	125	74	1,1	0,4	16,6	1,4	grün
Kirsche, kandiert	100	260	0,4	0,1	64,3	5,4	rot
Kirsche, kandiert	25	65	0,1	0	16,1	1,3	rot
Kirsche, Sauer-, frisch	100	51	0,9	0,4	11	0,9	grün
Kirsche, Sauer-, frisch	125	64	1,1	0,5	13,8	1,2	grün
Kirsche, Sauer-, Konserve, abgetropft	100	82	0,7	0,3	19	1,6	rot
Kirsche, Sauer-, Konserve, abgetropft	125	102	0,9	0,4	23,8	2,0	rot
Kirsche, Sauer-, TK	100	53	0,9	0,4	11,5	1,0	grün
Kirsche, Sauer-, TK	125	67	1,2	0,5	14,4	1,2	grün
Kirsche, Süß-, Fruchtnektar	100	64	0,3	0,1	15,4	1,3	rot
Kirsche, Süß-, Fruchtnektar	150	96	0,5	0,2	23,1	1,9	rot
Kirsche, Süß-, Fruchtsaft	100	59	0,8	0,2	13,5	1,1	gelb
Kirsche, Süß-, Fruchtsaft	150	89	1,2	0,3	20,25	1,7	gelb
Kirsche, Süß-, Konserve, abgetropft	100	88	0,8	0,3	20,4	1,7	rot
Kirsche, Süß-, Konserve, abgetropft	125	108	0,9	0,3	25,5	2,1	rot
Kirsche, Süß-, TK	100	66	0,9	0,3	13,9	1,2	grün
Kirsche, Süß-, TK	125	82	1,2	0,4	17,3	1,4	grün
Kiwi, frisch	100	53	1	0,6	10,8	0,9	gelb
Kiwi, frisch	125	66	1,3	0,8	13,5	1,1	gelb
Klaffmuschel, frisch	100 / Port.	65	10,5	1,3	2,6	0,2	grau

Lebensmittel Angabe je 100 g/je Portion	Portion g	Energie kcal	Eiweiß g	Fett g	Kohlen-hydrate g	Brot-einheit BE	GLYX-Ampel
Klaffmuschel, Konserve in Öl, abgetropft	100	130	9	9,5	2,3	0,2	●
Klaffmuschel, Konserve in Öl, abgetropft	60	78	5,4	5,7	1,4	0,1	●
Klaffmuschel, TK	100 / Port.	65	10,5	1,3	2,6	0,2	●
Klare Gemüsesuppe	100	19	0,9	0,2	3,2	(0)	●
Klare Gemüsesuppe	250	47	2,3	0,5	8,1	(0)	●
Klare Suppe, glutenfrei	100	49	5,5	2,6	0,8	(0)	●
Klare Suppe, glutenfrei	250	123	13,9	6,5	2,1	(0)	●
Knäckebrot, *leicht & cross*	100	345	11,2	1,3	70,8	5,9	●
Knäckebrot, *leicht & cross*, 1 St.	7	24	0,8	0,1	5	0,4	●
Knäckebrot, Roggen, mit Kleie	100	323	10,1	1,7	65,6	5,5	●
Knäckebrot, Roggen, mit Kleie, 1 St.	10	32	1	0,2	6,6	0,6	●
Knäckebrot, Roggen, mit Mehrkorn	100	345	10,1	2,5	69,4	5,8	●
Knäckebrot, Roggen, mit Mehrkorn, 1 St.	10	35	1	0,3	6,9	0,6	●
Knäckebrot, Roggen, mit Schrotanteilen	100	333	9,8	1,5	69	5,8	●
Knäckebrot, Roggen, mit Schrotanteilen, 1 St.	10	33	1	0,2	6,9	0,6	●
Knäckebrot, Roggen, mit Sesam	100	350	10,1	4,7	65,7	5,5	●
Knäckebrot, Roggen, mit Sesam, 1 St.	10	35	1	0,5	6,6	0,6	●
Knäckebrot, Weizen, mit Kleie	100	344	11,1	2,2	68,9	5,7	●
Knäckebrot, Weizen, mit Kleie, 1 St.	10	34	1,1	0,2	6,9	0,6	●
Knäckebrot, Weizen, mit Mehrkorn	100	343	9,3	1,5	71,8	6,0	●
Knäckebrot, Weizen, mit Mehrkorn, 1 St.	10	34	0,9	0,2	7,2	0,6	●
Knäckebrot, Weizen, mit Schrotanteilen	100	357	10,9	2,1	72,5	6,0	●
Knäckebrot, Weizen, mit Schrotanteilen, 1 St.	10	36	1,1	0,2	7,3	0,6	●

Lebensmittel Angabe je 100 g/je Portion	Portion g	Energie kcal	Eiweiß g	Fett g	Kohlenhydrate g	Broteinheit BE	GLYX-Ampel
Knäckebrot, Weizen, mit Sesam	100	372	11,2	5,3	69	5,8	●
Knäckebrot, Weizen, mit Sesam, 1 St.	10	37	1,1	0,5	6,9	0,6	●
Knackwurst	100	283	12,7	26	0,3	(0)	●
Knackwurst	30	85	3,8	7,8	0,1	(0)	●
Knoblauch, frisch	100	142	6,1	0,1	28,4	2,4	●
Knoblauch, frisch, ½ TL	2	3	0,1	+	0,6	0,1	●
Knoblauch, Pulver	100	350	15,9	0,3	71,1	5,9	●
Knoblauch, Pulver, ½ TL	1	4	0,2	+	0,7	0,1	●
Knoblauchwurst, Cabanossi	100	313	13	29,3	0,3	(0)	●
Knoblauchwurst, Cabanossi	30	94	3,9	8,8	0,1	(0)	●
Knoblauchwurst, einfach	100	367	15,7	34,2	0,4	(0)	●
Knoblauchwurst, einfach	30	110	4,7	10,3	0,1	(0)	●
Knoblauchwurst, rohe Krakauer	100	332	14,6	30,8	0,2	(0)	●
Knoblauchwurst, rohe Krakauer	30	100	4,4	9,3	0,1	(0)	●
Knollensellerie, frisch	100	19	1,7	0,3	2,3	o. A.	●
Knollensellerie, frisch	200	39	3,4	0,6	4,5	o. A.	●
Knollensellerie, gesäuert	100	11	0,9	0,2	1,1	o. A.	●
Knollensellerie, gesäuert	50	5	0,4	0,1	0,6	o. A.	●
Knollensellerie, getrocknet	100	187	16,9	3	21,2	o. A.	●
Knollensellerie, getrocknet	25	47	4,2	0,7	5,3	o. A.	●
Knollensellerie, Konserve, abgetropft	100	16	1,6	0,3	1,8	o. A.	●
Knollensellerie, Konserve, abgetropft	200	33	3,1	0,6	3,5	o. A.	●
Knollensellerie, TK	100	20	1,8	0,3	2,2	o. A.	●
Knollensellerie, TK	200	40	3,6	0,6	4,5	o. A.	●
Knusperbrot, glutenfrei	100	267	9,7	1,4	52,9	4,4	●
Knusperbrot, glutenfrei, 1 St.	15	40	1,5	0,2	7,9	0,7	●
Kochkäse, 10 % Fett i. Tr.	100	101	14,7	3	3,8	(0)	●
Kochkäse, 10 % Fett i. Tr.	30	30	4,4	0,9	+	(0)	●

Lebensmittel Angabe je 100 g/je Portion	Portion g	Energie kcal	Eiweiß g	Fett g	Kohlen-hydrate g	Brot-einheit BE	GLYX-Ampel
Kochkäse, 40 % Fett i. Tr.	100	187	12	13,9	3,4	(0)	⚫
Kochkäse, 40 % Fett i. Tr.	30	56	3,6	4,2	+	(0)	⚫
Kohlrabi, frisch	100	25	2	0,1	3,7	o. A.	🟢
Kohlrabi, frisch	200	49	4	0,2	7,4	o. A.	🟢
Kohlrabi, TK	100	26	2,2	0,1	3,9	o. A.	🟢
Kohlrabi, TK	200	53	4,4	0,2	7,8	o. A.	🟢
Kohlroulade, mit Fleischfüllung	100	83	5,1	4,8	4,7	0,4	🟡
Kohlroulade, mit Fleischfüllung	300	248	15,2	14,3	14,2	1,2	🟡
Kohlroulade, mit Tomaten-Reis-Füllung	100	57	1,8	1,6	8,7	0,7	🟡
Kohlroulade, mit Tomaten-Reis-Füllung	300	170	5,4	4,7	26,1	2,2	🟡
Kohlrübe, frisch	100	27	1,2	0,2	5	o. A.	🟢
Kohlrübe, frisch	200	55	2,3	0,3	10	o. A.	🟢
Kohlrübe, TK	100	28	1,2	0,2	5	o. A.	🟢
Kohlrübe, TK	200	55	2,4	0,3	10	o. A.	🟢
Kokosfett, gehärtet	100	903	0,8	100	0	0	⚫
Kokosfett, gehärtet, 1 EL	10	90	0,1	10	0	0	⚫
Kokosmakronen	100	439	5,4	26,5	44,6	3,7	🟡
Kokosmakronen	30	132	1,6	8	13,4	1,1	🟡
Kokosmilch	100	24	0,3	0,4	4,9	(0)	⚫
Kokosmilch	50	12	0,1	0,2	2,5	(0)	⚫
Kokosnuss frisch	100	358	3,9	36,5	4,8	0,4	🟢
Kokosnuss frisch	30	107	1,2	11	1,4	0,1	🟢
Kokosnuss, entfettet	100	72	6,1	2	7,4	0,6	🟢
Kokosnuss, entfettet	30	22	1,8	0,6	2,2	0,2	🟢
Kokosnussraspel	100	620	6,2	63,3	6,4	0,5	🟢
Kokosnussraspel	30	183	1,9	19	1,9	0,2	🟢
Kokosschnitte, aus Rührmasse	100	422	6,8	27,3	37,7	3,1	🟡
Kokosschnitte, aus Rührmasse	50	211	3,4	13,7	18,8	1,6	🟡

Lebensmittel Angabe je 100 g/je Portion	Portion g	Energie kcal	Eiweiß g	Fett g	Kohlenhydrate g	Broteinheit BE	GLYX-Ampel
Kondensmilch (Kaffeesahne), 4 % Fett	100	111	7,5	4	10,8	0,9	🟢
Kondensmilch (Kaffeesahne), 4 % Fett, 1 Pck.	7,5	8	0,6	0,3	0,8	(0)	🟢
Kondensmilch (Kaffeesahne), 7,5 % Fett	100	133	6,5	7,5	9,7	0,8	🟢
Kondensmilch (Kaffeesahne), 7,5 % Fett, 1 Pck.	7,5	10	0,5	0,6	0,7	(0)	🟢
Kondensmilch (Kaffeesahne), 10 % Fett	100	176	8,8	10	12,5	1,0	🟢
Kondensmilch (Kaffeesahne), 10 % Fett, 1 Pck.	7,5	13	0,7	0,8	0,9	(0)	🟢
Kondensmilch (Kaffeesahne), 15 % Fett	100	265	12,9	15,1	19	1,6	🟢
Kondensmilch (Kaffeesahne), 15 % Fett, 1 Pck.	7,5	20	1	1,1	1,4	(0)	🟢
Kondensmilch (Kaffeesahne), entrahmt	100	85	8,2	0,2	12,1	1,0	🟢
Kondensmilch (Kaffeesahne), entrahmt , 1 Pck.	7,5	6	0,6	0	0,9	(0)	🟢
Kondensmilch, gezuckert, 10 % Fett	100	343	8	10	54,3	4,5	🔴
Kondensmilch, gezuckert, 10 % Fett	7,5	26	0,6	0,8	4,1	0,3	🔴
Kondensmilch, gezuckert, 7,5 % Fett	100	330	8,2	8	55,5	4,6	🔴
Kondensmilch, gezuckert, 7,5 % Fett	7,5	25	0,6	0,6	4,2	0,4	🔴
Konfitüre, Apfel-	100	276	0,1	0,2	67,6	5,6	🟡
Konfitüre, Apfel-, 2 TL	20	55	0	0	13,5	1,1	🟡
Konfitüre, Aprikosen-	100	266	0,3	0	66,2	5,5	🟡
Konfitüre, Aprikosen-, 2 TL	20	53	0,1	0	13,2	1,1	🟡
Konfitüre, Bananen-	100	286	0,4	0,1	70,9	5,9	🟡
Konfitüre, Bananen-, 2 TL	20	57	0,1	0	14,2	1,2	🟡
Konfitüre, Birnen-	100	272	0,2	0,1	67,6	5,6	🟡
Konfitüre, Birnen-, 2 TL	20	54	+	+	13,5	1,1	🟡
Konfitüre, Dreifrucht-	100	98	1,1	0,2	23	1,9	🟡
Konfitüre, Dreifrucht-, 2 TL	20	19	0,2	+	4,6	0,4	🟡
Konfitüre, Erdbeer-	100	263	0,3	0,2	65,1	5,4	🟡

Lebensmittel Angabe je 100 g/je Portion	Portion g	Energie kcal	Eiweiß g	Fett g	Kohlenhydrate g	Broteinheit BE	GLYX-Ampel
Konfitüre, Erdbeer-, 2 TL	20	52	0,1	0	13	1,1	
Konfitüre, Hagebutten-	100	296	1,3	0,2	70,1	5,8	
Konfitüre, Hagebutten-, 2 TL	20	59	0,3	0	14	1,2	
Konfitüre, Heidelbeer-	100	266	0,2	0,2	65,8	5,5	
Konfitüre, Heidelbeer-, 2 TL	20	53	0	0	13,2	1,1	
Konfitüre, Himbeer-	100	262	0,5	0,1	64,8	5,4	
Konfitüre, Himbeer-, 2 TL	20	54	0,1	0	13	1,1	
Konfitüre, Orangen-	100	268	0,4	0,1	66,4	5,5	
Konfitüre, Orangen-, 2 TL	20	55	0,1	+	13,3	1,1	
Konfitüre, Pfirsich-	100	266	0,3	0	66,3	5,5	
Konfitüre, Pfirsich-, 2 TL	20	53	0,1	0	13,3	1,1	
Konfitüre, Pflaumen-	100	273	0,2	0,1	66,8	5,6	
Konfitüre, Pflaumen-, 2 TL	20	55	+	+	13,4	1,1	
Konfitüre, Preiselbeer-	100	265	0,1	0,2	65,7	5,5	
Konfitüre, Preiselbeer-, 2 TL	20	52	+	+	13,1	1,1	
Konfitüre, Quitten-	100	265	0,2	0,2	65,7	5,5	
Konfitüre, Quitten-, 2 TL	20	53	+	+	13,14	1,1	
Konfitüre, Rhabarber-	100	255	0,2	0	63,5	5,3	
Konfitüre, Rhabarber-, 2 TL	20	51	+	0	12,7	1,1	
Konfitüre, Sauerkirsch-	100	271	0,3	0,2	67,1	5,6	
Konfitüre, Sauerkirsch-, 2 TL	20	54	0,1	0	13,4	1,1	
Konfitüre, Stachelbeer-	100	267	0,3	0,1	66,2	5,5	
Konfitüre, Stachelbeer-, 2 TL	20	53	0,1	+	13,2	1,1	
Konfitüre, Zwetschgen-	100	266	0,2	0	66,3	5,5	
Konfitüre, Zwetschgen-, 2 TL	20	53	+	0	13,3	1,1	
Kopfsalat, frisch	100	12	1,3	0,2	1,1	o. A.	
Kopfsalat, frisch	50	6	0,6	0,1	0,5	o. A.	
Krabben, frisch	100 / Port.	91	18,6	1,4	0,7	(0)	
Krabben, TK	100 / Port.	91	18,6	1,4	0,7	(0)	
Kräcker	100	376	10,3	3,3	75	6,3	

Lebensmittel Angabe je 100 g/je Portion	Portion g	Energie kcal	Eiweiß g	Fett g	Kohlenhydrate g	Broteinheit BE	GLYX-Ampel
Kräcker, 1 St.	5	19	0,5	0,2	3,8	0,3	● (rot)
Krebs, frisch	100 / Port.	91	18,6	1,4	0,7	(0)	● (grau)
Kreuzkümmel	100	408	17,8	22,3	34	o. A.	● (grün)
Kreuzkümmel, ½ TL	1	4	0,2	0,2	0,3	o. A.	● (grün)
Krokant	100	451	2,4	12,3	82	6,8	● (rot)
Krokant, 1 EL	20	90	0,5	2,5	16,4	1,4	● (rot)
Kuchen, aus Biskuitteig	100 / Port.	391	6	19,3	48,2	4,0	● (gelb)
Kuchen, aus Mürbeteig	100 / Port.	212	3,3	9,5	27,3	2,3	● (gelb)
Kuchen, aus Quarkölteig	100 / Port.	292	9,7	13	33,6	2,8	● (gelb)
Kuchen, aus Quarkölteig, mit Nüssen	100 / Port.	389	6,3	19,7	45,9	3,8	● (gelb)
Kuchen, aus Rührteig	100 / Port.	361	6,3	15,8	47,3	3,9	● (gelb)
Kümmel	100	362	19,8	14,6	37,3	o. A.	● (grün)
Kümmel, ½ TL	1	4	0,2	0,2	0,4	o. A.	● (grün)
Kümmelwurst, Rohwurst	100	308	15,2	27,8	0,2	(0)	● (grau)
Kümmelwurst, Rohwurst	30	93	4,6	8,3	0,1	(0)	● (grau)
Kumquat, frisch	100	68	0,7	0,3	14,6	1,2	● (grün)
Kumquat, frisch	125	85	0,8	0,4	18,3	1,5	● (grün)
Kürbis, frisch	100	27	1,4	0,2	4,6	o. A.	● (gelb)
Kürbis, frisch	200	54	2,8	0,4	9,2	o. A.	● (gelb)
Kürbis, Konserve, abgetropft	100	22	1,3	0,2	3,6	o. A.	● (gelb)
Kürbis, Konserve, abgetropft	200	44	2,6	0,4	7,2	o. A.	● (gelb)
Kürbis, Pumpkin, frisch	100	25	1,1	0,1	4,6	o. A.	● (gelb)
Kürbis, Pumpkin, frisch	200	50	2,2	0,3	9,2	o. A.	● (gelb)
Kürbis, Wachsflaschenkürbis, frisch	100	14	0,4	0,2	2,5	o. A.	● (gelb)
Kürbis, Wachsflaschenkürbis, frisch	200	28	0,8	0,4	5	o. A.	● (gelb)
Kürbiskern, frisch	100	560	24,4	45,6	14,2	1,2	● (grün)
Kürbiskern, frisch, 1 EL	15	84	3,7	6,8	2,1	0,2	● (grün)

Lebensmittel Angabe je 100 g/je Portion	Portion	Energie	Eiweiß	Fett	Kohlenhydrate	Broteinheit	GLYX-Ampel
	g	kcal	g	g	g	BE	
Kürbiskernöl	100	900	0	100	0	0	● grau
Kürbiskernöl, 1 EL	10	90	0	10	0	0	● grau

L

Lebensmittel Angabe je 100 g/je Portion	Portion	Energie	Eiweiß	Fett	Kohlenhydrate	Broteinheit	GLYX-Ampel
Labskaus	100	110	6,7	5	9,5	0,8	● gelb
Labskaus	300	329	20,1	15	28,5	2,4	● gelb
Labskaus, Konserve	100	103	9,7	3,9	7,1	0,6	● gelb
Labskaus, Konserve	300	310	29	11,6	21,3	1,8	● gelb
Lachs, frisch	100	131	18,4	6,3	+	(0)	● grau
Lachs, frisch	150	196	27,6	9,5	+	(0)	● grau
Lachs, geräuchert	100	138	19,5	6,7	+	(0)	● grau
Lachs, geräuchert	75	104	14,6	5	+	(0)	● grau
Lachs, TK	100	131	18,4	6,3	+	(0)	● grau
Lachs, TK	150	196	27,6	9,5	+	(0)	● grau
Lakritze	100	371	4,5	1	86	7,2	● rot
Lakritze	20	74	0,9	0,2	17,2	1,4	● rot
Lammbraten	100	227	18,1	17,4	+	(0)	● grau
Lammbraten	150	341	27,1	26,1	+	(0)	● grau
Lammbries, frisch	100 / Port.	92	14	4	+	(0)	● grau
Lammfilet	100	150	28,8	3,7	+	(0)	● grau
Lammfilet	150	224	43,2	5,6	+	(0)	● grau
Lammherz, frisch	100 / Port.	118	16,5	5,7	0,2	(0)	● grau
Lammkotelett, gebraten	100	251	25,4	16,7	+	(0)	● grau
Lammkotelett, gebraten	150	376	38,1	25,1	+	(0)	● grau
Lammleber, frisch	100 / Port.	134	20,4	5	1,8	(0)	● grau
Lammniere, frisch	100 / Port.	96	16,5	3	0,8	(0)	● grau
Lammzunge, frisch	100 / Port.	193	15,3	14,6	0,5	(0)	● grau
Landjäger	100	456	15,2	44,4	0,4	(0)	● grau
Landjäger	30	137	4,6	13,3	0,1	(0)	● grau
Landleberwurst, Diät, *becel*	100	277	14	24	2	0,2	● grau

Lebensmittel Angabe je 100 g/je Portion	Portion g	Energie kcal	Eiweiß g	Fett g	Kohlenhydrate g	Broteinheit BE	GLYX-Ampel
Landleberwurst, Diät, *becel*	30	83	4,2	7,2	0,6	0,1	●
Languste, frisch	100 / Port.	102	20,6	1,5	1,3	(0)	●
Lasagne al forno	100	150	8,3	9,7	7,6	0,6	●
Lasagne al forno	300	451	24,9	29	22,8	1,9	●
Lasagne, Gemüse-	100	91	1,2	3,7	12,9	1,1	●
Lasagne, Gemüse-	300	272	3,5	11,2	38,8	3,2	●
Lasagne, Kartoffel-Gemüse-, glutenfrei	100	74	3,1	4,1	6	0,5	●
Lasagne, Kartoffel-Gemüse-, glutenfrei	300	222	9,2	12,2	18	1,5	●
Lasagne, Kirsch-, glutenfrei	100	161	6,3	4,7	23,4	2,0	●
Lasagne, Kirsch-, glutenfrei	300	484	18,8	14,2	70,3	5,9	●
Lasagnette, mit Spinat	100	148	6,4	9,1	9,9	0,8	●
Lasagnette, mit Spinat	300	444	19,2	27,4	29,7	2,5	●
Latte macchiato	100	57	2,9	3,1	4,3	0,4	●
Latte macchiato	225	128	6,6	7	9,6	0,8	●
Lauch (Porree), gedünstet	100	55	2,5	3	4,4	o. A.	●
Lauch (Porree), gedünstet	300	164	7,4	8,9	13,3	o. A.	●
Lauchsuppe	100	31	1,2	1,5	3,2	o. A.	●
Lauchsuppe	250	78	3	3,8	8,1	o. A.	●
Lauchtorte	100	126	2,1	3,2	21,9	1,8	●
Lauchtorte	250	315	5,3	7,9	54,8	4,6	●
Lauchzwiebel, frisch	100	42	0,9	0,3	8,5	o. A.	●
Lauchzwiebel, frisch, 1 St.	20	8	0,2	0,1	1,7	o. A.	●
Lauchzwiebel, TK	100	45	1	0,3	9,3	o. A.	●
Lauchzwiebel, TK	30	14	0,3	0,1	2,8	o. A.	●
Laugenbrezel/Laugenstange	100	216	7,1	1	43,9	3,7	●
Laugenbrezel/Laugenstange	50	108	3,6	0,5	22	1,8	●
Laugengebäck	100	335	9,4	2,6	68,5	5,7	●
Laugengebäck	50	168	4,7	1,3	34,3	2,9	●
Leberkäse	100	269	17,4	22,2	0,4	(0)	●

Lebensmittel Angabe je 100 g/je Portion	Portion g	Energie kcal	Eiweiß g	Fett g	Kohlen-hydrate g	Brot-einheit BE	GLYX-Ampel
Leberkäse	30	81	5,2	6,7	0,1	(0)	⚫
Leberklößchen	100	199	14,5	8,8	15,3	1,3	🟡
Leberklößchen	50	99	7,3	4,4	7,7	0,6	🟡
Leberknödel	100	198	19,1	9,1	9,9	0,8	🟡
Leberknödel	50	99	9,5	4,6	4,9	0,4	🟡
Leberknödel, Konserve	100	158	11,7	7,9	10,2	0,9	🟡
Leberknödel, Konserve	150	238	17,5	11,8	15,3	1,3	🟡
Leberpastete	100	299	17,9	25,1	1,1	(0)	⚫
Leberpastete	30	90	5,4	7,5	0,3	(0)	⚫
Leberpastete, mit Champignons	100	278	14,6	24,3	1,1	(0)	⚫
Leberpastete, mit Champignons	30	83	4,4	7,3	0,3	(0)	⚫
Leberpresssack	100	351	14,7	32,6	0,9	(0)	⚫
Leberpresssack	30	105	4,4	9,8	0,3	(0)	⚫
Leberrotwurst	100	219	16,6	16,7	0,9	(0)	⚫
Leberrotwurst	30	66	5	5	0,3	(0)	⚫
Leberspätzle	100	195	10,6	6	24,4	2,0	🟡
Leberspätzle	50	97	5,3	3	12,2	1,0	🟡
Lebertran	100	899	0	99,9	0	0	⚫
Lebertran, 1 EL	10	90	0	10	0	0	⚫
Leberwurst	100	328	15,2	29,4	1,5	(0)	⚫
Leberwurst	30	98	4,6	8,8	0,4	(0)	⚫
Leberwurst, einfach	100	330	12,4	31,3	0,6	(0)	⚫
Leberwurst, einfach	30	99	3,7	9,4	0,2	(0)	⚫
Leberwurst, fein	100	328	15,2	29,4	1,5	(0)	⚫
Leberwurst, fein	30	98	4,6	8,8	0,4	(0)	⚫
Leberwurst, fettarm	100	271	16,8	22,3	1,5	(0)	⚫
Leberwurst, fettarm	30	81	5,1	6,7	0,5	(0)	⚫
Leberwurst, grob	100	323	17,5	27,8	1,3	(0)	⚫
Leberwurst, grob	30	97	5,3	8,4	0,4	(0)	⚫

Lebensmittel Angabe je 100 g/je Portion	Portion g	Energie kcal	Eiweiß g	Fett g	Kohlenhydrate g	Broteinheit BE	GLYX-Ampel
Lebkuchen	100	339	9,9	15,2	40,4	3,4	🔴
Lebkuchen	25	85	2,5	3,8	10,1	0,8	🔴
Lebkuchen, mit Mandeln und Nüssen	100	346	9,4	18,5	35,5	3,0	🟡
Lebkuchen, mit Mandeln und Nüssen	30	104	2,8	5,5	10,7	0,9	🟡
Lebkuchen, Nürnberger	100	334	10,2	15,3	38,8	3,2	🔴
Lebkuchen, Nürnberger	30	100	3,1	4,6	11,6	1,0	🔴
Leinöl	100	900	0	100	0	0	⚫
Leinöl, 1 EL	10	90	0	10	0	0	⚫
Leinsamen, frisch	100	372	24,4	30,9	+	(0)	⚫
Leinsamen, frisch, 1 EL	10	37	2,4	3,1	+	(0)	⚫
Leinsamen, geschrotet	100	379	24,8	31,5	+	(0)	⚫
Leinsamen, geschrotet, 1 EL	10	38	2,5	3,2	+	(0)	⚫
Leinsamenbrot	100	119	3,7	4,3	16,1	1,3	🟡
Leinsamenbrot	50	59	1,9	2,2	8,1	0,7	🟡
Leng, frisch, Fischzuschnitt	100	83	19	0,6	+	(0)	⚫
Leng, frisch, Fischzuschnitt	150	124	28,5	0,9	+	(0)	⚫
Liegnitzer Bombe	100	370	6,4	10,5	62,5	5,2	🟡
Liegnitzer Bombe, 1 St.	20	75	1,3	2,1	12,5	1,0	🟡
Liköre	100	242	0	0	29	2,4	*
Liköre	20	48	0	0	5,8	0,5	*
Likörwein, trocken	100	153	0,2	0	12	1,0	*
Likörwein, trocken	20	31	0	0	2,4	0,2	*
Limburger, 20 % Fett i. Tr.	100	187	26	9	+	(0)	⚫
Limburger, 20 % Fett i. Tr.	30	56	7,9	2,7	+	(0)	⚫
Limburger, 30 % Fett i. Tr.	100	220	25	13	+	(0)	⚫
Limburger, 30 % Fett i. Tr.	30	66	7,6	3,9	+	(0)	⚫
Limburger, 40 % Fett i. Tr.	100	270	23	20	+	(0)	⚫
Limburger, 40 % Fett i. Tr.	30	81	7	5,9	+	(0)	⚫
Limburger, 45 % Fett i. Tr.	100	287	23	22	+	(0)	⚫

Lebensmittel Angabe je 100 g/je Portion	Portion g	Energie kcal	Eiweiß g	Fett g	Kohlen-hydrate g	Brot-einheit BE	GLYX-Ampel
Limburger, 45 % Fett i. Tr.	30	86	6,8	6,6	+	(0)	⚪
Limburger, 50 % Fett i. Tr.	100	313	20	26	+	(0)	⚪
Limburger, 50 % Fett i. Tr.	30	94	6	7,8	+	(0)	⚪
Limette, frisch	100	31	0,5	2,4	1,9	0,2	🟢
Limette, frisch	125	39	0,6	3	2,4	0,2	🟢
Limetten-Fruchtsaft	100	78	0,4	1,7	15,3	1,3	🟡
Limetten-Fruchtsaft	150	118	0,6	2,6	23	1,9	🟡
Limonade	100	42	0	0	10	0,8	🔴
Limonade	200	83	0	0	20	1,7	🔴
Lindenberger, 45 % Fett i. Tr., *Kraft*	100	344	27	26	1	(0)	⚪
Lindenberger, 45 % Fett i. Tr., *Kraft*	30	103	8,1	7,8	0,3	(0)	⚪
Lindenberger, leicht, *Kraft*	100	279	31	17	+	(0)	⚪
Lindenberger, leicht, *Kraft*	30	84	9,3	5,1	+	(0)	⚪
Linsen, gekeimt, frisch	100	119	9	0,5	19,1	1,6	🟢
Linsen, gekeimt, frisch	30	36	2,7	0,2	5,7	0,5	🟢
Linsen, getrocknet	100	270	23,5	1,5	40,6	3,4	🟢
Linsen, getrocknet	50	135	11,8	0,8	20,3	1,7	🟢
Linsen, reif, Konserve	100	77	5,9	0,4	12,3	1,0	🟢
Linsen, reif, Konserve	200	154	11,7	0,7	24,5	2,0	🟢
Linseneintopf	100	83	6,7	1,4	10,5	0,9	🟢
Linseneintopf	250	208	16,7	3,6	26,2	2,2	🟢
Linseneintopf, mit Frankfurter Würstchen	100	118	8,5	4,7	10,1	0,8	🟢
Linseneintopf, mit Frankfurter Würstchen	250	294	21,2	11,8	25,2	2,1	🟢
Linseneintopf, mit Speck	100	87	4,6	3,7	8,5	0,7	🟢
Linseneintopf, mit Speck	250	217	11,4	9,3	21,3	1,8	🟢
Linsengemüse	100	79	3,2	4,6	6,3	0,5	🟢
Linsengemüse	250	199	8,1	11,5	15,8	1,3	🟢
Linsengemüse, mit Speck und Wurzelgemüse	100	89	6,3	1,9	11,5	1,0	🟢

Lebensmittel Angabe je 100 g/je Portion	Portion	Energie	Eiweiß	Fett	Kohlenhydrate	Broteinheit	GLYX-Ampel
	g	kcal	g	g	g	BE	
Linsengemüse, mit Speck und Wurzelgemüse	250	223	15,7	4,8	28,6	2,4	🟢
Linsensalat, mit Äpfeln	100 / Port.	115	3,7	4,6	14,2	1,2	🟢
Linsensalat, mit Gemüse	100 / Port.	61	3,3	2,7	5,6	0,5	🟢
Linsensalat, mit Lauch	100 / Port.	122	5,8	4,6	13,9	1,2	🟢
Linsensuppe	100	65	5,2	1,8	7	0,6	🟢
Linsensuppe	250	164	13	4,4	17,5	1,5	🟢
Linsensuppe, mit Fleischbällchen	100	79	5,7	3,1	7	0,6	🟢
Linsensuppe, mit Fleischbällchen	250	197	14,3	7,6	17,5	1,5	🟢
Linsensuppe, mit gepökeltem Schweinefleisch	100	62	5,6	1,4	6,6	0,6	🟢
Linsensuppe, mit gepökeltem Schweinefleisch	250	155	13,9	3,5	16,6	1,4	🟢
Linsensuppe, mit Teigwaren	100	54	3,7	1,3	6,9	0,6	🟢
Linsensuppe, mit Teigwaren	250	136	9,2	3,1	17,3	1,4	🟢
Linsensuppe, rote	100	79	5,3	4,2	4,7	0,4	🟢
Linsensuppe, rote	250	197	13,2	10,6	11,8	1,0	🟢
Linsensuppe, süßsauer	100	62	3,9	2,2	6,3	0,5	🟢
Linsensuppe, süßsauer	250	154	9,8	5,5	15,7	1,3	🟢
Linsentopf, energiereduziert	100	159	7,1	6	18,8	1,6	🟢
Linsentopf, energiereduziert	250	398	17,9	15,1	47,1	3,9	🟢
Linzer Schnitte	100 / Port.	407	7,1	26,7	34,6	2,9	🟡
Linzertorte	100 / Port.	417	7,5	23,6	43,7	3,6	🟡
Litschi, frisch	100	76	0,9	0,3	17	1,4	🟢
Litschi, frisch	125	95	1,1	0,4	21,3	1,8	🟢
Litschi, Konserve, abgetropft	100	98	0,8	0,3	22,7	1,9	🔴
Litschi, Konserve, abgetropft	125	123	1	0,3	28,3	2,4	🔴
Löffelbiskuit, aus Biskuitmasse	100	414	12,2	8,3	71,8	6,0	🔴

Lebensmittel Angabe je 100 g/je Portion	Portion	Energie	Eiweiß	Fett	Kohlenhydrate	Broteinheit	GLYX-Ampel
	g	kcal	g	g	g	BE	
Löffelbiskuit, aus Biskuitmasse, 1 St.	15	62	1,8	1,2	10,8	0,9	● (rot)
Löffelbiskuit, glutenfrei	100	418	8,6	7,6	78,1	6,5	● (rot)
Löffelbiskuit, glutenfrei, 1 St.	15	63	1,3	1,1	11,7	1,0	● (rot)
Loquat (Japanische Mispel), frisch	100	53	0,6	0,2	11,8	1,0	● (grün)
Loquat (Japanische Mispel), frisch	125	67	0,7	0,3	14,7	1,2	● (grün)
Lorbeer	100	48	1,2	1,3	7,7	o. A.	● (grün)
Lorbeer, 3 Blätter	1	0	0	0	0,1	o. A.	● (grün)
Löwenzahn, frisch	100	54	2,6	0,6	9,1	o. A.	● (grün)
Löwenzahn, frisch	50	27	1,3	0,3	4,6	o. A.	● (grün)
Lupinenbrot, glutenfrei, *Schnitzer*	100	248	8,1	6,7	38,3	3,2	● (gelb)
Lupinenbrot, glutenfrei, *Schnitzer*	50	124	4,1	3,4	19,2	1,6	● (gelb)
Lyoner	100	267	13,1	24,1	0,3	(0)	● (grau)
Lyoner	30	80	3,9	7,2	0,1	(0)	● (grau)
Lyoner, fettarm	100	219	14,1	18,2	0,2	(0)	● (grau)
Lyoner, fettarm	30	66	4,2	5,5	0,1	(0)	● (grau)
M							
Maaslander, 50 % Fett i. Tr.	100	355	22,2	29,6	+	(0)	● (grau)
Maaslander, 50 % Fett i. Tr.	30	107	6,7	8,9	+	(0)	● (grau)
Macadamianuss, geröstet	100	718	7,3	76,5	+	(0)	● (grau)
Macadamianuss, geröstet	60	431	4,4	45,9	+	(0)	● (grau)
Macadamianuss, geröstet und gesalzen	100	703	7,1	75	+	(0)	● (grau)
Macadamianuss, geröstet und gesalzen	60	422	4,3	45	+	(0)	● (grau)
Madeirawein	100	167	0	0	10	0,8	*
Madeirawein	50	83	0	0	5	0,4	*
Mais, Vollkorn	100	331	8,5	3,8	64,7	5,4	● (grün)
Mais, Vollkorn	40	132	3,4	1,5	25,9	2,2	● (grün)
Mais, Zuckermais, frisch	100 / Port.	89	3,3	1,2	15,7	1,3	● (rot)

Lebensmittel Angabe je 100 g/je Portion	Portion g	Energie kcal	Eiweiß g	Fett g	Kohlen-hydrate g	Brot-einheit BE	GLYX-Ampel
Mais, Zuckermais, Konserve, abgetropft	100 / Port.	76	3,1	1,2	12,6	1,1	rot
Mais, Zuckermais, TK	100 / Port.	96	3,6	1,3	17	1,4	rot
Maisbrot	100	236	7,5	2,1	46	3,8	rot
Maisbrot	45	106	3,4	0,9	20,7	1,7	rot
Maisbrötchen	100	248	7,9	2,2	48,4	4,0	rot
Maisbrötchen	45	112	3,6	1	21,8	1,8	rot
Maisfladenbrot	100	222	5,2	1,8	45,5	3,8	rot
Maisfladenbrot	45	100	2,3	0,8	20,5	1,7	rot
Maisgrieß oder -grütze	100	345	8,8	1,1	73,8	6,2	gelb
Maisgrieß oder -grütze, 1 EL	20	69	1,8	0,2	14,8	1,2	gelb
Maiskeks, glutenfrei	100	438	5,4	16,3	67	5,6	rot
Maiskeks, glutenfrei, 1 St.	20	88	1,1	3,3	13,4	1,1	rot
Maismehl	100	354	8,3	2,8	72,7	6,1	rot
Maismehl, 2 EL	20	71	1,7	0,6	14,5	1,2	rot
Maisschrot	100	334	9	4	64,6	5,4	gelb
Maisschrot, 2 EL	20	67	1,8	0,8	12,9	1,1	gelb
Maisstärke	100	351	0,4	0,1	85,8	7,2	rot
Maisstärke, 1 EL	10	35	0	0	8,6	0,7	rot
Maisvollkornbrot	100	214	7,1	1,8	41,5	3,5	gelb
Maisvollkornbrot	50	107	3,6	0,9	20,8	1,7	gelb
Mais-Vollkornfladenbrot	100	226	6,1	2,7	43,8	3,7	gelb
Mais-Vollkornfladenbrot	50	113	3,1	1,4	21,9	1,8	gelb
Majoran	100	46	2,1	1,1	6,9	o. A.	grün
Majoran, ½ TL	1	0	0	0	0,1	o. A.	grün
Makkaroni, roh	100	352	12,3	2,8	68,3	5,7	grün
Makkaroni, roh	60	211	7,4	1,7	41	3,4	grün
Makkaroni, mit Tomatensoße	100	138	5,3	5,1	17,5	1,5	grün
Makkaroni, mit Tomatensoße	250	346	13,3	12,9	43,9	3,7	grün
Makkaroni, mit vier Käsesorten	100	182	7,9	9,5	16,2	1,4	grün

Lebensmittel Angabe je 100 g/je Portion	Portion	Energie	Eiweiß	Fett	Kohlenhydrate	Broteinheit	GLYX-Ampel
	g	kcal	g	g	g	BE	
Makkaroni, mit vier Käsesorten	250	456	19,7	23,8	40,4	3,4	grün
Makkaroniauflauf, mit Schinken	100	155	8,7	7,1	14	1,2	grün
Makkaroniauflauf, mit Schinken	350	544	30,5	24,9	49	4,1	grün
Makrele, Fischzuschnitt, frisch oder TK	100	182	19	11,9	+	(0)	grau
Makrele, Fischzuschnitt, frisch oder TK	150	273	28,5	17,9	+	(0)	grau
Makrele, geräuchert	100	192	20	12,5	+	(0)	grau
Makrele, geräuchert	75	144	15	9,4	+	(0)	grau
Makrele, gesalzen	100	186	18,7	12,4	+	(0)	grau
Makrele, gesalzen	75	139	14,1	9,3	+	(0)	grau
Makrele, Konserve in Öl, abgetropft	100	196	17,4	14,2	+	(0)	grau
Makrele, Konserve in Öl, abgetropft	60	118	10,4	8,5	+	(0)	grau
Makronen	100	449	10,3	24,4	47	3,9	gelb
Makronen	50	224	5,2	12,2	23,5	2,0	gelb
Makronenkuchen, aus Rührmasse	100 / Port.	430	7,5	25,7	42,4	3,5	gelb
Makronentorte	100 / Port.	443	8,2	25,3	45,8	3,8	gelb
Maltodextrin, *Alete* oder *Nestlé Beba*	100	61	0	0	15	1,3	rot
Maltodextrin, *Alete* oder *Nestlé Beba*, 1 TL	5	3	0	0	0,8	0,1	rot
Malzbier	100	55	0,5	0	10,9	0,9	rot
Malzbier	330	182	1,7	0	35,8	3,0	rot
Malzkaffee, trocken	100	314	5,5	3,4	64,3	5,4	rot
Malzkaffee, trocken, 1 TL	4	13	0,2	0,1	2,6	0,2	rot
Malzzucker	100	399	0	0	99,8	8,3	rot
Malzzucker, 1 TL	5	20	0	0	5	0,4	rot
Mandarine, frisch	100	46	0,7	0,3	10,1	0,8	grün
Mandarine, frisch	125	58	0,9	0,4	12,6	1,1	grün
Mandarine, Konserve, abgetropft	100	79	0,6	0,3	18,5	1,5	rot

Lebensmittel Angabe je 100 g/je Portion	Portion g	Energie kcal	Eiweiß g	Fett g	Kohlenhydrate g	Broteinheit BE	GLYX-Ampel
Mandarine, Konserve, abgetropft	125	98	0,7	0,3	23,1	1,9	rot
Mandarinen-Fruchtnektar	100	64	0,3	0,1	14,7	1,2	rot
Mandarinen-Fruchtnektar	150	96	0,5	0,2	22,1	1,8	rot
Mandarinen-Fruchtsaft	100	44	0,7	0,3	9,5	0,8	gelb
Mandarinen-Fruchtsaft	150	66	1,1	0,5	14,3	1,2	gelb
Mandel, süß, frisch	100	577	18,7	54,1	3,7	o. A.	grün
Mandel, süß, frisch	30	173	5,6	16,2	1,1	o. A.	grün
Mandel, süß, geröstet	100	593	20,4	53,7	7	o. A.	grün
Mandel, süß, geröstet	30	178	6,1	16,1	2,1	o. A.	grün
Mandel, süß, geröstet und gesalzen	100	582	20	52,7	6,9	o. A.	grün
Mandel, süß, geröstet und gesalzen	30	175	6	15,8	2,1	o. A.	grün
Mandellikör	100	318	0	0	28,3	2,4	*
Mandellikör	20	64	0	0	5,7	0,5	*
Mandelmakronen	100	461	12,6	30,5	34,4	2,9	gelb
Mandelmakronen	50	230	6,3	15,2	17,2	1,4	gelb
Mandelmilch, heiße	100	104	3,8	6,1	8,4	0,7	grün
Mandelmilch, heiße	200	208	7,6	12,2	16,8	1,4	grün
Mandelmus, gesalzen	100	583	18,8	55	5,2	o. A.	grün
Mandelmus, gesalzen, 1 EL	20	117	3,8	11	1	o. A.	grün
Mandelmus, pur	100	664	15,1	59,1	19,7	1,6	grün
Mandelmus, pur	25	166	3,8	14,8	4,9	0,4	grün
Mandelöl	100	900	0	100	0	0	grau
Mandelöl, 1 EL	10	90	0	10	0	0	grau
Mango, frisch	100	60	0,6	0,5	12,8	1,1	grün
Mango, frisch	125	75	0,8	0,6	16	1,3	grün
Mango, getrocknet	100	278	2,9	2,2	61,6	5,1	grün
Mango, getrocknet	25	69	0,7	0,5	15,4	1,3	grün
Mango, Konserve, abgetropft	100	89	0,5	0,4	20,1	1,7	rot
Mango, Konserve, abgetropft	125	111	0,6	0,5	25,1	2,1	rot

Lebensmittel Angabe je 100 g/je Portion	Portion g	Energie kcal	Eiweiß g	Fett g	Kohlen-hydrate g	Brot-einheit BE	GLYX-Ampel
Mango-Chutney	100	136	0,7	0,3	32,5	2,7	🔴
Mango-Chutney	20	28	0,2	0,1	6,5	0,5	🔴
Mangocreme	100 / Port.	116	3,4	4	16,7	1,4	🟡
Mango-Fruchtnektar	100	60	0,2	0,1	14,6	1,2	🔴
Mango-Fruchtnektar	150	91	0,3	0,2	21,9	1,8	🔴
Mango-Fruchtsaft	100	60	0,6	0,4	13,1	1,1	🟡
Mango-Fruchtsaft	150	88	0,9	0,6	19,7	1,6	🟡
Mangold, frisch	100	23	2,1	0,3	2,9	0,2	🟢
Mangold, frisch	200	46	4,3	0,6	5,8	0,5	🟢
Mannit	100	244	0	0	100	8,3	🟢
Mannit, 1 TL	5	12	0	0	5	0,4	🟢
Maracuja (Passionsfrucht), frisch	100	67	2,4	0,4	13,4	1,1	🟢
Maracuja (Passionsfrucht), frisch	125	84	3	0,5	16,8	1,4	🟢
Maracuja-Fruchtnektar	100	57	0,6	0,1	13,4	1,1	🔴
Maracuja-Fruchtnektar	150	86	0,9	0,2	20,1	1,7	🔴
Maracuja-Fruchtsaft	100	66	2,2	0,3	13,7	1,1	🟡
Maracuja-Fruchtsaft	150	100	3,3	0,5	20,6	1,7	🟡
Maraschino	100	318	0	0	28,3	2,4	*
Maraschino	20	64	0	0	5,7	0,5	*
Margarine	100	722	0,2	80	0,4	(0)	⚪
Margarine, 1 TL	5	36	0	4	+	(0)	⚪
Margarine, halbfett	100	368	1,6	40	0,4	(0)	⚪
Margarine, halbfett, 1 TL	5	18	0,1	2	+*0	(0)	⚪
Marillen-Fruchtaufstrich, Bio, *Sonnentor*	100	138	0,6	0,1	31,9	2,7	🟡
Marillen-Fruchtaufstrich, Bio, *Sonnentor*	20	28	0,1	0	6,4	0,5	🟡
Markklößchen	100	420	8,4	33,1	23	1,9	🟡
Markklößchen	50	210	4,2	16,6	11,5	1,0	🟡
Marmelade *(siehe Konfitüre)*							

Lebensmittel Angabe je 100 g/je Portion	Portion g	Energie kcal	Eiweiß g	Fett g	Kohlenhydrate g	Broteinheit BE	GLYX-Ampel
Marone, frisch	100	173	2,5	1,9	36	3,0	gelb
Marone, frisch	60	104	1,5	1,1	21,6	1,8	gelb
Marone, geröstet	100	239	2,3	10,8	33	2,8	gelb
Marone, geröstet	60	143	1,4	6,5	19,8	1,7	gelb
Maronencreme, süß	100	266	1,5	1,1	61,5	5,1	rot
Maronencreme, süß, 1 EL	20	53	0,3	0,2	12,3	1,0	rot
Maronenmehl	100	177	2,5	2	36,9	3,1	gelb
Maronenmehl, 1 EL	20	35	0,5	0,4	7,4	0,6	gelb
Maronenmus	100	178	2,6	2	37,1	3,1	gelb
Maronenmus, 1 EL	20	36	0,5	0,4	7,4	0,6	gelb
Marzipan (Konsummarzipan, 50 % Marzipan-Rohmasse)	100	457	6,1	17,6	68,6	5,7	gelb
Marzipan (Konsummarzipan, 50 % Marzipan-Rohmasse)	10	46	0,6	1,8	6,9	0,6	gelb
Marzipan-Krokant-Gebäck, aus Hefeteig	100	381	8,3	21,8	38,2	3,2	gelb
Marzipan-Krokant-Gebäck, aus Hefeteig	50	191	4,1	10,9	19,1	1,6	gelb
Marzipankartoffeln, *Niederegger*	100	501	13,1	31,2	39,4	3,3	gelb
Marzipankartoffeln, *Niederegger*	20	100	2,6	6,2	7,9	0,7	gelb
Marzipan-Nougat-Kugeln	100	397	9,6	24,8	34,1	2,8	gelb
Marzipan-Nougat-Kugeln, 1 St.	20	79	1,9	5	6,8	0,6	gelb
Marzipan-Plundergebäck	100	376	7	21,2	39,2	3,3	gelb
Marzipan-Plundergebäck	70	263	4,9	14,8	27,5	2,3	gelb
Marzipan-Rohmasse	100	512	12,2	35,2	37,3	3,1	gelb
Marzipan-Rohmasse, 1 EL	15	77	1,8	5,3	5,6	0,5	gelb
Marzipanstange, aus Rührmasse	100	429	8,3	23,4	46,5	3,9	gelb
Marzipanstange, aus Rührmasse	50	214	4,2	11,7	23,2	1,9	gelb
Mascarpone, *Exquisa*	100	387	5	39	4	0,3	grau
Mascarpone, *Exquisa*	30	116	1,5	11,7	1,2	0,1	grau

Lebensmittel Angabe je 100 g/je Portion	Portion g	Energie kcal	Eiweiß g	Fett g	Kohlen-hydrate g	Brot-einheit BE	GLYX-Ampel
Matjeshering, Fischzuschnitt, frisch oder TK	100	274	18,2	22,6	+	(0)	●
Matjeshering, Fischzuschnitt, frisch oder TK	150	411	27,3	33,9	+	(0)	●
Matjeshering, geräuchert	100	286	19	23,6	+	(0)	●
Matjeshering, geräuchert	75	214	14,3	17,7	+	(0)	●
Matjeshering, gesalzen	100	282	18	23,6	+	(0)	●
Matjeshering, gesalzen	75	211	13,5	17,7	+	(0)	●
Matjeshering, Konserve in Öl, abgetropft	100	245	17,7	19,5	+	(0)	●
Matjeshering, Konserve in Öl, abgetropft	75	183	13,3	14,6	+	(0)	●
Matjeshering, mit Zwiebeln	100	254	16,2	21	0,6	(0)	●
Matjeshering, mit Zwiebeln	250	634	40,4	52,6	1,4	(0)	●
Matjeshering, nach Hausfrauenart	100	194	9,2	16,3	2,6	(0)	●
Matjeshering, nach Hausfrauenart	250	485	22,9	40,8	6,4	(0)	●
Maultaschen, *Bofrost*	100	231	8,6	8,8	29,4	2,5	●
Maultaschen, *Bofrost*, 3 St.	180	416	15,5	15,8	52,9	4,4	●
Maultaschen, schwäbische Art	100	146	8,3	5,5	15,5	1,3	●
Maultaschen, schwäbische Art, 3 St.	180	263	14,9	9,9	27,9	2,3	●
Mayonnaise, 80 % Fett	100	757	1,5	82,5	2	(0)	●
Mayonnaise, 80 % Fett, 1 EL	12	91	0,2	9,9	0,2	(0)	●
Mayonnaise, Salatmayonnaise, 50 % Fett	100	490	0,5	52	5	(0)	●
Mayonnaise, Salatmayonnaise, 50 % Fett, 1 EL	12	59	0,1	6,2	0,6	(0)	●
Meeräsche, frisch	100	117	19,4	4,3	+	(0)	●
Meeräsche, frisch	150	175	29	6,5	+	(0)	●
Meeräsche, geräuchert	100	123	20,5	4,6	+	(0)	●
Meeräsche, geräuchert	75	93	15,4	3,4	+	(0)	●
Meeräsche, gesalzen	100	110	17,9	4,2	+	(0)	●
Meeräsche, gesalzen	75	83	13,5	3,2	+	(0)	●

Lebensmittel Angabe je 100 g/je Portion	Portion	Energie	Eiweiß	Fett	Kohlen-hydrate	Brot-einheit	GLYX-Ampel
	g	kcal	g	g	g	BE	
Meeräsche, Konserve, abgetropft	100	115	19,1	4,2	+	(0)	●
Meeräsche, Konserve, abgetropft	65	75	12,4	2,8	+	(0)	●
Meeräsche, TK	100	117	19,4	4,3	+	(0)	●
Meeräsche, TK	150	175	29	6,5	+	(0)	●
Meeresfrüchte-Cocktail, mit Balsamico	100	129	10,1	8,9	2,1	(0)	●
Meeresfrüchte-Cocktail, mit Balsamico	150	193	15,1	13,4	3,2	(0)	●
Meerforelle, frisch	100	113	20	3,6	+	(0)	●
Meerforelle, frisch	150	170	30	5,4	+	(0)	●
Meerforelle, geräuchert	100	120	21,2	3,8	+	(0)	●
Meerforelle, geräuchert	75	90	15,9	2,9	+	(0)	●
Meerrettich, frisch	100	64	2,8	0,3	11,7	o. A.	●
Meerrettich, frisch, 1 EL	20	13	0,6	0,1	2,3	o. A.	●
Meerrettichsoße	100	111	2,8	8,1	6,7	0,6	●
Meerrettichsoße	50	55	1,4	4	3,4	0,3	●
Mehrkornbrot	100	219	5,9	1	45,7	3,8	●
Mehrkornbrot	40	87	2,4	0,4	18,3	1,5	●
Mehrkornbrötchen	100	231	6,3	1	48,3	4,0	●
Mehrkornbrötchen	30	69	1,9	0,3	14,5	1,2	●
Mehrkornflocken	100	307	9,5	1,7	62,4	5,2	●
Mehrkornflocken, 1 EL	20	61	1,9	0,4	12,5	1,0	●
Melde, frisch	100	25	2,2	0,3	3	o. A.	●
Melde, frisch	60	15	1,3	0,2	1,8	o. A.	●
Melonensalat	100 / Port.	50	0,8	2,3	6,3	0,5	●
Mett, gehacktes, glutenfrei	100	247	26,2	15,8	0,3	(0)	●
Mett, gehacktes, glutenfrei	125	309	32,8	19,8	0,3	(0)	●
Mettwurst	100	311	16,9	27,4	0,2	(0)	●
Mettwurst	30	93	5,1	8,2	0,1	(0)	●
Mettwurst, Braunschweiger	100	390	13,9	37,2	+	(0)	●

Lebensmittel Angabe je 100 g/je Portion	Portion g	Energie kcal	Eiweiß g	Fett g	Kohlenhydrate g	Broteinheit BE	GLYX-Ampel
Mettwurst, Braunschweiger	30	117	4,2	11,2	+	(0)	●
Mexikanische Gemüsepfanne, *Bofrost*	100	102	2,5	5,6	10,3	0,9	●
Mexikanische Gemüsepfanne, *Bofrost*	250	254	6,3	14	25,8	2,2	●
Mexikanische Hackpfanne	100	78	5,3	2,7	7,9	0,7	●
Mexikanische Hackpfanne	350	274	18,7	9,5	27,6	2,3	●
Mexikanische Reispfanne, mit Shrimps	100	75	3,5	2,8	8,9	0,7	●
Mexikanische Reispfanne, mit Shrimps	350	263	12,2	9,7	31	2,6	●
Mexikanischer Bohneneintopf	100	78	4,2	3	8,4	0,7	●
Mexikanischer Bohneneintopf	350	275	14,7	10,6	29,5	2,5	●
Miesmuschel, frisch oder TK	100 / Port.	67	9,8	1,3	3,7	(0)	●
Milch, 0,1 % Fett, entrahmt	100	35	3,5	0,1	4,9	0,4	●
Milch, 0,1 % Fett, entrahmt	200	72	7	0,2	9,8	0,8	●
Milch, 1,5 % Fett	100	47	3,4	1,5	4,9	0,4	●
Milch, 1,5 % Fett	200	93	6,8	3	9,8	0,8	●
Milch, 3,5 % Fett	100	64	3,3	3,5	4,8	0,4	●
Milch, 3,5 % Fett	200	129	6,6	7	9,5	0,8	●
Milch, Bananen-	100	60	2,7	1	10,1	0,8	●
Milch, Bananen-	200	120	5,4	1,9	20,2	1,7	●
Milch, 3,8 % Fett, laktosefrei, *MinusL*	100	67	3,4	3,8	4,8	0,4	●
Milch, 3,8 % Fett, laktosefrei, *MinusL*	200	134	6,8	7,6	9,6	0,8	●
Milch, haltbare, 1,5 % Fett, laktosefrei, *MinusL*	100	46	3,3	1,5	4,7	0,4	●
Milch, haltbare, 1,5 % Fett, laktosefrei, *MinusL*	200	92	6,6	3	9,4	0,8	●
Milch, haltbare, 3,8 % Fett, laktosefrei, *MinusL*	100	67	3,4	3,8	4,8	0,4	●
Milch, haltbare, 3,8 % Fett, laktosefrei, *MinusL*	200	135	6,8	7,6	9,6	0,8	●
Milch, Schoko-, laktosefrei, *MinusL*	100	59	3,4	1,7	7,5	0,6	●

Lebensmittel Angabe je 100 g/je Portion	Portion	Energie	Eiweiß	Fett	Kohlen-hydrate	Brot-einheit	GLYX-Ampel
	g	kcal	g	g	g	BE	
Milch, Schoko-, laktosefrei, *MinusL*	200	118	6,8	3,4	15	1,3	🟡
Milch, Vorzugs-, vollfett	100	67	3,3	3,8	4,8	0,4	🟢
Milch, Vorzugs-, vollfett	200	134	6,6	7,6	9,6	0,8	🟢
Milchreis	100	129	4	2,9	21,4	1,8	🟡
Milchreis	250	322	9,9	7,2	53,4	4,5	🟡
Milchreis, aus Vollkorn	100	97	2	3,5	14,3	1,2	🟡
Milchreis, aus Vollkorn	250	243	4,9	8,8	35,7	3,0	🟡
Milchreis, mit Früchten	100	135	2,9	2	26	2,2	🟡
Milchreis, mit Früchten	250	339	7,1	5	64,9	5,4	🟡
Milchreis, mit Zucker und Zimt	100	130	4	3,3	20,8	1,7	🟡
Milchreis, mit Zucker und Zimt	250	325	10	8,1	52,1	4,3	🟡
Milchspeiseeis	100	85	2,3	2,4	13,2	1,1	🟡
Milchspeiseeis	75	64	1,7	1,8	9,9	0,8	🟡
Milchzucker (Laktose)	100	405	0	0	99,8	8,3	🟡
Milchzucker (Laktose), 1 TL	5	20	0	0	5	0,4	🟡
Minestrone Primavera	100	35	2,5	2	1,7	o. A.	🟢
Minestrone Primavera	250	88	6,3	5,1	4,2	o. A.	🟢
Minestrone, Toskanische	100	57	2,3	1,1	9,1	0,8	🟢
Minestrone, Toskanische	250	142	5,8	2,8	22,8	1,9	🟢
Mirabelle, frisch	100	64	0,7	0,2	14	1,2	🟢
Mirabelle, frisch	125	76	0,9	0,3	17,5	1,5	🟢
Mirabelle, Konserve, abgetropft	100	91	0,6	0,2	20,8	1,7	🔴
Mirabelle, Konserve, abgetropft	125	114	0,7	0,2	26	2,2	🔴
Mirabellenkompott	100	62	0,5	0,1	14,2	1,2	🔴
Mirabellenkompott	250	156	1,1	0,3	35,4	3,0	🔴
Miso	100	115	10,5	6,1	4,7	o. A.	🟢
Miso, 1 EL	20	23	2,1	1,2	0,9	o. A.	🟢
Mixed Pickles	100	32	1,3	0,3	6,1	0,5	🟡
Mixed Pickles	200	63	2,5	0,5	12,1	1,0	🟡

Lebensmittel Angabe je 100 g/je Portion	Portion g	Energie kcal	Eiweiß g	Fett g	Kohlenhydrate g	Broteinheit BE	GLYX-Ampel
Mohn, entölt, entfettet	100	186	34,3	2	7,1	0,6	● (grau)
Mohn, entölt, entfettet, 1 EL	20	37	6,9	0,4	1,4	(0)	● (grau)
Mohn, frisch	100	477	20,2	42,2	4,2	0,4	● (grau)
Mohn, frisch, 2 EL	20	95	4	8,4	0,8	(0)	● (grau)
Mohnbuchteln	100 / Port.	279	8,4	11,7	34	2,8	● (gelb)
Mohn-Erdbeer-Torte	100 / Port.	198	5	11,2	19,1	1,6	● (gelb)
Mohn-Halbgefrorenes	100	174	5,5	10,8	13,6	1,1	● (gelb)
Mohn-Halbgefrorenes	50	87	2,7	5,4	6,8	0,6	● (gelb)
Mohnkuchen	100 / Port.	268	10,6	12,2	28,6	2,4	● (gelb)
Mohnkuchen, glutenfrei	100 / Port.	362	7,3	22,1	33,8	2,8	● (gelb)
Mohn-Napfkuchen	100 / Port.	388	9	24,8	32,5	2,7	● (gelb)
Mohnnudeln, Vollkorn-	100 / Port.	216	6,5	12,1	20,4	1,6	● (rot)
Mohnöl	100	900	0	100	0	0	● (grau)
Mohnöl	10	90	0	10	0	0	● (grau)
Mohn-Rosinen-Strudel	100 / Port.	303	8,2	15,4	32,7	2,7	● (gelb)
Mohnstollen, aus Hefeteig, fettreich	100 / Port.	321	8,6	14,7	37,7	3,1	● (gelb)
Möhre, frisch oder TK	100	26	1	0,2	4,8	o. A.	● (grün)
Möhre, frisch oder TK	200	52	2	0,4	9,6	0,8	● (grün)
Möhre, getrocknet	100	214	8,8	1,8	40,7	3,4	● (grün)
Möhre, getrocknet	25	54	2,2	0,5	10,2	0,9	● (grün)
Möhre, Konserve, abgetropft	100	21	0,9	0,2	3,8	o. A.	● (grün)
Möhre, Konserve, abgetropft	150	32	1,4	0,3	5,6	0,5	● (grün)
Möhren-Apfel-Rohkost	100 / Port.	83	1,5	5,1	7,6	0,6	● (grün)
Möhren-Kohlrabi-Rohkost	100 / Port.	73	1,5	5,2	4,7	o. A.	● (grün)
Möhren-Mais-Salat	100 / Port.	130	4	9,4	7,4	0,6	● (gelb)

Lebensmittel Angabe je 100 g/je Portion	Portion	Energie	Eiweiß	Fett	Kohlenhydrate	Broteinheit	GLYX-Ampel
	g	kcal	g	g	g	BE	
Möhrensaft	100	22	0,9	0,2	4	o. A.	(grün)
Möhrensaft	200	43	1,7	0,3	8	o. A.	(grün)
Möhrensalat, süßsauer	100 / Port.	119	0,9	10,3	5,7	o. A.	(grün)
Möhrensuppe	100	68	1,4	5,5	3,1	o. A.	(grün)
Möhrensuppe	250	169	3,4	13,9	7,9	o. A.	(grün)
Mokka-Buttercremetorte, aus Biskuitmasse	100 / Port.	305	4,8	14,4	38,8	3,2	(rot)
Mokkacreme	100	145	5,3	8,6	11,6	1,0	(rot)
Mokkacreme	150	217	7,9	12,9	17,3	1,4	(rot)
Mokka-Sahne-Torte, aus Biskuitmasse	100 / Port.	306	3,6	20,4	27,5	2,3	(rot)
Molke, mit Früchten	100	65	0,8	0,2	14,6	1,2	(gelb)
Molke, mit Früchten	200	130	1,6	0,5	29,2	2,4	(gelb)
Molke, Sauermolke	100	23	0,6	0,2	4,2	0,4	(grün)
Molke, Sauermolke	200	46	1,2	0,4	8,4	0,7	(grün)
Molke, Süßmolke	100	25	0,8	0,2	4,7	0,4	(grün)
Molke, Süßmolke	200	50	1,6	0,5	9,4	0,8	(grün)
Molkenpulver	100	326	10,9	1,1	68	5,7	(grün)
Molkenpulver, 1 EL	10	33	1,1	0,1	6,8	0,6	(grün)
Moosbeere, frisch	100	24	0,4	0,7	3,9	0,3	(grün)
Moosbeere, frisch	125	30	0,5	0,9	4,9	0,4	(grün)
Morbier, 40 % Fett i. Tr.	100	297	23,8	22,4	+	(0)	(grau)
Morbier, 40 % Fett i. Tr.	30	89	7,1	6,7	+	(0)	(grau)
Morchel, frisch	100 / Port.	11	1,7	0,3	0,5	o. A.	(grün)
Morchel, getrocknet	100	98	14,6	2,8	4,4	o. A.	(grün)
Morchel, getrocknet	25	24	3,7	0,7	1,1	o. A.	(grün)
Morchel, Konserve, abgetropft	100 / Port.	11	1,6	0,3	0,5	o. A.	(grün)
Mornaysoße	100	144	7,6	10,3	5,4	0,5	(gelb)
Mornaysoße	50	72	3,8	5,1	2,7	0,2	(gelb)
Mortadella	100	345	12,4	32,8	+	(0)	(grau)

Lebensmittel Angabe je 100 g/je Portion	Portion g	Energie kcal	Eiweiß g	Fett g	Kohlen-hydrate g	Brot-einheit BE	GLYX-Ampel
Mortadella	30	103	3,7	9,8	+	(0)	⚪
Mortadella, fettarm	100	174	21	9,8	0,3	(0)	⚪
Mortadella, fettarm	30	52	6,3	3	0,1	(0)	⚪
Moussaka (Auflauf mit Auberginen und Hackfleisch)	100	139	3,5	11,4	5,8	0,5	🟢
Moussaka (Auflauf mit Auberginen und Hackfleisch)	300	417	10,5	34,2	17,4	1,5	🟢
Moussaka, vegetarisch	100	62	6	2	5	0,4	🟢
Moussaka, vegetarisch	300	186	18,1	5,9	15	1,3	🟢
Mousse au chocolat	100	295	6,5	22,9	14,9	1,2	🟡
Mousse au chocolat	150	442	9,8	34,4	22,4	1,9	🟡
Mozzarella, 45 % Fett i. Tr.	100	255	19	19,8	+	(0)	⚪
Mozzarella, 45 % Fett i. Tr.	50	127	9,5	9,9	+	(0)	⚪
Muffins	100	217	7	3,6	38,7	3,2	🟡
Muffins	60	130	4,2	2,1	23,2	1,9	🟡
Muffins, mit Heidelbeeren	100	281	5,9	10,8	39,6	3,3	🟡
Muffins, mit Heidelbeeren	60	169	3,5	6,5	23,7	2,0	🟡
Muffins, mit Schokolade	100	286	7,8	11,6	37,3	3,1	🟡
Muffins, mit Schokolade	60	172	4,7	6,9	22,4	1,9	🟡
Muffins, Nuss-, glutenfrei	100	401	4,4	24,9	40	3,3	🟡
Muffins, Nuss-, glutenfrei	50	200	2,2	12,5	20	1,7	🟡
Multivitaminnektar, mit Süßstoff	100	32	0,5	0,1	6,3	0,5	🔴
Multivitaminnektar, mit Süßstoff	150	43	0,8	0,2	9,5	0,8	🔴
Multivitaminsaft	100	54	0,7	0,2	11,3	0,9	🟡
Multivitaminsaft	150	75	1,1	0,3	17	1,4	🟡
Münchner Weißwurst	100	287	11,1	27	+	(0)	⚪
Münchner Weißwurst	125	359	13,9	33,8	+	(0)	⚪
Mungobohnensalat	100 / Port.	119	7	4,2	12,9	1,1	🟢
Mungobohnensprossen, frisch	100	24	3,2	0,3	1,8	o. A.	🟢
Mungobohnensprossen, frisch	50	12	1,6	0,2	0,9	o. A.	🟢

Lebensmittel Angabe je 100 g/je Portion	Portion g	Energie kcal	Eiweiß g	Fett g	Kohlenhydrate g	Broteinheit BE	GLYX-Ampel
Mürbeteig	100 / Port.	479	5,1	27,5	53,1	4,4	🟡
Mürbeteig für Pasteten	100 / Port.	416	6,8	24,8	41,6	3,5	🟡
Mürbeteigrolle, mit Äpfeln	100 / Port.	213	3,5	9,4	27,7	2,3	🟡
Müsli, Ananas-	100	76	4,3	2,2	9,2	0,8	🟡
Müsli, Ananas-	150	114	6,5	3,2	13,8	1,2	🟡
Müsli, Apfel-, mit Milch	100	86	3,1	2,8	11,7	1,0	🟡
Müsli, Apfel-, mit Milch	150	128	4,6	4,2	17,6	1,5	🟡
Müsli, Bircher, *HOLO®*	100	295	7,9	3,8	57,2	4,8	🟢
Müsli, Bircher, *HOLO®*	50	148	4	1,9	28,6	2,4	🟢
Müsli, Dinkel-	100	103	2,7	1,5	19	1,6	🟢
Müsli, Dinkel-	223	229	5,9	3,4	42,4	3,5	🟢
Müsli, Dinkel-Früchte-	100	104	3,1	3,4	14,5	1,2	🟢
Müsli, Dinkel-Früchte-	30	31	0,9	1	4,4	0,4	🟢
Müsli, Früchte-	100	335	9,9	6	60,3	5,0	🟢
Müsli, Früchte-, 1 EL	20	67	2	1,2	12,1	1,0	🟢
Müsli, Hirse-, glutenfrei	100	307	9,2	5,5	54,3	4,5	🟡
Müsli, Hirse-, glutenfrei, 1 EL	20	61	1,8	1,1	10,9	0,9	🟡
Müsli, Hirseflocken-	100	102	3,1	2,4	16,5	1,4	🟡
Müsli, Hirseflocken-	30	31	0,9	0,7	4,9	0,4	🟡
Müsli, Knusper-	100	123	4,3	4,9	14,8	1,2	🔴
Müsli, Knusper-, 1 EL	15	19	0,6	0,7	2,2	0,2	🔴
Müsli, Schoko-	100	390	9,8	11,8	60,4	5	🔴
Müsli, Schoko-, 1 EL	20	78	2	2,4	12,1	1	🔴
Müsli, TP	100	351	10,4	7,3	60	5,0	🟡
Müsli, TP, 1 EL	15	53	1,6	1,1	9	0,8	🟡
Müsli-Drink	100	75	1,2	3,8	8,8	0,7	🟡
Müsli-Drink	200	150	2,5	7,6	17,6	1,5	🟡
Müslikeks, aus Vollkornteig	100	441	8,1	23,6	49,2	4,1	🟡
Müslikeks, aus Vollkornteig, 1 St.	20	88	1,6	4,7	9,8	0,8	🟡

Lebensmittel Angabe je 100 g/je Portion	Portion	Energie	Eiweiß	Fett	Kohlen-hydrate	Brot-einheit	GLYX-Ampel
	g	kcal	g	g	g	BE	
Müslikeks, glutenfrei	100	429	9,5	18,6	54,9	4,6	🟡
Müslikeks, glutenfrei, 1 St.	20	86	1,9	3,7	11	0,9	🟡
Müsliriegel	100	398	7,5	18,9	49	4,1	🟡
Müsliriegel	25	100	1,9	4,7	12,3	1,0	🟡

N

Lebensmittel Angabe je 100 g/je Portion	Portion	Energie	Eiweiß	Fett	Kohlen-hydrate	Brot-einheit	GLYX-Ampel
Napfkuchen (Gugelhupf), aus Hefeteig	100 / Port.	349	6,4	16,9	42,5	3,5	🟡
Napfkuchen, aus Mürbeteig	100 / Port.	461	7,9	32,7	33,6	2,8	🟡
Napfkuchen, aus Sandteig	100 / Port.	350	4,6	12,3	53,9	4,5	🟡
Napfkuchen, mit Sultaninen und Korinthen, aus Rührteig	100 / Port.	361	6,3	15,8	47,3	3,9	🟡
Napfkuchen, Quark-, aus Rührteig	100 / Port.	342	7,6	15	43,5	3,6	🟡
Nasi Goreng, *Bofrost*	100	119	7,8	5,4	9,7	0,8	🟡
Nasi Goreng, *Bofrost*	250	297	19,5	13,5	24,3	2	🟡
Nasi Goreng, *Iglo*	100	132	5,1	4,8	17	1,4	🟡
Nasi Goreng, *Iglo*	250	329	12,8	12	42,5	3,5	🟡
Naturreis, Vollkorn, ungeschält	100	349	7,2	2,2	74,1	6,2	🟢
Naturreis, Vollkorn, ungeschält	60	210	4,3	1,3	44,4	3,7	🟢
Naturreispfanne, mit Brokkoli und Paprika	100	80	2,6	1,8	13	1	🟢
Naturreispfanne, mit Brokkoli und Paprika	300	240	7,8	5,4	39	3,3	🟢
Nektarine, frisch	100	57	0,9	0,1	12,4	1	🟢
Nektarine, frisch	125	71	1,1	0,1	15,5	1,3	🟢
Nektarine, Konserve, abgetropft	100	86	0,8	0,1	19,9	1,7	🔴
Nektarine, Konserve, abgetropft	125	108	0,9	0,1	24,8	2,1	🔴
Nektarinen-Fruchtnektar	100	67	0,4	0	15,7	1,3	🔴
Nektarinen-Fruchtnektar	150	101	0,6	0	23,6	2	🔴
Nektarinen-Fruchtsaft	100	58	0,8	0,1	12,8	1,1	🟡
Nektarinen-Fruchtsaft	150	87	1,2	0,2	19,2	1,6	🟡

Lebensmittel Angabe je 100 g/je Portion	Portion g	Energie kcal	Eiweiß g	Fett g	Kohlen-hydrate g	Brot-einheit BE	GLYX-Ampel
Nordseeschollenfilets, *Bofrost*	100	68	15,5	0,7	+	(0)	grau
Nordseeschollenfilets, *Bofrost*	150	102	23,3	1,1	+	(0)	grau
Norwegischer Räucherlachs, *Bofrost*	100	190	19,9	12,1	0,3	(0)	grau
Norwegischer Räucherlachs, *Bofrost*	75	143	14,9	9,1	0,2	(0)	grau
Nougat	100	474	5,2	21,4	65	5,4	gelb
Nougat	25	119	1,3	5,3	16,3	1,4	gelb
Nougatcreme	100	395	8,4	31,6	20	1,7	gelb
Nougatcreme	20	79	1,7	6,3	4	0,3	gelb
Nougat-Rohmasse	100	511	8	32,9	46,3	3,9	gelb
Nougat-Rohmasse	25	128	2	8,2	11,6	1	gelb
Nudeleintopf, mit Hackfleisch	100	127	6,6	5,9	11,8	1	gelb
Nudeleintopf, mit Hackfleisch	250	318	16,5	14,8	29,5	2,5	gelb
Nudeleintopf, mit Hühnerfleisch und Gemüse	100	96	5,8	5,1	7	0,6	gelb
Nudeleintopf, mit Hühnerfleisch und Gemüse	250	241	14,4	12,7	17,4	1,5	gelb
Nudeln *(siehe Teigwaren)*							
Nudelsalat	100 / Port.	127	3,6	4	18,8	1,6	gelb
Nudelsalat, »dänische Art«	100 / Port.	127	5,6	6,8	10,8	0,9	gelb
Nudelsalat, mit Äpfeln, Tomaten und Mayonnaise	100 / Port.	121	3,1	3,8	18,2	1,5	gelb
Nudelsalat, mit buntem Gemüse und Mayonnaise	100 / Port.	158	3,1	10,9	12	1	gelb
Nudelsuppe	100	44	2,4	1,6	4,8	0,4	gelb
Nudelsuppe	250	109	6,1	4	12	1	gelb
Nudelsuppe, mit Hühnerfleisch	100	84	6	5,8	2,2	0,2	gelb
Nudelsuppe, mit Hühnerfleisch	250	210	15	14,4	5,4	0,5	gelb
Nürnberger Rostbratwürstchen, Bio, *Rewe*	100	348	14	32	1	(0)	grau
Nürnberger Rostbratwürstchen, Bio, *Rewe*, 3 St.	60	209	8,4	19,2	0,6	(0)	grau

Lebensmittel Angabe je 100 g/je Portion	Portion g	Energie kcal	Eiweiß g	Fett g	Kohlenhydrate g	Broteinheit BE	GLYX-Ampel
Nürnberger Rostbratwürstchen, *Linessa*	100	264	15,5	22	1	(0)	●
Nürnberger Rostbratwürstchen, *Linessa*, 3 St.	65	172	10,1	14,3	0,7	(0)	●
Nuss-Frucht-Joghurt	100	87	2,8	4,3	8,4	0,7	●
Nuss-Frucht-Joghurt	150	131	4,2	6,4	12,7	1	●
Nuss-Muffins, glutenfrei	100	401	4,4	24,9	40	3,3	●
Nuss-Muffins, glutenfrei	50	200	2,2	12,5	20	1,7	●
Nussmus, glutenfrei	100	652	12,3	63,2	10,8	0,9	●
Nussmus, glutenfrei, 1 EL	20	130	2,5	12,6	2,2	0,2	●
Nussnougatcreme	100	521	4,3	29,6	59,6	5	●
Nussnougatcreme, 1 EL	20	104	0,9	5,9	11,9	1	●
Nussnougatcreme, glutenfrei	100	521	4,3	29,6	59,6	5	●
Nussnougatcreme, glutenfrei, 1 EL	20	104	0,9	5,9	11,9	1	●
Nussnougat-Eiscreme, *Bofrost*	100	222	2,7	11,8	26,3	2,2	●
Nussnougat-Eiscreme, *Bofrost*	50	111	1,4	5,9	13,2	1,1	●
Nuss-Nougat-Törtchen, aus Fertigmischung	100	291	3,9	21	21,9	1,8	●
Nuss-Nougat-Törtchen, aus Fertigmischung	60	175	2,3	12,6	13,1	1,1	●
Nussriegel	100	477	8,9	34,3	34	2,8	●
Nussriegel	25	119	2,2	8,6	8,5	0,7	●
O							
Obstessig	100	20	0,4	0	0,6	(0)	●
Obstessig, 1 EL	15	3	0,1	0	0,1	(0)	●
Obstkuchen, aus Hefeteig, fettarm	100 / Port.	144	2,8	3,4	25	2,1	●
Obstkuchen, aus Hefeteig, fettreich	100 / Port.	162	6	6	20,7	1,7	●
Obstkuchen, aus Mürbeteig, fettreich	100 / Port.	229	2,8	8,9	34,2	2,9	●
Obstkuchen, aus Mürbeteig, fettreich, mit Steinobst	100 / Port.	279	3,5	16,8	28,5	2,4	●
Obstkuchen, aus Quarkölteig	100 / Port.	292	9,7	13	33,6	2,8	●

Lebensmittel Angabe je 100 g/je Portion	Portion g	Energie kcal	Eiweiß g	Fett g	Kohlen-hydrate g	Brot-einheit BE	GLYX-Ampel
Obstkuchen, aus Rührteig	100 / Port.	214	3,4	9,6	28,4	2,4	[gelb]
Obstpie, mit Teigboden und -deckel, aus Mürbeteig	100 / Port.	424	4	23,6	48,7	4,1	[gelb]
Obsttörtchen, aus Mürbeteig	100 / Port.	198	2,1	10,2	24,5	2	[gelb]
Obsttorte, aus Biskuitteig	100 / Port.	157	4	1,9	30,6	2,6	[gelb]
Obsttorte, aus Mürbeteig	100 / Port.	198	2,1	10,2	24,5	2	[gelb]
Obsttorte, aus Rührteig	100 / Port.	209	3,1	9,2	28,1	2,3	[gelb]
Obstwein	100	66	+	0	7,3	0,6	*
Obstwein	125	83	+	0	9,1	0,8	*
Ochsenschwanz in Gelee	100	180	20,8	10,5	0,6	(0)	[grau]
Ochsenschwanz in Gelee	30	54	6,2	3,2	0,2	(0)	[grau]
Ochsenschwanz, frisch	100	183	20,1	11,5	+	(0)	[grau]
Ochsenschwanz, frisch	150	275	30,2	17,3	+	(0)	[grau]
Ochsenschwanzsuppe, gebunden, Konserve	100	76	8,7	4	1,3	(0)	[grau]
Ochsenschwanzsuppe, gebunden, Konserve	250	190	21,8	10	3,2	(0)	[grau]
Ochsenschwanzsuppe, gebunden, TP	100	368	5	12	60	5	[gelb]
Ochsenschwanzsuppe, gebunden, TP, für 250 ml	22	83	1,1	2,7	13,5	1,1	[gelb]
Ochsenschwanzsuppe, klar, mit Rindfleisch	100	36	4	1,9	0,8	(0)	[grau]
Ochsenschwanzsuppe, klar, mit Rindfleisch	250	91	10	4,7	2,1	(0)	[grau]
Ochsenschwanzsuppe, klar, TP	100	126	14,8	6,7	1,7	(0)	[grau]
Ochsenschwanzsuppe, klar, TP, für 250 ml	22	28	3,3	1,5	0,4	(0)	[grau]
Ofenkartoffel	100	96	1,9	3,7	13,7	1,1	[rot]
Ofenkartoffel	200	191	3,8	7,4	27,4	2,3	[rot]
Ofenkartoffel, mit Käsecreme	100	130	4,9	8,5	8,1	0,7	[gelb]
Ofenkartoffel, mit Käsecreme	250	324	12,2	21,3	20,2	1,7	[gelb]
Oliven, grün, gesäuert	100	138	1,4	13,9	1,8	o. A.	[grün]

Lebensmittel Angabe je 100 g/je Portion	Portion g	Energie kcal	Eiweiß g	Fett g	Kohlenhydrate g	Broteinheit BE	GLYX-Ampel
Oliven, grün, gesäuert	30	41	0,4	4,2	0,5	o. A.	●
Oliven, schwarz	100	353	2,2	35,8	4,9	o. A.	●
Oliven, schwarz	30	106	0,7	10,7	1,5	o. A.	●
Olivenöl	100	900	0	100	0	0	●
Olivenöl	10	90	0	10	0	0	●
Olivenpaste	100	275	14,7	24	0,8	0,1	●
Olivenpaste	30	83	4,4	7,2	0,2	0	●
Omelett	100	195	12,9	15,8	0,8	(0)	●
Omelett	140	273	18,1	22,1	1,2	(0)	●
Omelett, Bauern-	100	128	11,3	7,1	4,7	0,4	●
Omelett, Bauern-	250	320	28,2	17,7	11,7	1,0	●
Omelett, Gemüse-	100	106	4,7	4,1	12,3	1,0	●
Omelett, Gemüse-	250	266	11,9	10,3	30,8	2,6	●
Omelett, Kräuter-	100	133	10,8	9,2	2	(0)	●
Omelett, Kräuter-	125	166	13,5	11,4	2,6	(0)	●
Omelett, Kräuter-Pilz-	100	138	9,4	10,9	0,7	o. A.	●
Omelett, Kräuter-Pilz-	300	413	28,3	32,8	2,1	o. A.	●
Omelett, mit Champignons	100	161	9,9	12,8	1,9	o. A.	●
Omelett, mit Champignons	200	321	19,9	25,5	3,8	o. A.	●
Omelett, mit Kartoffeln und Schinken	100	130	4,9	6,9	12	1	●
Omelett, mit Kartoffeln und Schinken	150	196	7,3	10,4	17,9	1,5	●
Omelett, mit Käse	100	233	16,1	18,6	0,7	(0)	●
Omelett, mit Käse	125	291	20,1	23,3	0,8	(0)	●
Omelett, Schaum-, mit Gemüse	100	140	8,5	10,2	3,7	o. A.	●
Omelett, Schaum-, mit Gemüse	250	350	21,4	25,5	9,2	o. A.	●
Omelett, Schaum-, mit Zitronensaft	100	212	11,5	14,4	9,2	0,8	●
Omelett, Schaum-, mit Zitronensaft	125	265	14,3	18	11,5	1	●
Omelett, Spinat-	100	76	4,1	5,6	2,1	o. A.	●

Lebensmittel Angabe je 100 g/je Portion	Portion g	Energie kcal	Eiweiß g	Fett g	Kohlenhydrate g	Broteinheit BE	GLYX-Ampel
Omelett, Spinat-	250	191	10,3	14	5,1	o. A.	🟢
Omelett, Zucchini-	100	92	6	6,7	1,9	o. A.	🟢
Omelett, Zucchini-	250	230	15,1	16,8	4,9	o. A.	🟢
Omelette soufflée, (Auflaufomelette)	100	232	9,5	7,6	31,1	2,6	🟡
Omelette soufflée, (Auflaufomelette)	250	580	23,7	19	77,8	6,5	🟡
Orange, frisch	100	47	1	0,2	9,2	0,8	🟢
Orange, frisch	145	68	1,5	0,3	13,3	1,1	🟢
Orange, kandiert	100	259	0,4	0,1	62,9	5,2	🔴
Orange, kandiert	25	65	0,1	0	15,7	1,3	🔴
Orangeat	100	309	0,4	0,3	74,3	6,2	🔴
Orangeat, 1 TL	5	15	0	0	3,7	0,3	🔴
Orangendessert	100	136	1,8	9,6	10,1	0,8	🟡
Orangendessert	150	204	2,6	14,4	15,2	1,3	🟡
Orangenflammeri	100	139	3	2,8	24,7	2,1	🔴
Orangenflammeri	150	209	4,4	4,2	37	3,1	🔴
Orangen-Fruchtnektar	100	63	0,5	0,1	14,4	1,2	🔴
Orangen-Fruchtnektar	150	95	0,8	0,2	21,6	1,8	🔴
Orangen-Fruchtnektar, mit Süßstoff	100	22	0,5	0,1	4,4	0,4	🟡
Orangen-Fruchtnektar, mit Süßstoff	150	33	0,8	0,2	6,6	0,6	🟡
Orangen-Fruchtsaft	100	41	0,9	0,2	8,8	0,7	🟡
Orangen-Fruchtsaft	150	61	1,4	0,3	13,2	1,1	🟡
Orangenjoghurt	100	43	3,7	0,3	6,4	0,5	🟡
Orangenjoghurt	150	65	5,6	0,5	9,6	0,8	🟡
Orangenkaltschale	100	63	0,3	0,1	15,2	1,3	🔴
Orangenkaltschale	150	94	0,4	0,1	22,8	1,9	🔴
Orangenlimonade *(Fanta)*	100	29	+	+	7	0,6	🔴
Orangenlimonade *(Fanta)*	200	58	+	+	14	1,2	🔴
Orangen-Möhren-Salat	100 / Port.	35	0,9	0,7	5,9	0,5	🟢

Lebensmittel Angabe je 100 g/je Portion	Portion g	Energie kcal	Eiweiß g	Fett g	Kohlenhydrate g	Broteinheit BE	GLYX-Ampel
Orangenparfait	100 / Port.	158	3,7	11	10,7	0,9	gelb
Orangenplätzchen aus Biskuitmasse	100	378	5,7	3,2	80,1	6,7	gelb
Orangenplätzchen aus Biskuitmasse, 1 St.	10	38	0,6	0,3	8	0,7	gelb
Orangenpunsch	100	133	0,3	0,1	7,8	0,7	rot
Orangenpunsch	200	266	0,6	0,1	15,5	1,3	rot
Orangensorbet	100	129	0,2	0	32,1	2,7	rot
Orangensorbet	75	97	0,2	0	24,1	2	rot
Orangensterne	100	379	6,8	22,7	37,7	3,1	gelb
Orangensterne	50	190	3,4	11,4	18,8	1,6	gelb
Orangen-Teepunsch	100	23	0,3	0,1	4,7	0,4	rot
Orangen-Teepunsch	200	45	0,5	0,2	9,3	0,8	rot
Oregano, frisch	100	67	2,2	2	9,7	o. A.	grün
Oregano, frisch, 1 TL	5	3	0,1	0,1	0,5	o. A.	grün
Oregano, Gewürz	100	338	11	10,3	49,5	o. A.	grün
Oregano, Gewürz, ½ TL	1	3	0,1	0,1	0,5	o. A.	grün
P							
Paella	100	172	10	9	12,9	1,1	gelb
Paella	250	430	25	22,5	32,3	2,7	gelb
Paella, vegetarisch	100	174	5,1	3	31,6	2,6	gelb
Paella, vegetarisch	300	520	15,2	8,9	94,7	7,9	gelb
Palmenherz, Konserve, abgetropft	100	30	2,3	0,1	4,7	o. A.	grün
Palmenherz, Konserve, abgetropft	150	45	3,5	0,1	7,1	o. A.	grün
Palmkernfett	100	894	0	99,3	+	(0)	grau
Palmkernfett, 1 EL	20	179	0	19,9	+	(0)	grau
Palmöl	100	900	0	100	0	0	grau
Palmöl	10	90	0	10	0	0	grau
Pampelmuse, frisch	100	41	0,8	0	9,4	0,8	grün
Pampelmuse, frisch	250	103	1,9	0,1	23,6	2	grün

Lebensmittel Angabe je 100 g/je Portion	Portion g	Energie kcal	Eiweiß g	Fett g	Kohlenhydrate g	Broteinheit BE	GLYX-Ampel
Pampelmusen-Fruchtnektar	100	62	0,4	0	14,4	1,2	🔴
Pampelmusen-Fruchtnektar	150	93	0,6	0	21,6	1,8	🔴
Pampelmusen-Fruchtsaft	100	38	0,7	0	8,9	0,7	🟡
Pampelmusen-Fruchtsaft	150	58	1,1	0	13,4	1,1	🟡
Pan Carré, glutenfrei, *Dr. Schär*	100	218	2,9	5	39,7	3,3	🔴
Pan Carré, glutenfrei, *Dr. Schär*, 1 Scheibe	20	44	0,6	1	7,9	0,7	🔴
Paniermehl	100	353	10,1	2,1	73,5	6,1	🔴
Paniermehl, 1 EL	12	43	1,2	0,3	8,8	0,7	🔴
Paniermehl, glutenfrei	100	373	7,1	6,9	69,6	5,8	🔴
Paniermehl, glutenfrei, 1 EL	12	45	0,9	0,8	8,4	0,7	🔴
Panini, glutenfrei, *Dr. Schär*	100	241	3,2	5,5	44,2	3,7	🔴
Panini, glutenfrei, *Dr. Schär*	55	133	1,7	3	24,3	2	🔴
Papaya, frisch	100	32	0,5	0,1	7,1	0,6	🟢
Papaya, frisch	125	40	0,6	0,1	8,9	0,7	🟢
Papaya, Konserve, abgetropft	100	60	0,4	0,1	14,1	1,2	🔴
Papaya, Konserve, abgetropft	125	75	0,5	0,1	17,6	1,5	🔴
Paprika, Gewürz	100	317	14,8	13	34,9	o. A.	🟢
Paprika, Gewürz, ½ TL	1	3	0,1		0,3	o. A.	🟢
Paprika, gelb, frisch	100	30	1,2	0,3	5,3	o. A.	🟢
Paprika, gelb, frisch	150	45	1,8	0,5	8	o. A.	🟢
Paprika, grün, frisch	100	20	1,2	0,3	2,9	o. A.	🟢
Paprika, grün, frisch	150	30	1,8	0,5	4,4	o. A.	🟢
Paprika, rot, frisch	100	37	1,3	0,5	6,4	o. A.	🟢
Paprika, rot, frisch	150	55	2	0,8	9,6	o. A.	🟢
Paprika-Gurken-Gemüse	100	22	1,4	0,4	2,9	o. A.	🟢
Paprika-Gurken-Gemüse	250	55	3,4	1,1	7,3	o. A.	🟢
Paprikaschote, gefüllt, mit Hackfleisch	100	77	5,7	3	6,7	0,6	🟡
Paprikaschote, gefüllt, mit Hackfleisch	300	230	17	8,9	20,2	1,7	🟡

Lebensmittel Angabe je 100 g/je Portion	Portion	Energie	Eiweiß	Fett	Kohlenhydrate	Broteinheit	GLYX-Ampel
	g	kcal	g	g	g	BE	
Paprikaschoten, gefüllt, mit Hackfleisch und Reis	100	98	5,7	5,7	5,7	0,5	● (gelb)
Paprikaschoten, gefüllt, mit Hackfleisch und Reis	300	293	17,2	17,2	17	1,4	● (gelb)
Paprika-Tomaten-Gemüse	100	29	1,9	0,5	3,8	o. A.	● (grün)
Paprika-Tomaten-Gemüse	250	73	4,8	1,4	9,5	o. A.	● (grün)
Paprika-Tomaten-Salat mit Essigmarinade	100	64	0,9	5,4	2,6	o. A.	● (grün)
Paprika-Tomaten-Salat mit Essigmarinade	200	127	1,9	10,8	5,3	o. A.	● (grün)
Paranuss, frisch	100	670	13,6	66,8	3,6	0,3	● (grün)
Paranuss, frisch, 2 St.	15	100	2	10	0,5	0	● (grün)
Paranuss, geröstet	100	691	12,4	69,8	3,2	0,3	● (grün)
Paranuss, geröstet	60	414	7,4	41,9	1,9	0,2	● (grün)
Paranuss, geröstet und gesalzen	100	677	12,1	68,4	3,2	0,3	● (grün)
Paranuss, geröstet und gesalzen	60	407	7,3	41,1	1,9	0,2	● (grün)
Parmesan, 37 % Fett i. Tr.	100	375	35,6	25,8	0,1	0	● (grau)
Parmesan, 37 % Fett i. Tr.	30	113	10,7	7,7	+	0	● (grau)
Pastinake, frisch	100	59	1,3	0,4	12,1	1	● (grün)
Pastinake, frisch	150	89	2	0,6	18,1	1,5	● (grün)
Pastinake, TK	100	60	1,4	0,5	12	1	● (grün)
Pastinake, TK	150	90	2,1	0,7	18	1,5	● (grün)
Penne, glutenfrei, roh, *Dr. Schär*	100	361	7,7	1,7	78,7	6,6	● (gelb)
Penne, glutenfrei, roh, *Dr. Schär*	60	216	4,6	1	47,2	3,9	● (gelb)
Peperonisalat mit Olivenöl und Knoblauch	100	105	1,1	9,8	3	o. A.	● (grün)
Peperonisalat mit Olivenöl und Knoblauch	150	157	1,6	14,7	4,5	o. A.	● (grün)
Perlgraupeneintopf	100	81	5,8	2,1	9,8	0,8	● (gelb)
Perlgraupeneintopf	250	203	14,5	5,3	24,5	2	● (gelb)
Perlhuhn, Fleisch mit Haut, frisch	100	146	20,1	7,3	+	0	● (grau)

Lebensmittel Angabe je 100 g/je Portion	Portion g	Energie kcal	Eiweiß g	Fett g	Kohlen-hydrate g	Brot-einheit BE	GLYX-Ampel
Perlhuhn, Fleisch mit Haut, frisch	150	219	30,2	11	+	0	●
Perlwein	100 / Port.	79	0,2	0	3,5	0,3	*
Perlzwiebel, frisch	100	75	1,5	0,2	16,5	o. A.	●
Perlzwiebel, frisch, 1 St.	15	11	0,2	0	2,5	o. A.	●
Perlzwiebel, Konserve, abgetropft	100	62	1,4	0,2	13,2	o. A.	●
Perlzwiebel, Konserve, abgetropft, 1 St.	15	9	0,2	0	2	o. A.	●
Persipan	100	457	6,5	13,2	77,3	6,4	●
Persipan, 1 EL	15	69	1	2	11,6	1	●
Petersilienblatt, frisch	100	53	4,4	0,4	7,4	o. A.	●
Petersilienblatt, frisch, 1 TL	3	2	0,1	0	0,2	o. A.	●
Petersilienblatt, getrocknet	100	253	22,7	2,1	35,9	o. A.	●
Petersilienblatt, getrocknet	25	63	5,7	0,5	9	o. A.	●
Petersilienblatt, TK	100	54	4,6	0,4	7,3	o. A.	●
Petersilienblatt, TK	150	80	7	0,6	11	o. A.	●
Petersiliencremesuppe	100	37	1,1	2,2	3	0,3	●
Petersiliencremesuppe	250	93	2,8	5,5	7,5	0,6	●
Petersilienkartoffeln	100	65	2	0,1	14	1,2	●
Petersilienkartoffeln	250	163	5	0,3	35,1	2,9	●
Petersilien-Mais-Salat mit Schinken	100 / Port.	71	3,4	1,7	9,8	0,8	●
Petersilienwurzel, frisch	100	37	2,9	0,5	5,4	o. A.	●
Petersilienwurzel, frisch	30	11	0,9	0,1	1,6	o. A.	●
Pfälzer Saumagen	100	158	16,9	6,8	6,9	0,6	●
Pfälzer Saumagen	30	47	5,1	2	2,1	0,2	●
Pfälzer Weißbrot, *Hammermühle*	100	247	0,8	4	51	4,3	●
Pfälzer Weißbrot, *Hammermühle*	50	124	0,4	2	25,5	2,1	●
Pfannengemüse mit Schweinefleisch	100	64	5,6	1,6	6,8	0,6	●

Lebensmittel Angabe je 100 g/je Portion	Portion g	Energie kcal	Eiweiß g	Fett g	Kohlen-hydrate g	Brot-einheit BE	GLYX-Ampel
Pfannengemüse mit Schweinefleisch	350	226	19,7	5,8	23,7	2,0	grün
Pfannkuchen	100	171	6,2	6,2	22,6	1,9	gelb
Pfannkuchen	250	429	15,6	15,4	56,4	4,7	gelb
Pfannkuchen (Berliner) aus Hefeteig	100	322	8,4	12,8	43,1	3,6	gelb
Pfannkuchen (Berliner) aus Hefeteig	60	193	5,1	7,7	25,9	2,2	gelb
Pfannkuchen mit Pilzen	100	130	6,5	6,8	10,8	0,9	gelb
Pfannkuchen mit Pilzen	250	326	16,2	17	26,9	2,2	gelb
Pfannkuchen mit Quark	100	217	7,5	9,6	24,8	2,1	gelb
Pfannkuchen mit Quark	250	542	18,7	24	62,1	5,2	gelb
Pfeffer	100	285	10,9	3,3	52	o. A.	grau
Pfeffer, ½ TL	1	3	0,1	0	0,5	o. A.	grau
Pfeffer, schwarz	100	285	10,9	3,3	52	o. A.	grau
Pfeffer, schwarz, ½ TL	1	3	0,1	0	0,5	o. A.	grau
Pfeffer, weiß	100	322	10,4	2,1	64,3	o. A.	grau
Pfeffer, weiß, ½ TL	1	3	0,1	0	0,6	o. A.	grau
Pfefferkörner, grün	100	117	3,8	0,8	23,3	o. A.	grau
Pfefferkörner, grün, ½ TL	1	1	0	0	0,2	o. A.	grau
Pfefferkuchen	100 / Port.	380	6,6	9,4	66,4	5,5	rot
Pfefferkuchen	50	190	3,3	4,7	33,2	2,8	rot
Pfefferminzbonbon	100	406	0,5	0,7	98	8,2	rot
Pfefferminzbonbon, 1 St.	5	20	0	0	4,9	0,4	rot
Pfefferminzbruch	100	362	0,1	0	90,4	7,5	rot
Pfefferminzbruch	20	72	0	0	18,1	1,5	rot
Pfefferminze	100	44	3,8	0,7	5,3	0,4	grün
Pfefferminze, ½ TL	1	0	0	0	0,1	0	grün
Pfefferminztee trocken	100	349	12,1	4,3	65,5	5,5	grün
Pfefferminztee trocken, 1 TL	2	7	0,2	0,1	1,3	0,1	grün
Pfeffernüsse	100	396	7,2	5,2	78,7	6,6	rot
Pfeffernüsse, 1 St.	5	20	0,4	0,3	3,9	0,3	rot

Lebensmittel Angabe je 100 g/je Portion	Portion g	Energie kcal	Eiweiß g	Fett g	Kohlenhydrate g	Broteinheit BE	GLYX-Ampel
Pfefferschote, grün, frisch	100	38	1,3	0,2	7,3	o. A.	grün
Pfefferschote, grün, frisch, 1 St.	2	1	0	0	0,2	o. A.	grün
Pfefferschote, grün, getrocknet	100	254	9,5	1,5	50,7	o. A.	grün
Pfefferschote, grün, getrocknet, 1 St.	2	5	0,2	0	1	o. A.	grün
Pfefferschote, Konserve, abgetropft	100	31	1,5	0,2	5,5	o. A.	grün
Pfefferschote, Konserve, abgetropft	50	16	0,8	0,1	2,8	o. A.	grün
Pfefferschote, rot, frisch	100	28	1,8	0,3	4,2	o. A.	grün
Pfefferschote, rot, frisch, 1 St.	2	1	0	0	0,1	o. A.	grün
Pferd, Fleisch	100	115	21,4	3	0,4	0	grau
Pferd, Fleisch	150	172	32,1	4,5	0,6	0,1	grau
Pfifferling, frisch	100	11	1,6	0,5	0,2	o. A.	grün
Pfifferling, frisch	150	17	2,4	0,8	0,3	o. A.	grün
Pfifferling, getrocknet	100	120	16,4	5,2	2,1	o. A.	grün
Pfifferling, getrocknet	25	30	4,1	1,3	0,5	o. A.	grün
Pfifferling, Konserve, abgetropft	100	11	1,5	0,5	0,2	o. A.	grün
Pfifferling, Konserve, abgetropft	150	16	2,2	0,7	0,3	o. A.	grün
Pfifferling, TK	100	14	1,9	0,6	0,3	o. A.	grün
Pfifferling, TK	150	21	2,9	0,9	0,4	o. A.	grün
Pfirsich Melba	100	178	1,4	6	29,3	2,4	gelb
Pfirsich Melba	150	268	2,1	9	43,9	3,7	gelb
Pfirsich, frisch	100	41	0,8	0,1	8,9	0,7	grün
Pfirsich, frisch	125	51	1	0,1	11,1	0,9	grün
Pfirsich, getrocknet	100	242	4,9	0,6	54,3	4,5	grün
Pfirsich, getrocknet	25	61	1,2	0,2	13,6	1,1	grün
Pfirsich, Konserve, abgetropft	100	76	0,7	0,1	17,8	1,5	rot
Pfirsich, Konserve, abgetropft	125	96	0,8	0,1	22,3	1,9	rot
Pfirsich, TK	100	43	0,8	0,1	9,3	0,8	grün

Lebensmittel Angabe je 100 g/je Portion	Portion g	Energie kcal	Eiweiß g	Fett g	Kohlen-hydrate g	Brot-einheit BE	GLYX-Ampel
Pfirsich, TK	125	53	1,1	0,1	11,6	1	grün
Pfirsich-Fruchtnektar	100	60	0,3	0	14,3	1,2	rot
Pfirsich-Fruchtnektar	150	90	0,5	0	21,5	1,8	rot
Pfirsich-Fruchtsaft	100	43	0,7	0,1	9,5	0,8	gelb
Pfirsich-Fruchtsaft	150	65	1,1	0,2	14,3	1,2	gelb
Pfirsichkaltschale	100	40	0,3	0,1	9,3	0,8	rot
Pfirsichkaltschale	150	60	0,5	0,1	13,9	1,2	rot
Pfirsichkompott	100	62	0,6	0,1	14,4	1,2	rot
Pfirsichkompott	150	92	0,9	0,1	21,6	1,8	rot
Pfirsichsorbet	100	62	1	1,2	11,4	1	rot
Pfirsichsorbet	75	46	0,8	0,9	8,6	0,7	rot
Pflastersteine	100	386	5,1	8,3	71,8	6	rot
Pflastersteine, 1 St.	12	46	0,6	1	8,6	0,7	rot
Pflaume, frisch	100	47	0,6	0,2	10,2	0,9	grün
Pflaume, frisch	125	59	0,8	0,3	12,8	1,1	grün
Pflaume, getrocknet	100	249	3,3	1,1	56,5	4,7	grün
Pflaume, getrocknet	25	62	0,8	0,3	14,1	1,2	grün
Pflaume, Konserve, abgetropft	100	78	0,5	0,2	18,6	1,6	rot
Pflaume, Konserve, abgetropft	125	97	0,6	0,2	23,2	1,9	rot
Pflaume, TK	100	49	0,6	0,2	10,7	0,9	grün
Pflaume, TK	125	62	0,8	0,3	13,3	1,1	grün
Pflaumenchutney	100	78	0,5	0,2	17,7	1,5	rot
Pflaumenchutney	50	39	0,3	0,1	8,9	0,7	rot
Pflaumen-Fruchtnektar	100	55	0,2	0,1	13,2	1,1	rot
Pflaumen-Fruchtnektar	150	83	0,3	0,2	19,8	1,7	rot
Pflaumen-Fruchtsaft	100	49	0,6	0,2	10,7	0,9	gelb
Pflaumen-Fruchtsaft	150	74	0,9	0,3	16,1	1,4	gelb
Pflaumenkompott	100	59	0,4	0,2	13,4	1,1	rot
Pflaumenkompott	150	88	0,7	0,2	20	1,7	rot

Lebensmittel Angabe je 100 g/je Portion	Portion	Energie	Eiweiß	Fett	Kohlen-hydrate	Brot-einheit	GLYX-Ampel
	g	kcal	g	g	g	BE	
Pflaumenkuchen mit Nuss	100 / Port.	162	2,6	9,4	16,5	1,4	🟡
Pflaumenkuchen mit Streusel	100 / Port.	172	3,4	9,6	18	1,5	🟡
Pflaumenmus	100	195	0,9	0,2	48	4	🔴
Pflaumenmus	25	49	0,2	0,1	12	1	🔴
Pflaumenmus ohne Zucker	100	61	0,9	0,3	12,9	1,1	🟢
Pflaumenmus ohne Zucker	25	15	0,2	0,1	3,2	0,3	🟢
Pflaumenparfait	100	146	2,4	9,1	12,8	1,1	🟡
Pflaumenparfait	75	110	1,8	6,8	9,6	0,8	🟡
Pflaumen-Streuselkuchen aus Fertigmischung	100 / Port.	212	2,2	13,3	20,7	1,7	🟡
Physalis (Kapstachelbeere), frisch	100	76	2,3	1,1	13,3	1,1	🟢
Physalis (Kapstachelbeere), frisch	125	95	2,9	1,4	16,6	1,4	🟢
Physalis, Konserve, abgetropft	100	102	1,9	0,9	20,5	1,7	🔴
Physalis, Konserve, abgetropft	125	127	2,4	1,2	25,6	2,1	🔴
Pichelsteiner	100	62	3,5	1,8	7,6	0,6	🟡
Pichelsteiner	250	156	8,8	4,6	19	1,6	🟡
Pilzpfanne	100	67	2,5	2,1	9,5	0,8	🟢
Pilzpfanne	300	202	7,5	6,3	28,4	2,4	🟢
Pilzpfanne »Stroganoff«	100	120	5,6	3,5	16,3	1,4	🟢
Pilzpfanne »Stroganoff«	300	359	16,8	10,4	48,9	4,1	🟢
Pilzpiroggen	100	196	5,8	8,9	23	1,9	🟡
Pilzpiroggen	300	587	17,3	26,7	69,1	5,8	🟡
Pilzragout	100	68	2,7	6,2	0,7	0,1	🟢
Pilzragout	300	204	8,1	18,4	2	0,2	🟢
Pilz-Spinat-Lasagne	100	80	5,5	2	10,1	0,8	🟢
Pilz-Spinat-Lasagne	300	240	16,4	5,9	30,3	2,5	🟢
Pilztarte	100	199	5	14,1	13,2	1,1	🟡
Pilztarte	300	596	14,9	42,2	39,7	3,3	🟡
Pinienkern, frisch	100	582	24	50,7	7,3	0,6	🟢

Lebensmittel Angabe je 100 g/je Portion	Portion g	Energie kcal	Eiweiß g	Fett g	Kohlen-hydrate g	Brot-einheit BE	GLYX-Ampel
Pinienkern, frisch, 1 EL	15	87	3,6	7,6	1,1	0,1	🟢
Pistazie	100	574	17,6	51,6	11,6	1	🟢
Pistazie, 1 EL	15	86	2,7	7,7	1,7	0,1	🟢
Pizza al formaggio, mit Käse	100	284	14	13	27,6	2,3	🟡
Pizza al formaggio, mit Käse	300	853	42	39	82,7	6,9	🟡
Pizza ai funghi ,mit Pilzen	100	208	5,3	9,1	26,2	2,2	🟡
Pizza ai funghi, mit Pilzen	300	624	15,8	27,4	78,5	6,5	🟡
Pizza frutti di mare, mit Muscheln	100	168	8	4	24,6	2,1	🟡
Pizza frutti di mare, mit Muscheln	300	504	24	12	73,9	6,2	🟡
Pizza Margherita, mit Tomaten, Mozzarella, Basilikum	100	256	8,1	5,3	44	3,7	🟡
Pizza Margherita, mit Tomaten, Mozzarella, Basilikum	300	767	24,3	15,8	131,8	11	🟡
Pizza napoletana	100	247	8,1	11,7	27	2,3	🟡
Pizza napoletana	300	740	24,3	35,1	81	6,8	🟡
Pizza quattro stagioni, mit Schinken, Pilzen, Artischocken	100	214	7,9	5,1	34,1	2,8	🟡
Pizza quattro stagioni, mit Schinken, Pilzen, Artischocken	300	641	23,6	15,3	102,3	8,5	🟡
Pizza salami	100	264	8,2	14	26,3	2,2	🟡
Pizza salami	300	793	24,6	42	78,8	6,6	🟡
Pizza siciliana, mit Anchovis, Oliven	100	171	8,3	9	14,2	1,2	🟡
Pizza siciliana, mit Anchovis, Oliven	300	514	24,9	26,9	42,6	3,6	🟡
Pizza tonno, mit Thunfisch, Sardellen, Oliven	100	201	5,3	10,2	21,9	1,8	🟡
Pizza tonno, mit Thunfisch, Sardellen, Oliven	300	604	15,8	30,5	65,8	5,5	🟡
Pizzaboden, glutenfrei, *Dr. Schär*	100	251	3	1	57,4	4,8	🟡
Pizzaboden, glutenfrei, *Dr. Schär*, 1 St.	150	375	4,5	1,4	86,1	7,2	🟡
Pizzateig	100	249	6,9	7,6	37,8	3,2	🟡

Lebensmittel Angabe je 100 g/je Portion	Portion g	Energie kcal	Eiweiß g	Fett g	Kohlenhydrate g	Broteinheit BE	GLYX-Ampel
Pizzateig	180	447	12,3	13,6	68,1	5,7	🟡
Pizzateig, glutenfrei	100	122	5,1	5,7	12,6	1,1	🟡
Pizzateig, glutenfrei	300	366	15,2	17,2	37,7	3,1	🟡
Plätzchen aus Baisermasse	100	376	8,8	0,8	83,3	6,9	🔴
Plätzchen aus Baisermasse	25	94	2,2	0,2	20,8	1,7	🔴
Plätzchen aus Biskuitmasse	100	414	12,2	8,3	71,8	6	🟡
Plätzchen aus Biskuitmasse	25	104	3	2,1	18	1,5	🟡
Plätzchen aus Hefeteig	100	307	6,7	8,4	50,7	4,2	🟡
Plätzchen aus Hefeteig	25	77	1,7	2,1	12,7	1,1	🟡
Plätzchen aus Mürbeteig	100	489	7,8	25,6	56,8	4,7	🟡
Plätzchen aus Mürbeteig	25	122	2	6,4	14,2	1,2	🟡
Plätzchen aus Plunderteig	100	376	7	21,2	39,2	3,3	🟡
Plätzchen aus Plunderteig	25	94	1,8	5,3	9,8	0,8	🟡
Plätzchen aus Rührteig	100	310	5,3	8,8	52,5	4,4	🟡
Plätzchen aus Rührteig	25	77	1,3	2,2	13,1	1,1	🟡
Plätzchen aus Sandteig	100	461	4,3	23	59,2	4,9	🟡
Plätzchen aus Sandteig	25	115	1,1	5,8	14,8	1,2	🟡
Plockwurst	100	437	25,6	37	0,3	0	⚫
Plockwurst	30	131	7,7	11,1	0,1	0	⚫
Plumpudding	100 / Port.	264	4,9	12,5	32,3	2,7	🟡
Plunder-Kranz aus Hefeteig	100 / Port.	388	6,3	22,3	40,5	3,4	🟡
Polenta	100	84	1,6	3	12,5	1	🟡
Polenta	300	252	4,9	9,1	37,4	3	🟡
Polenta, Maisgrieß, TP	100	339	8,8	1,1	73,5	2,2	🟡
Polenta, Maisgrieß, TP	60	203	5,3	0,7	44,1	6,6	🟡
Polenta mit Gemüse	100	97	4,7	4,4	9,7	1,2	🟡
Polenta mit Gemüse	300	292	14,2	13,1	29,2	3,6	🟡
Polenta mit Tomatensoße	100	79	1,9	2,3	12,6	1,8	🟡
Polenta mit Tomatensoße	300	237	5,7	7	37,8	5,5	🟡
Polentabrei	100	63	1,9	2,3	8,7	4,8	🟡

Lebensmittel Angabe je 100 g/je Portion	Portion g	Energie kcal	Eiweiß g	Fett g	Kohlen-hydrate g	Brot-einheit BE	GLYX-Ampel
Polentabrei	300	190	5,6	6,9	26,1	7,2	🟡
Polenta-Gemüseauflauf	100	90	3	3,3	11,9	3,2	🟡
Polenta-Gemüseauflauf	300	271	9,1	10	35,6	5,7	🟡
Polenta-Pilz-Schnitten	100	90	3	3,8	11	1,1	🟡
Polenta-Pilz-Schnitten	300	271	8,9	11,3	33	2,6	🟡
Polenta-Pizza, glutenfrei	100	71	3,4	2,6	8,4	0,6	🟡
Polenta-Pizza, glutenfrei	250	177	8,4	6,4	21	1,6	🟡
Polentaschnitten	100	101	4,1	4,6	10,8	0,9	🟡
Polentaschnitten	300	303	12,3	13,7	32,3	2,7	🟡
Polentaschnitten, überbacken	100	77	3,3	2,1	11,1	0,9	🟡
Polentaschnitten, überbacken	300	232	10	6,2	33,4	2,6	🟡
Polnische Bratwurst	100	303	19,6	25,2	0,3	0	⚪
Polnische Bratwurst	125	379	24,4	31,5	0,3	0	⚪
Pommes frites	100	124	2,3	5,1	16,6	1,4	🔴
Pommes frites	150	186	3,4	7,6	24,9	2,1	🔴
Popcorn	100	369	12,7	5	68	5,7	🔴
Popcorn	50	185	6,4	2,5	34	2,8	🔴
Popcorn, glutenfrei	100	369	12,7	5	67,2	5,6	🔴
Popcorn, glutenfrei	50	184	6,4	2,5	33,6	2,8	🔴
Porree, frisch	100	26	2,2	0,3	3,2	o. A.	🟢
Porree, frisch	200	51	4,5	0,7	6,4	o. A.	🟢
Porree, TK	100	28	2,5	0,4	3,5	o. A.	🟢
Porree, TK	200	56	4,9	0,8	7,1	o. A.	🟢
Porree-Möhren-Gemüse	100	48	2,7	1,6	5,5	o. A.	🟢
Porree-Möhren-Gemüse	300	143	8,1	4,7	16,5	o. A.	🟢
Porridge	100	107	2	4,7	13,8	1,2	🟢
Porridge	250	267	4,9	11,7	34,6	2,9	🟢
Porridge mit Trockenpflaumen	100	146	3	4,9	22,2	1,9	🟢
Porridge mit Trockenpflaumen	250	366	7,4	12,2	55,4	4,6	🟢
Portulak, frisch	100	27	1,5	0,3	4,3	o. A.	🟢
Portulak, frisch	50	14	0,7	0,2	2,1	o. A.	🟢

Lebensmittel Angabe je 100 g/je Portion	Portion	Energie	Eiweiß	Fett	Kohlenhydrate	Broteinheit	GLYX-Ampel
	g	kcal	g	g	g	BE	
Portulak, getrocknet	100	243	14,3	3,3	39,1	o. A.	grün
Portulak, getrocknet, 1 TL	5	13	0,7	0,2	2	o. A.	grün
Portwein	100	153	0,2	0	12	1	*
Portwein	50	77	0,1	0	6	0,5	*
Praline, gefüllt mit Alkohol	100	387	1,4	6,1	68,7	5,7	rot
Praline, gefüllt mit Alkohol, 1 St.	12	46	0,2	0,7	8,3	0,7	rot
Praline, gefüllt mit Fruchtcreme	100	348	1,4	6,2	70,8	5,9	rot
Praline, gefüllt mit Fruchtcreme, 1 St.	12	42	0,2	0,8	8,5	0,7	rot
Praline, gefüllt mit Marzipan	100	502	10,5	32,5	42,5	3,5	gelb
Praline, gefüllt mit Marzipan, 1 St.	12	60	1,3	3,9	5,1	0,4	gelb
Praline, gefüllt mit Nüssen	100	455	6,7	16,3	70	5,8	gelb
Praline, gefüllt mit Nüssen, 1 St.	12	55	0,8	2	8,4	0,7	gelb
Praline, gefüllt mit Trüffel	100	519	4,3	32,2	53,5	4,5	gelb
Praline, gefüllt mit Trüffel, 1 St.	12	62	0,5	3,9	6,4	0,5	gelb
Preiselbeere, frisch	100	31	0,3	0,5	6,2	0,6	grün
Preiselbeere, frisch	125	38	0,4	0,6	7,8	0,8	grün
Preiselbeere, Konserve, ungesüßt	100	34	0,7	0,6	6,5	0,5	gelb
Preiselbeere, Konserve, ungesüßt	125	43	0,9	0,8	8,1	0,7	gelb
Preiselbeere, TK	100	35	0,3	0,5	7,4	0,6	gelb
Preiselbeere, TK	125	45	0,4	0,7	9,3	0,8	gelb
Presskopf	100	285	18	23,8	0,3	(0)	grau
Presskopf	30	85	5,4	7,1	0,1	(0)	grau
Presswurst	100	176	19,1	11,1	0,1	(0)	grau
Presswurst	30	53	5,7	3,3	0	(0)	grau
Printe	100	465	8,1	21,3	60,2	5	gelb
Printe, 1 St.	20	93	1,6	4,3	12	1	gelb
Prinzregententorte aus Rührteig	100 / Port.	386	4,2	25,9	34,5	2,9	gelb

Lebensmittel Angabe je 100 g/je Portion	Portion g	Energie kcal	Eiweiß g	Fett g	Kohlenhydrate g	Broteinheit BE	GLYX-Ampel
Provolone	100	365	26,3	28,9	+	(0)	grau
Provolone	30	110	7,9	8,7	+	(0)	grau
Pudding, »englische Art«	100	239	6,5	11,7	26,6	2,2	gelb
Pudding, »englische Art«	150	359	9,7	17,6	39,9	3,3	gelb
Pudding, glutenfrei	100	126	3,1	3,2	20,9	1,7	gelb
Pudding, glutenfrei	150	190	4,7	4,8	31,4	2,6	gelb
Pudding, Schokoladen-	100	299	8	16	30,8	2,6	gelb
Pudding, Schokoladen-	150	449	11,9	24	46,3	3,9	gelb
Pudding, Schokoladen-, mit Vanillesoße	100	130	3,1	3,3	21,6	1,8	gelb
Pudding, Schokoladen-, mit Vanillesoße	150	195	4,6	5	32,4	2,7	gelb
Pudding, Schokomilch-, laktosefrei, *MinusL*	100	126	3,2	5	16,7	1,4	gelb
Pudding, Schokomilch-, laktosefrei, *MinusL*	125	157	4	6,3	20,9	1,7	gelb
Pudding, Vanille-	100	115	3,4	1,6	21,1	1,8	gelb
Pudding, Vanille-	150	172	5,1	2,4	31,6	2,6	gelb
Pudding, Vanille-, laktosefrei	100	97	2,9	3,2	14,2	1,2	gelb
Pudding, Vanille-, laktosefrei	125	121	3,6	4	17,8	1,5	gelb
Pudding, Vanille-, mit Erdbeermus	100	138	5,3	6,7	13,5	1,1	gelb
Pudding, Vanille-, mit Erdbeermus	150	207	8	10,1	20,3	1,7	gelb
Puddingpulver	100	377	0,6	0,7	92	7,7	rot
Puddingpulver, 1 EL	10	38	0,1	0,1	9,2	0,8	rot
Puddingpulver, glutenfrei	100	377	0,6	0,7	92	7,7	rot
Puddingpulver, glutenfrei, 1 EL	10	38	0,1	0,1	9,2	0,8	rot
Pumpernickel	100	188	6,5	1	37,6	3,1	gelb
Pumpernickel	30	56	2	0,3	11,3	0,9	gelb
Pute, Brust, frisch	100	107	24,1	1	+	(0)	grau
Pute, Brust, frisch	150	160	36,2	1,5	+	(0)	grau
Pute, Fleisch mit Haut, frisch	100	216	20,6	15	+	(0)	grau
Pute, Fleisch mit Haut, frisch	150	324	30,9	22,5	+	(0)	grau

Lebensmittel Angabe je 100 g/je Portion	Portion g	Energie kcal	Eiweiß g	Fett g	Kohlen-hydrate g	Brot-einheit BE	GLYX-Ampel
Pute, Flügel, frisch	100	191	20,2	12,3	+	(0)	●
Pute, Flügel, frisch	150	286	30,3	18,5	+	(0)	●
Pute, frisch	100	216	20,6	15	+	(0)	●
Pute, frisch	150	324	30,9	22,5	+	(0)	●
Pute, Schenkel, frisch	100	155	18,9	8,8	+	(0)	●
Pute, Schenkel, frisch	150	232	28,4	13,2	+	(0)	●
Pute, TK	100	216	20,6	15	+	(0)	●
Pute, TK	150	324	30,9	22,5	+	(0)	●
Putenbrust, geräuchert	100	105	24,1	1	+	(0)	●
Putenbrust, geräuchert	30	32	7,2	0,3	+	(0)	●
Putenbrustsandwich	100	168	10,4	5,7	18,5	1,5	●
Putenbrustsandwich	250	421	26	14,2	46,3	3,9	●
Putenburger	100	101	9,4	1	13,6	1,1	●
Putenburger	250	251	23,5	2,4	33,9	2,8	●
Puten-Gemüse-Ragout	100	71	6,7	3	4,2	0,4	●
Puten-Gemüse-Ragout	300	214	20	9,1	12,6	1,1	●
Putengulasch mit Reis, glutenfrei	100	81	5,2	3,3	7,3	0,6	●
Putengulasch mit Reis, glutenfrei	300	242	15,6	10	21,8	1,8	●
Putenschnitzel im Cornflakesmantel	100	263	15	15,4	16,4	1,4	●
Putenschnitzel im Cornflakesmantel	150	395	22,5	23,1	24,5	2	●
Putenschnitzel, natur, glutenfrei	100	68	10,5	1,6	2,8	(0)	●
Putenschnitzel, natur, glutenfrei	150	102	15,8	2,4	4,1	(0)	●
Pyrenäenkäse, 50 % Fett i. Tr.	100	356	22,3	29,6	+	(0)	●
Pyrenäenkäse, 50 % Fett i. Tr.	30	107	6,7	8,9	+	(0)	●
Q							
Quark, laktosefrei, Magerstufe, *MinusL*	100	62	12,5	0,3	2,2	0,2	●
Quark, laktosefrei, Magerstufe, *MinusL*	125	78	15,6	0,4	2,8	0,2	●

Lebensmittel Angabe je 100 g/je Portion	Portion g	Energie kcal	Eiweiß g	Fett g	Kohlenhydrate g	Broteinheit BE	GLYX-Ampel
Quark, 20 % Fett i. Tr.	100	109	12,5	5,1	2,7	(0)	● (grau)
Quark, 20 % Fett i. Tr.	125	136	15,6	6,4	3,4	(0)	● (grau)
Quark, 40 % Fett i. Tr.	100	160	11,1	11,4	2,6	(0)	● (grau)
Quark, 40 % Fett i. Tr.	125	199	13,9	14,3	3,3	(0)	● (grau)
Quark, Magerquark	100	72	13,5	0,3	3,2	(0)	● (grau)
Quark, Magerquark	125	90	16,9	0,4	4	(0)	● (grau)
Quark, 10% Fett i. Tr., mit Früchten, Viertelfettstufe	100	106	5,3	1,4	17,4	1,5	● (gelb)
Quark, 10% Fett i. Tr., mit Früchten, Viertelfettstufe	125	132	6,6	1,8	21,8	1,8	● (gelb)
Quark, 20% Fett i. Tr., mit Früchten, Halbfettstufe	100	113	5	2,3	17,3	1,4	● (gelb)
Quark, 20% Fett i. Tr., mit Früchten, Halbfettstufe	125	141	6,2	2,9	21,7	1,8	● (gelb)
Quark, 40% Fett i. Tr., mit Früchten, Fettstufe	100	129	4,3	4,6	17,2	1,4	● (gelb)
Quark, 40% Fett i. Tr., mit Früchten, Fettstufe	125	161	5,3	5,7	21,5	1,8	● (gelb)
Quark mit Früchten, Doppelrahmstufe	100	158	3,5	8,3	17	1,4	● (gelb)
Quark mit Früchten, Doppelrahmstufe	125	197	4,4	10,3	21,3	1,8	● (gelb)
Quark mit Früchten, Magerstufe	100	103	6	0,7	17,5	1,5	● (gelb)
Quark mit Früchten, Magerstufe	125	129	7,5	0,9	21,9	1,8	● (gelb)
Quark, 40% Fett i. Tr., mit Kräutern, Fettstufe	100	145	8,8	10	4,6	0,4	● (grau)
Quark, 40% Fett i. Tr., mit Kräutern, Fettstufe	125	181	11,0	12,5	5,8	0,5	● (grau)
Quark-Apfel-Torte	100 / Port.	170	7,2	5,4	22,4	1,9	● (gelb)
Quarkblätterteig	100 / Port.	414	8,5	30	28	2,3	● (gelb)
Quark-Napfkuchen aus Rührmasse	100 / Port.	342	7,6	15	43,5	3,6	● (gelb)
Quarkstollen aus Rührmasse	100 / Port.	357	6,7	16,2	46,1	3,8	● (gelb)
Quarkstrudel	100 / Port.	224	9,5	8	27,9	2,3	● (gelb)

Lebensmittel Angabe je 100 g/je Portion	Portion g	Energie kcal	Eiweiß g	Fett g	Kohlenhydrate g	Broteinheit BE	GLYX-Ampel
Quarktasche aus Quarkölteig	100 / Port.	292	9,7	13	33,6	2,8	🟡
Quiche Lorraine, glutenfrei	100	265	13,6	17,8	12,7	1,1	🟢
Quiche Lorraine, glutenfrei	250	661	34	44,4	31,6	2,6	🟢
Quiche, Gemüse-	100	234	6,5	16,6	14,8	1,2	🟢
Quiche, Gemüse-	250	584	16,2	41,5	36,9	3,1	🟢
Quiche, Gemüse-, glutenfrei	100	204	5,6	15,6	10,6	0,9	🟢
Quiche, Gemüse-, glutenfrei	250	510	14	38,9	26,5	2,2	🟢
Quinoa	100	347	13,8	5	60,8	6	🟢
Quinoa, 1 EL	15	52	2,1	0,8	9,1	0,9	🟢
Quinoa-Lauch-Auflauf	100	124	5,3	6,2	11,5	1,0	🟢
Quinoa-Lauch-Auflauf	250	310	13,3	15,6	28,8	2,4	🟢
Quinoasalat	100 / Port.	88	2,7	3,4	11,4	1	🟢
Quitte, frisch	100	35	0,4	0,5	7,3	0,6	🟢
Quitte, frisch	125	44	0,5	0,6	9,1	0,8	🟢
Quittenkompott	100	38	0,2	0,2	8,3	0,7	🔴
Quittenkompott	125	48	0,3	0,3	10,4	0,9	🔴

R

Lebensmittel	Portion	Energie	Eiweiß	Fett	Kohlenhydrate	Broteinheit	GLYX-Ampel
Raclette, 48 % Fett i. Tr.	100	343	22,7	28	+	(0)	⚪
Raclette, 48 % Fett i. Tr.	30	103	6,8	8,4	+	(0)	⚪
Radicchio in Gorgonzolasoße	100 / Port.	134	6,3	11,2	2	o. A.	🟢
Radicchio mit Cocktailsoße	100 / Port.	63	1,7	3,4	6,3	o. A.	🟢
Radicchio, frisch	100	14	1,2	0,2	1,5	o. A.	🟢
Radicchio, frisch	50	7	0,6	0,1	0,8	o. A.	🟢
Radicchio-Mango-Salat	100 / Port.	151	4,6	12,2	5,8	0,5	🟢
Radicchiosalat, mit Äpfeln und Salatöl	100 / Port.	75	0,7	4,5	8	0,7	🟢
Radicchiosalat, mit Sonnenblumenöl	100 / Port.	84	1,1	7,9	2	o. A.	🟢
Radieschen, frisch	100	15	1,1	0,1	2,1	o. A.	🟢

Lebensmittel Angabe je 100 g/je Portion	Portion	Energie	Eiweiß	Fett	Kohlen- hydrate	Brot- einheit	GLYX-Ampel
	g	kcal	g	g	g	BE	
Radieschen, frisch	80	12	0,8	0,1	1,7	o. A.	🟢
Radieschen, »Weiße Eiszapfen«, frisch	100 / Port.	14	1,1	0,1	1,9	o. A.	🟢
Ragout fin, Konserve	100	133	14,9	7,4	1,9	0,2	⚪
Ragout fin, Konserve	150	200	22,4	11	2,8	0,2	⚪
Ragout fin, vom Fisch	100	138	9,6	8,9	4,8	0,4	⚪
Ragout fin, vom Fisch	150	207	14,4	13,4	7,2	0,6	⚪
Rahmspinat	100	79	2,4	7,1	1,3	o. A.	🟢
Rahmspinat	200	159	4,9	14,2	2,6	o. A.	🟢
Rahmwirsingkohl	100	72	2,9	5,5	2,9	o. A.	🟢
Rahmwirsingkohl	200	145	5,7	11	5,8	o. A.	🟢
Rapsöl	100	900	0	100	0	0	⚪
Rapsöl, 1 EL	10	90	0	10	0	0	⚪
Ratatouille	100	49	1,3	3,5	3	o. A.	🟢
Ratatouille	200	99	2,7	7	6	o. A.	🟢
Rauchfleisch	100	129	16,9	6,4	0,9	0,1	⚪
Rauchfleisch	30	39	5,1	1,9	0,3	0	⚪
Ravioli, mit Spinatfüllung	100	231	7,8	14,2	18,1	1,4	🟡
Ravioli, mit Spinatfüllung	150	347	11,6	21,3	27,1	2,1	🟡
Ravioli, mit Tomatensoße	100	95	1,1	3,1	15,4	1,1	🟡
Ravioli, mit Tomatensoße	250	238	2,8	7,7	38,5	2,8	🟡
Rebhuhn, frisch oder TK	100	222	35	9	+	(0)	⚪
Rebhuhn, frisch oder TK	150	332	52,5	13,5	+	(0)	⚪
Regenbogenforelle, frisch oder TK	100	113	20,6	3,4	+	(0)	⚪
Regenbogenforelle, frisch oder TK	150	170	30,8	5	+	(0)	⚪
Regenbogenforelle, geräuchert	100	120	21,8	3,6	+	(0)	⚪
Regenbogenforelle, geräuchert	75	90	16,3	2,7	+	(0)	⚪
Regenbogenforelle, gesalzen	100	115	20,5	3,5	+	(0)	⚪
Regenbogenforelle, gesalzen	75	86	15,4	2,7	+	(0)	⚪
Reh, Fleisch, mager, frisch oder TK	100	98	21,4	1,3	+	(0)	⚪

Lebensmittel Angabe je 100 g/je Portion	Portion g	Energie kcal	Eiweiß g	Fett g	Kohlenhydrate g	Broteinheit BE	GLYX-Ampel
Reh, Fleisch, mager, frisch oder TK	150	147	32,1	1,9	+	(0)	grau
Reh, Fleisch, mittelfett bis fett, frisch oder TK	100	122	22,4	3,6	+	(0)	grau
Reh, Fleisch, mittelfett bis fett, frisch oder TK	150	183	33,6	5,3	+	(0)	grau
Rehrücken aus Rührteig	100	427	7,2	23,8	46	3,8	gelb
Rehrücken aus Rührteig	70	287	5,5	17,3	27,5	2,3	gelb
Reibekäse, 45 % Fett i. Tr.	100	386	28,9	30	+	(0)	grau
Reibekäse, 45 % Fett i. Tr.	30	116	8,7	9	+	(0)	grau
Reibekuchen, »rheinisch«	100	145	3,6	7,4	15,5	1,3	gelb
Reibekuchen, »rheinisch«	200	289	7,1	14,9	31	2,6	gelb
Reibeküchli, mit Fruchtmus, milch- und eifrei	100	89	1,2	2,6	15,1	1,3	rot
Reibeküchli, mit Fruchtmus, milch- und eifrei	200	178	2,3	5,2	30,2	2,5	rot
Reis, geschält	100	343	6,8	0,6	77,7	6,5	gelb
Reis, geschält	60	206	4,1	0,4	46,6	3,9	gelb
Reis, parboiled	100	346	6,5	0,5	78,9	6,6	gelb
Reis, parboiled	60	208	3,9	0,3	47,3	4	gelb
Reis, ungeschält	100	345	7,2	2,2	74,1	6,2	grün
Reis, ungeschält	60	207	4,3	1,3	44,5	3,7	grün
Reisbrot	100	235	7,2	1,7	47	3,9	rot
Reisbrot	45	106	3,2	0,8	21,1	1,8	rot
Reisbrötchen	100	247	7,6	1,8	49,4	4,1	rot
Reisbrötchen	45	111	3,4	0,8	22,3	1,9	rot
Reiscrispies	100	377	6,1	0,9	84,9	7,1	rot
Reiscrispies	50	189	3,1	0,5	42,4	3,5	rot
Reisdrink	100	50	0,1	1,2	9,5	0,8	rot
Reisdrink	200	99	0,2	2,4	19	1,6	rot
Reismehl	100	348	6,7	0,7	77,6	6,5	rot
Reismehl, 1 EL	15	52	1	0,1	11,6	1	rot
Reisnudeln, Vermicelli, TP	100	349	7,8	0	79,3	6,6	rot

R

Lebensmittel Angabe je 100 g/je Portion	Portion g	Energie kcal	Eiweiß g	Fett g	Kohlen-hydrate g	Brot-einheit BE	GLYX-Ampel
Reisnudeln, Vermicelli, TP	50	177	3,9	0	39,7	3,3	●
Reisstärke	100	348	0,8	0	84,8	7,1	●
Reisstärke, 1 EL	15	52	0,1	0	12,7	1,1	●
Reisvollkornbrot, glutenfrei	100	216	6,6	1,2	44,1	3,7	●
Reisvollkornbrot, glutenfrei	50	108	3,3	0,6	22,1	1,8	●
Reiswaffel	100	390	7,5	2,3	83,5	7	●
Reiswaffel, 1 St.	7	27	0,5	0,2	5,9	0,5	●
Reizker, Edel-, frisch	100	14	1,9	0,7	0,1	o. A.	●
Reizker, Edel-, frisch	200	28	3,8	1,3	0,2	o. A.	●
Reizker, Edel-, getrocknet	100	127	17,1	6	0,9	o. A.	●
Reizker, Edel-, getrocknet	25	32	4,3	1,5	0,2	o. A.	●
Reizker, Edel-, Konserve, abgetropft	100	13	1,8	0,6	0,1	o. A.	●
Reizker, Edel-, Konserve, abgetropft	200	27	3,6	1,3	0,2	o. A.	●
Remoulade, 65% Fett	100	650	1,1	65	15,2	1,3	●
Remoulade, 65% Fett	25	163	0,3	16,3	3,8	0,3	●
Renke, frisch, Fischzuschnitt	100	102	18	3,2	+	(0)	●
Renke, frisch, Fischzuschnitt	150	152	27	4,8	+	(0)	●
Renke, geräuchert	100	108	19,1	3,4	+	(0)	●
Renke, geräuchert	75	81	14,3	2,6	+	(0)	●
Renke, gesalzen	75	77	13,4	2,5	+	(0)	●
Renke, gesalzen	100	102	17,9	3,4	+	(0)	●
Renke, Konserve in Öl, abgetropft	100	155	15,7	10,3	+	(0)	●
Renke, Konserve in Öl, abgetropft	75	116	11,8	7,7	+	(0)	●
Renke, Konserve, abgetropft	100	100	17,8	3,2	+	(0)	●
Renke, Konserve, abgetropft	75	75	13,3	2,4	+	(0)	●
Renke, TK	100	102	18	3,2	+	(0)	●
Renke, TK	150	152	27	4,8	+	(0)	●
Rettich, frisch	100	14	1,1	0,2	1,9	o. A.	●

Lebensmittel Angabe je 100 g/je Portion	Portion g	Energie kcal	Eiweiß g	Fett g	Kohlen-hydrate g	Brot-einheit BE	GLYX-Ampel
Rettich, frisch	200	27	2,1	0,3	3,8	o. A.	grün
Rettichgemüsesaft	100	11	0,9	0,1	1,6	o. A.	grün
Rettichgemüsesaft	200	23	1,8	0,3	3,1	o. A.	grün
Rettichtrunk	100	5	0,4	0,1	0,6	o. A.	grün
Rettichtrunk	200	9	0,7	0,1	1,2	o. A.	grün
Rhabarber, frisch	100	9	0,6	0,1	1,4	o. A.	grün
Rhabarber, frisch	150	13	0,9	0,2	2	o. A.	grün
Rhabarber, TK	100	9	0,6	0,1	1,4	o. A.	grün
Rhabarber, TK	150	14	0,9	0,2	2,1	o. A.	grün
Rhabarber-Fruchtnektar	100	52	0,1	0	12,4	1	rot
Rhabarber-Fruchtnektar	150	78	0,2	0	18,6	1,6	rot
Rhabarber-Fruchtsaft	100	41	0,5	0,1	9,6	0,8	gelb
Rhabarber-Fruchtsaft	150	62	0,8	0,1	14,4	1,2	gelb
Rhabarberkompott	100	103	0,5	0,1	25	2,1	rot
Rhabarberkompott	150	154	0,7	0,1	37,5	3,1	rot
Rhabarberkuchen mit Baiser	100	181	2,4	9,7	20,4	1,7	rot
Rhabarberkuchen mit Baiser	150	272	3,5	14,6	30,6	2,6	rot
Ricotta, 15 % Fett i. Tr.	100	122	20	4	1,5	0,1	grau
Ricotta, 15 % Fett i. Tr.	30	37	6	1,2	0,5	0	grau
Ricotta, 45 % Fett i. Tr.	100	165	8	13	4	0,3	grau
Ricotta, 45 % Fett i. Tr.	30	50	2,4	3,9	1,2	0,1	grau
Rind, Ochsenschwanz, frisch	100	183	20,1	11,5	+	(0)	grau
Rind, Ochsenschwanz, frisch	150	275	30,2	17,3	+	(0)	grau
Rind, Tatar (Schabefleisch)	100	112	21,2	3	+	(0)	grau
Rind, Tatar (Schabefleisch)	150	168	31,8	4,5	+	(0)	grau
Rinderbrust (Spannrippe), frisch	100	264	17,2	21,7	+	(0)	grau
Rinderbrust (Spannrippe), frisch	150	397	25,8	32,6	+	(0)	grau
Rinderbug (Schulter), frisch	100	129	20,2	5,3	+	(0)	grau
Rinderbug (Schulter), frisch	150	193	30,3	8	+	(0)	grau

Lebensmittel Angabe je 100 g/je Portion	Portion g	Energie kcal	Eiweiß g	Fett g	Kohlen-hydrate g	Brot-einheit BE	GLYX-Ampel
Rinderfiletsteak (Lende), frisch	100	121	21,2	4	+	(0)	●
Rinderfiletsteak (Lende), frisch	150	182	31,8	6	+	(0)	●
Rinderhackfleisch, frisch	100	216	22,5	14	+	(0)	●
Rinderhackfleisch, frisch	150	324	33,8	21	+	(0)	●
Rinderherz, frisch	100 / Port.	97	17,5	2,7	0,6	(0)	●
Rinderhirn, frisch	100 / Port.	127	9,6	9,6	0,8	(0)	●
Rinderhüftsteak, frisch	100	108	21,5	2,4	+	(0)	●
Rinderhüftsteak, frisch	150	162	32,3	3,6	+	(0)	●
Rinderkeule, frisch	100	148	21	7,1	+	(0)	●
Rinderkeule, frisch	150	222	31,5	10,7	+	(0)	●
Rinderkotelett, frisch	100	160	19	9,3	+	(0)	●
Rinderkotelett, frisch	150	239	28,5	14	+	(0)	●
Rinderkutteln (Magen), frisch	100 / Port.	94	14,6	4	+	(0)	●
Rinderleber, frisch	100 / Port.	139	20,5	3,9	5,3	0,4	●
Rinderlunge, frisch	100 / Port.	94	17,4	2,6	+	(0)	●
Rinderniere, frisch	100 / Port.	96	15,7	3,3	0,9	(0)	●
Rinderroulade, frisch	100	121	20,6	4,3	+	(0)	●
Rinderroulade, frisch	150	182	30,9	6,4	+	(0)	●
Rindertalg	100	896	+	99,5	+	(0)	●
Rindertalg	10	90	+	10	+	(0)	●
Rinderzunge, frisch	100 / Port.	195	16	13	3,7	0,3	●
Rindfleischsülze	100	141	26,4	3,7	0,2	(0)	●
Rindfleischsülze	30	42	7,9	1,1	0,1	(0)	●
Rindfleischsuppe, mit Nudeln, TP	100	203	13,8	7,1	20,8	1,7	●
Rindfleischsuppe, mit Nudeln, TP	50	102	6,9	3,5	10,4	0,9	●
Rinderrücken (Roastbeef), frisch	100	130	22,5	4,5	+	(0)	●

Lebensmittel Angabe je 100 g/je Portion	Portion	Energie	Eiweiß	Fett	Kohlenhydrate	Broteinheit	GLYX-Ampel
	g	kcal	g	g	g	BE	
Rinderrücken (Roastbeef), frisch	150	196	33,7	6,7	+	(0)	●
Risi-Pisi (Erbsenreis)	100	91	2,5	1,1	17,5	1,5	●
Risi-Pisi (Erbsenreis)	250	227	6,2	2,7	43,8	3,7	●
Risi-Pisi, mit Shrimps	100	115	6	1,9	18	1,5	●
Risi-Pisi, mit Shrimps	250	287	15,1	4,8	45	3,8	●
Risotto ai funghi	100	85	2,1	5,3	7,4	0,6	●
Risotto ai funghi	250	213	5,2	13,2	18,6	1,4	●
Risotto, mit Butter und Parmesankäse	100	204	6,7	9,8	22,2	1,9	●
Risotto, mit Butter und Parmesankäse	250	511	16,7	24,6	55,5	4,6	●
Risotto, mit Hühnchen	100	174	7	1	34,3	2,9	●
Risotto, mit Hühnchen	250	436	17,5	2,6	85,6	7,1	●
Risotto, mit Möhrenstreifen	100	77	1,3	3,3	10,4	0,8	●
Risotto, mit Möhrenstreifen	250	192	3,3	8,2	25,9	2	●
Risotto, mit Pfifferlingen	100	73	2,6	2,8	9,2	0,8	●
Risotto, mit Pfifferlingen	250	181	6,4	6,9	23	1,9	●
Rodon-Kuchen, aus Rührteig	100	359	5,6	16,9	45,4	3,8	●
Rodon-Kuchen, aus Rührteig	70	251	3,9	11,8	31,8	2,7	●
Roggenbrot	100	211	6	0,9	43,8	3,7	●
Roggenbrot	50	105	3	0,5	21,9	1,8	●
Roggenbrot mit Schrotanteilen	100	209	6,2	0,9	43,3	3,6	●
Roggenbrot mit Schrotanteilen	50	105	3,1	0,5	21,7	1,8	●
Roggenbrötchen	100	223	7,3	6,3	33,8	2,6	●
Roggenbrötchen	50	112	3,7	3,2	16,9	1,3	●
Roggenflocken	100	295	9	1,7	60,1	5	●
Roggenflocken	20	59	1,8	0,3	12	1	●
Roggenknäckebrot	100	331	9,6	1,5	69,7	5,8	●
Roggenknäckebrot, 1 St.	15	49	1,4	0,2	10,5	0,9	●
Roggenknäckebrot mit Schrotanteilen	100	333	9,8	1,5	69	5,8	●

Lebensmittel Angabe je 100 g/je Portion	Portion	Energie	Eiweiß	Fett	Kohlen-hydrate	Brot-einheit	GLYX-Ampel
	g	kcal	g	g	g	BE	
Roggenknäckebrot mit Schrotanteilen, 1 St.	15	50	1,5	0,2	10,4	0,9	gelb
Roggenmehl, Type 815	100	319	6,4	1	71	5,9	gelb
Roggenmehl, Type 815, 1 EL	15	49	1	0,2	10,7	0,9	gelb
Roggenmehl, Type 997	100	316	6,9	1,1	68,6	5,7	gelb
Roggenmehl, Type 997, 1 EL	15	47	1	0,2	10,3	0,9	gelb
Roggenmehl, Type 1150	100	318	8,3	1,3	67,2	5,6	grün
Roggenmehl, Type 1150, 1 EL	15	48	1,3	0,2	10,1	0,8	grün
Roggenmehl, Type 1370	100	317	8,3	1,4	66,7	5,6	grün
Roggenmehl, Type 1370, 1 EL	15	48	1,3	0,2	10	0,8	grün
Roggenmehl, Type 1590	100	310	9,2	1,4	64,1	5,3	grün
Roggenmehl, Type 1590, 1 EL	15	46	1,4	0,2	9,6	0,8	grün
Roggenmehl, Type 1740	100	305	9	1,5	63,1	5,3	grün
Roggenmehl, Type 1740, 1 EL	15	46	1,4	0,2	9,5	0,8	grün
Roggentoastbrot	100	247	7,2	3,5	46,1	3,8	rot
Roggentoastbrot	50	124	3,6	1,8	23	1,9	rot
Roggenvollkornbrot	100	188	6,5	1	37,6	3,1	grün
Roggenvollkornbrot	50	94	3,2	0,5	18,8	1,6	grün
Roggenvollkornbrötchen	100	197	6,7	1	39,5	3,3	grün
Roggenvollkornbrötchen	50	98	3,4	0,5	19,7	1,7	grün
Roggenvollkornmehl	100	294	9	1,7	59,7	5	grün
Roggenvollkornmehl, 1 EL	15	44	1,4	0,3	9	0,8	grün
Rohrnudeln	100 / Port.	286	7,2	8,8	44,1	3,7	rot
Rohwurst	100	375	17,4	33,8	0,2	0	grau
Rohwurst	30	112	5,2	10,1	0,1	0	grau
Rollmops, Matjes	100 / Port.	188	14,1	13,4	2,8	0,2	grau
Romadur, 20 % Fett i. Tr.	100	187	26,4	9	+	(0)	grau
Romadur, 20 % Fett i. Tr.	30	56	7,9	2,7	+	(0)	grau
Romadur, 30 % Fett i. Tr.	100	226	24,8	14,1	+	(0)	grau
Romadur, 30 % Fett i. Tr.	30	68	7,4	4,2	+	(0)	grau

Lebensmittel Angabe je 100 g/je Portion	Portion g	Energie kcal	Eiweiß g	Fett g	Kohlenhydrate g	Broteinheit BE	GLYX-Ampel
Rosinen	100	298	2,5	0,6	66,2	5,5	[gelb]
Rosinen, 1 EL	20	60	0,5	0,1	13,2	1,1	[gelb]
Rosinenbrot, glutenfrei	100	273	1	5	55	4,6	[rot]
Rosinenbrot, glutenfrei	40	109	0,4	2	22	1,8	[rot]
Rosinenbrötchen	100	270	7,6	6,7	44,7	3,4	[rot]
Rosinenbrötchen	50	135	3,8	3,4	22,4	1,7	[rot]
Rosinenkuchen aus Rührteig	100 / Port.	306	6,3	8,5	49,8	4,2	[gelb]
Rosinen-Napfkuchen	100 / Port.	283	7,7	14,9	29,1	2,3	[gelb]
Rosinenschnecken	100	337	9	19,1	31,9	2,4	[gelb]
Rosinenschnecken	65	219	5,9	12,4	20,8	1,6	[gelb]
Rucola (Rauke)	100	24	2,6	+	2,1	o. A.	[grün]
Rucola (Rauke)	50	12	1,3	+	1,1	o. A.	[grün]
Russisch Brot	100	376	8,8	0,8	83,3	6,9	[rot]
Russisch Brot	25	94	2,2	0,2	20,8	1,7	[rot]
Russische Eier	100	202	14,1	14,9	3	0,3	[grau]
Russische Eier, 1 St.	60	121	8,5	9	1,8	0,2	[grau]
S							
Salatsoße, Joghurt-	100	136	2,9	10,8	6,3	0,5	[grün]
Salatsoße, Joghurt-	50	68	1,5	5,4	3,2	0,3	[grün]
Salatsoße, Joghurt-Kräuter-Soße	100	68	6	2,6	4,4	0,4	[grün]
Salatsoße, Joghurt-Kräuter-Soße	50	34	3	1,3	2,2	0,2	[grün]
Sachertorte	100 / Port.	337	5,8	14,5	45,7	3,8	[gelb]
Safloröl (Distelöl)	100	900	0	100	0	0	[grau]
Safloröl (Distelöl), 1 EL	10	90	0	10	0	0	[grau]
Saft-Tee-Bowle	100	45	0,4	0,1	10,7	0,9	[rot]
Saft-Tee-Bowle	200	91	0,9	0,2	21,3	1,8	[rot]
Sago	100	336	0,6	0,1	83,1	6,9	[rot]
Sago, 1 EL	10	34	0,1	0	8,3	0,7	[rot]

Lebensmittel Angabe je 100 g/je Portion	Portion	Energie	Eiweiß	Fett	Kohlen-hydrate	Brot-einheit	GLYX-Ampel
	g	kcal	g	g	g	BE	
Sahne, saure, 10 % Fett	100	117	3,1	10	3,3	0,3	● grau
Sahne, saure, 10 % Fett, 1 EL	15	17	0,5	1,5	0,5	0	● grau
Sahne, saure, 30 % Fett	100	288	2,5	30	2,4	0,2	● grau
Sahne, saure, 30 % Fett, 1 EL	15	43	0,4	4,5	0,4	0	● grau
Sahne, Schlag-, 10 % Fett	100	118	3,2	10	4,1	0,3	● grau
Sahne, Schlag-, 10 % Fett, 1 EL	15	18	0,5	1,5	0,6	0,1	● grau
Sahne, Schlag-, 30 % Fett	100	293	2,5	30	3,2	0,3	● grau
Sahne, Schlag-, 30 % Fett, 1 EL	15	44	0,4	4,5	0,5	0	● grau
Sahnejoghurt	100	116	3	7,5	8,7	0,7	● grün
Sahnejoghurt	150	174	4,5	11,3	13	1,1	● grün
Sahnekaramellen	100	355	0,4	3,6	79,3	6,6	● rot
Sahnekaramellen, 1 St.	5	18	0	0,2	4	0,3	● rot
Sahnepulver	100	577	21,6	42	28,3	2,4	● grau
Sahnepulver, 1 EL	10	58	2,2	4,2	2,8	0,2	● grau
Sahneschokoladeneis	100	258	4,2	17,2	22	1,8	● gelb
Sahneschokoladeneis	50	129	2,1	8,6	11	0,9	● gelb
Sahnevanilleeis	100	326	2	26,7	16,4	1,4	● gelb
Sahnevanilleeis	50	163	1	13,4	8,2	0,7	● gelb
Sahnevanilleeis, mit heißer Schokoladensoße	100	266	4	19,2	19,7	1,6	● gelb
Sahnevanilleeis, mit heißer Schokoladensoße	75	200	3	14,4	14,8	1,2	● gelb
Salami, deutsche Art	100	365	19,8	32,1	0,2	(0)	● grau
Salami, deutsche Art	30	110	6	9,6	0,1	(0)	● grau
Salami, glutenfrei	100	360	19,7	30,8	1,9	(0)	● grau
Salami, glutenfrei	30	108	5,9	9,2	0,6	(0)	● grau
Salami, italienische Art	100	331	21	27,7	0,3	(0)	● grau
Salami, italienische Art	30	99	6,3	8,3	0,1	(0)	● grau
Salami, ungarische Art	100	366	19,8	32,1	0,3	(0)	● grau
Salami, ungarische Art	30	110	6	9,6	0,1	(0)	● grau

Lebensmittel Angabe je 100 g/je Portion	Portion g	Energie kcal	Eiweiß g	Fett g	Kohlenhydrate g	Broteinheit BE	GLYX-Ampel
Salatmayonnaise, 50 % Fett	100	490	0,5	52	5	(0)	grau
Salatmayonnaise, 50 % Fett, 1 EL	20	98	0,1	10,4	1	(0)	grau
Salatsoße, »italienisch«	100	513	0,3	56,4	1	(0)	grau
Salatsoße, »italienisch«	50	257	0,2	28,2	0,5	(0)	grau
Salbei, frisch	100	54	1,7	2,1	6,9	o. A.	grün
Salbei, frisch, ½ TL	1	1	0	0	0,1	o. A.	grün
Salzburger Nockerl	100	211	9,2	11,5	17,7	1,5	gelb
Salzburger Nockerl	200	421	18,4	22,9	35,4	2,9	gelb
Salz-Dill-Gurke, milchsauer	100	8	0,4	0,1	1,3	0,1	grün
Salz-Dill-Gurke, milchsauer	200	16	0,7	0,2	2,6	0,2	grün
Salzkartoffeln	100	66	2	0,1	14,2	1,2	rot
Salzkartoffeln	250	164	4,9	0,3	35,5	3	rot
Salzstangen	100	347	9,7	0,5	76	6,3	rot
Salzstangen	50	173	4,5	0,3	37,7	3,1	rot
Salzstangen, glutenfrei	100	378	1,5	27,4	31,8	2,6	rot
Salzstangen, glutenfrei	50	189	0,8	13,7	15,9	1,3	rot
Sanddornbeere, frisch	100	90	1,4	7,1	5,2	0,4	grün
Sanddornbeere, frisch	150	136	2,1	10,7	7,8	0,7	grün
Sanddornbeeren-Fruchtsaft	100	84	1,3	5,9	6,3	0,5	gelb
Sanddornbeeren-Fruchtsaft	150	126	2	8,9	9,5	0,8	gelb
Sandkuchen	100 / Port.	440	5,3	26,8	44,6	3,7	gelb
Sandwaffel	100	522	9,1	33,7	45,2	3,8	gelb
Sandwaffel	50	261	4,6	16,9	22,6	1,9	gelb
Sandwich, mit Geflügelsalat	100	241	7,6	6,8	36,9	3,1	gelb
Sandwich, mit Geflügelsalat	200	482	15,1	13,6	73,8	6,2	gelb
Sandwich, mit Krabbensalat	100	225	7	5,9	36	3	gelb
Sandwich, mit Krabbensalat	200	450	14	11,8	72	6	gelb
Sandwich, mit Rinderfilet	100	182	16,5	9,2	8,3	0,7	gelb
Sandwich, mit Rinderfilet	200	363	33	18,3	16,5	1,4	gelb

Lebensmittel Angabe je 100 g/je Portion	Portion g	Energie kcal	Eiweiß g	Fett g	Kohlenhydrate g	Broteinheit BE	GLYX-Ampel
Sardelle, frisch	100	102	20,1	2,3	+	(0)	●
Sardelle, frisch	150	153	30,2	3,5	+	(0)	●
Sardelle, geräuchert	100	108	21,3	2,4	+	(0)	●
Sardelle, geräuchert	75	81	16	1,8	+	(0)	●
Sardelle, gesalzen	100	95	18,5	2,2	+	(0)	●
Sardelle, gesalzen	75	71	13,9	1,7	+	(0)	●
Sardelle, Konserve, abgetropft	100	101	19,8	2,3	+	(0)	●
Sardelle, Konserve, abgetropft	75	75	14,9	1,7	+	(0)	●
Sardelle, TK	100	102	20,1	2,3	+	(0)	●
Sardelle, TK	150	153	30,2	3,5	+	(0)	●
Sardellenfilet, TK	100	102	20,1	2,3	+	(0)	●
Sardellenfilet, TK	150	153	30,2	3,5	+	(0)	●
Sardellenpaste	100	195	15,4	11,3	8,2	0,7	●
Sardellenpaste, 1 EL	10	20	1,5	1,1	0,8	(0)	●
Sardine, frisch, Fischzuschnitt	100	119	19,4	4,5	+	(0)	●
Sardine, frisch, Fischzuschnitt	150	178	29,1	6,8	+	(0)	●
Sardine, geräuchert	100	126	20,5	4,8	+	(0)	●
Sardine, geräuchert	75	94	15,4	3,6	+	(0)	●
Sardine, gesalzen	100	112	17,9	4,4	+	(0)	●
Sardine, gesalzen	75	84	13,4	3,3	+	(0)	●
Sardine, Konserve in Öl, abgetropft	100	166	17	10,9	+	(0)	●
Sardine, Konserve in Öl, abgetropft	75	124	12,8	8,2	+	(0)	●
Sardine, Konserve, abgetropft	100	117	19,1	4,5	+	(0)	●
Sardine, Konserve, abgetropft	75	88	14,4	3,4	+	(0)	●
Sardine, TK	100	119	19,4	4,5	+	(0)	●
Sardine, TK	150	178	29,1	6,8	+	(0)	●
Satsuma, frisch	100	41	0,8	0	9,4	0,8	●
Satsuma, frisch	150	62	1,1	0,1	14,2	1,2	●
Saubohnen, reif, frisch	100	234	26,1	1,8	27,3	2,3	●

Lebensmittel Angabe je 100 g/je Portion	Portion g	Energie kcal	Eiweiß g	Fett g	Kohlenhydrate g	Broteinheit BE	GLYX-Ampel
Saubohnen, reif, frisch	50	117	13,1	0,9	13,7	1,1	● grün
Saubohnen, reif, Konserve	100	58	6,5	0,5	6,8	0,6	● grün
Saubohnen, reif, Konserve	50	29	3,3	0,2	3,4	0,3	● grün
Saubohnen, reif, Mehl	100	255	28,5	2	29,8	2,5	● grün
Saubohnen, reif, Mehl, 1 EL	20	51	5,7	0,4	6	0,5	● grün
Sauerkraut, abgetropft, frisch	100	12	1,5	0,3	0,8	o. A.	● grün
Sauerkraut, abgetropft, frisch	200	23	3	0,6	1,5	o. A.	● grün
Sauerkraut, Konserve, abgetropft	100	11	1,4	0,3	0,6	o. A.	● grün
Sauerkraut, Konserve, abgetropft	200	21	2,8	0,6	1,2	o. A.	● grün
Sauerkrautsaft	100	10	1,3	0,3	0,6	o. A.	● grün
Sauerkrautsaft	200	20	2,6	0,5	1,3	o. A.	● grün
Sauerkrauttrunk	100	6	0,5	0,1	0,3	o. A.	● grün
Sauerkrauttrunk	200	12	1	0,2	0,5	o. A.	● grün
Schafskäse	100	236	17	18,8	+	(0)	● grau
Schafskäse	30	71	5,1	5,6	+	(0)	● grau
Schafsmilch	100	96	7	5,5	4,7	0,4	● grün
Schafsmilch	200	193	14	11	9,4	0,8	● grün
Schalotte, frisch	100	22	1,5	0,2	3,3	o. A.	● grün
Schalotte, frisch	30	7	0,5	0,1	1	o. A.	● grün
Schaschlik-Grillsoße	100	75	2,9	2,2	10,1	0,8	● rot
Schaschlik-Grillsoße, 1 EL	20	15	0,6	0,5	2	0,2	● rot
Schaumdessert, instant, mit Vanillegeschmack	100	377	0,6	0,7	92	7,7	● rot
Schaumdessert, instant, mit Vanillegeschmack, 1 TL	10	38	0,1	0,1	9,2	0,8	● rot
Scheibletten, Schmelzkäse, *Kraft Velveta*	100	271	17,2	19,7	6,3	0,5	● grau
Scheibletten, Schmelzkäse, *Kraft Velveta*, 1 St.	20	54	3,4	3,9	1,3	0,1	● grau
Scheibletten-Toast, leicht, *Kraft Velveta*	100	199	20	10,5	6,1	0,5	● grau
Scheibletten-Toast, leicht, *Kraft Velveta*, 1 St.	20	40	4	2,1	1,2	0,1	● grau

Lebensmittel Angabe je 100 g/je Portion	Portion g	Energie kcal	Eiweiß g	Fett g	Kohlenhydrate g	Broteinheit BE	GLYX-Ampel
Schellfisch, frisch, Fischzuschnitt	100	78	17,9	0,6	+	(0)	●
Schellfisch, frisch, Fischzuschnitt	150	117	26,9	0,9	+	(0)	●
Schellfisch, geräuchert	100	83	19	0,7	+	(0)	●
Schellfisch, geräuchert	75	62	14,3	0,5	+	(0)	●
Schellfisch, gesalzen	100	72	16,4	0,6	+	(0)	●
Schellfisch, gesalzen	75	54	12,3	0,4	+	(0)	●
Schellfisch, Konserve in Öl, abgetropft	100	144	15,4	9,2	+	(0)	●
Schellfisch, Konserve in Öl, abgetropft	75	108	11,5	6,9	+	(0)	●
Schellfisch, Konserve, abgetropft	100	77	17,7	0,6	+	(0)	●
Schellfisch, Konserve, abgetropft	75	58	13,2	0,5	+	(0)	●
Schellfisch, TK	100	78	17,9	0,6	+	(0)	●
Schellfisch, TK	150	117	26,9	0,9	+	(0)	●
Schillerlocke (Dornhai)	100	154	18,5	8,9	+	(0)	●
Schillerlocke (Dornhai)	75	115	13,9	6,7	+	(0)	●
Schinken- und Plockwurst, roh	100	437	25,6	37	0,3	(0)	●
Schinken- und Plockwurst, roh	30	131	7,7	11,1	0,1	(0)	●
Schinken, Burgunder, in Aspik	100	120	24,3	2,3	0,2	(0)	●
Schinken, Burgunder, in Aspik	30	36	7,3	0,7	0,1	(0)	●
Schinken, gekocht	100	175	29,9	6,1	+	(0)	●
Schinken, gekocht	30	53	9	1,8	+	(0)	●
Schinken, roh	100	136	21,2	5,6	+	(0)	●
Schinken, roh	30	41	6,4	1,7	+	(0)	●
Schinken-Käsepastete	100	268	21,3	20,3	0,5	(0)	●
Schinken-Käsepastete	30	81	6,4	6,1	0,1	(0)	●
Schinkenmettwurst	100	356	17,7	32	0,2	(0)	●
Schinkenmettwurst	30	107	5,3	9,6	0,1	(0)	●
Schinkenplockwurst	100	401	28,1	31,9	0,3	(0)	●

Lebensmittel Angabe je 100 g/je Portion	Portion g	Energie kcal	Eiweiß g	Fett g	Kohlen-hydrate g	Brot-einheit BE	GLYX-Ampel
Schinkenplockwurst	30	120	8,4	9,6	0,1	(0)	●
Schinkenplockwurst, luftgetrocknet, roh	100	401	28,1	31,9	0,3	(0)	●
Schinkenplockwurst, luftgetrocknet, roh	30	120	8,4	9,6	0,1	(0)	●
Schinkenpresskopf	100	210	17,4	15,6	0,3	(0)	●
Schinkenpresskopf	30	63	5,2	4,7	0,1	(0)	●
Schinkenröllchen in Aspik	100	109	17,6	3,6	1,4	(0)	●
Schinkenröllchen in Aspik	30	33	5,3	1,1	0,4	(0)	●
Schinkenroulade	100	278	20,3	22,1	0,2	(0)	●
Schinkenroulade	30	84	6,1	6,6	0,1	(0)	●
Schinkensalami	100	348	20,6	29,8	0,2	(0)	●
Schinkensalami	30	104	6,2	8,9	0,1	(0)	●
Schinkenwurst, grob	100	293	17	25,2	0,2	(0)	●
Schinkenwurst, grob	30	88	5,1	7,6	0,1	(0)	●
Schinkenwurst, Krakauer Art, roh	100	304	16,8	26,6	0,2	(0)	●
Schinkenwurst, Krakauer Art, roh	30	91	5	8	0,1	(0)	●
Schinkenwurst, roh	100	293	17,3	25,1	0,3	(0)	●
Schinkenwurst, roh	30	88	5,2	7,5	0,1	(0)	●
Schlackwurst	100	397	16,4	36,5	0,6	(0)	●
Schlackwurst	30	119	4,9	10,9	0,2	(0)	●
Schlagsahne, laktosefrei, *MinusL*	100	293	2,3	30	3,4	(0)	●
Schlagsahne, laktosefrei, *MinusL*, 1 EL	20	59	0,5	6	0,7	(0)	●
Schlagsahne, 30 % Fett	100	293	2,5	30	3,2	(0)	●
Schlagsahne, 30 % Fett, 1 EL	20	58	0,5	6	0,6	(0)	●
Schlehen-Fruchtsaft	100	63	0,7	0,9	13,1	1,1	●
Schlehen-Fruchtsaft	150	96	1,1	1,4	19,7	1,6	●
Schmalz, Gänse-	100	900	+	100	+	(0)	●
Schmalz, Gänse-, 1 EL	10	90	+	10	+	(0)	●
Schmalz, Schweine-	100	898	0,1	99,7	+	(0)	●

Lebensmittel Angabe je 100 g/je Portion	Portion g	Energie kcal	Eiweiß g	Fett g	Kohlen-hydrate g	Brot-einheit BE	GLYX-Ampel
Schmalz, Schweine-, 1 EL	10	90	0	10	+	(0)	●
Schmalz, vegetarisches	100	741	2	79,7	3,8	(0)	●
Schmalz, vegetarisches, 1 EL	10	74	0,2	8	0,4	(0)	●
Schmalz, vegetarisches, mit Kräutern	100	741	2	79,7	3,8	(0)	●
Schmalz, vegetarisches, mit Kräutern, 1 EL	10	74	0,2	8	0,4	(0)	●
Schmand	100	288	2,5	30	2,4	(0)	●
Schmand, 1 EL	20	58	0,5	6	0,5	(0)	●
Schmand, *MinusL*	100	253	4,6	24	5,4	(0)	●
Schmand, *MinusL*, 1 EL	20	51	0,9	4,8	1,1	(0)	●
Schmand, 20 % Fett	100	205	2,8	20	3,6	(0)	●
Schmand, 20 % Fett, 1 EL	20	41	0,6	4	0,7	(0)	●
Schmelzkäse, 10 % Fett i. Tr.	100	128	18	3,6	5,3	(0)	●
Schmelzkäse, 10 % Fett i. Tr.	30	38	5,4	1,1	1,6	(0)	●
Schmelzkäse, 20 % Fett i. Tr.	100	189	17	10	7,5	(0)	●
Schmelzkäse, 20 % Fett i. Tr.	30	57	5,1	3	2,3	(0)	●
Schmelzkäse, 30 % Fett i. Tr.	100	209	15	14	5,7	(0)	●
Schmelzkäse, 30 % Fett i. Tr.	30	63	4,5	4,2	1,7	(0)	●
Schmelzkäse, 45 % Fett i. Tr.	100	288	15,7	22,3	6,3	(0)	●
Schmelzkäse, 45 % Fett i. Tr.	30	86	4,7	6,7	1,9	(0)	●
Schmelzkäse, 60 % Fett i. Tr.	100	336	10,3	31,5	3,4	(0)	●
Schmelzkäse, 60 % Fett i. Tr.	30	101	3,1	9,5	1	(0)	●
Schmelzkäse, streichfähig, 70 % Fett i. Tr.	100	366	8,2	35,5	4,4	(0)	●
Schmelzkäse, streichfähig, 70 % Fett i. Tr.	30	110	2,5	10,7	1,3	(0)	●
Schmelzkäsezubereitung, 20 % Fett i. Tr.	100	189	17	10	7,5	(0)	●
Schmelzkäsezubereitung, 20 % Fett i. Tr.	30	57	5,1	3	2,3	(0)	●
Schmelzkäsezubereitung, 45 % Fett i. Tr.	100	278	15,8	21,6	5,3	(0)	●
Schmelzkäsezubereitung, 45 % Fett i. Tr.	30	83	4,7	6,5	1,6	(0)	●

Lebensmittel Angabe je 100 g/je Portion	Portion g	Energie kcal	Eiweiß g	Fett g	Kohlenhydrate g	Broteinheit BE	GLYX-Ampel
Schmelzkäsezubereitung, 60 % Fett i. Tr.	100	333	12	31	2	(0)	⚪
Schmelzkäsezubereitung, 60 % Fett i. Tr.	30	100	3,6	9,3	0,6	(0)	⚪
Schmelzkäsezubereitung, 70 % Fett i. Tr.	100	383	9	37,6	3	(0)	⚪
Schmelzkäsezubereitung, 70 % Fett i. Tr.	30	115	2,7	11,3	0,9	(0)	⚪
Schnecken, frisch	100	64	12,8	0,4	2	(0)	⚪
Schnecken, frisch	50	32	6,4	0,2	1	(0)	⚪
Schneeklößchen, süße Suppeneinlage	100	177	7	0,1	36,4	3	🔴
Schneeklößchen, süße Suppeneinlage	30	53	2,1	0	10,9	0,9	🔴
Schnittlauch, frisch	100	27	3,6	0,6	1,6	o. A.	🟢
Schnittlauch, frisch, 1 EL	5	1	0,2	0	0,1	o. A.	🟢
Schnittlauch, getrocknet	100	180	25	4,2	10,6	o. A.	🟢
Schnittlauch, getrocknet, ½ TL	1	2	0,3	0	0,1	o. A.	🟢
Schnittlauch, TK	100	27	3,6	0,6	1,6	o. A.	🟢
Schnittlauch, TK, 1 EL	5	1	0,2	0	0,1	o. A.	🟢
Schnitzel, Kalb, frisch	100	113	21	3,1	+	(0)	⚪
Schnitzel, Kalb, frisch	150	169	31,5	4,6	+	(0)	⚪
Schnitzel, Pute, natur, glutenfrei	100	68	10,5	1,6	2,8	(0)	⚪
Schnitzel, Pute, natur, glutenfrei	150	102	15,8	2,4	4,1	(0)	⚪
Schnitzel, Schwein, frisch	100	107	22,2	1,9	+	(0)	⚪
Schnitzel, Schwein, frisch	150	161	33,3	2,9	+	(0)	⚪
Schoko-Eierlikör-Kränzchen aus Mürbeteig	100	447	6,3	29,7	38,5	3,2	🟡
Schoko-Eierlikör-Kränzchen aus Mürbeteig	50	224	3,2	14,9	19,2	1,6	🟡
Schokoflammeri, glutenfrei	100	150	2,9	7,1	18,3	1,5	🟡
Schokoflammeri, glutenfrei	150	224	4,3	10,7	27,5	2,3	🟡
Schokokeks, glutenfrei	100	433	6,5	15,4	66,3	5,5	🟡
Schokokeks, glutenfrei, 1 St.	20	87	1,3	3,1	13,3	1,1	🟡

Lebensmittel Angabe je 100 g/je Portion	Portion g	Energie kcal	Eiweiß g	Fett g	Kohlen-hydrate g	Brot-einheit BE	GLYX-Ampel
Schokolade, Bitter-	100	394	10,9	18,5	45,9	3,8	🟢
Schokolade, Bitter-	20	79	2,2	3,7	9,2	0,8	🟢
Schokolade, gefüllt mit Kaffee	100	321	1,5	5,8	64,9	5,4	🔴
Schokolade, gefüllt mit Kaffee	20	64	0,3	1,2	13	1,1	🔴
Schokolade, gefüllt mit Marzipan	100	502	10,5	32,5	42,5	3,5	🟡
Schokolade, gefüllt mit Marzipan	20	100	2,1	6,5	8,5	0,7	🟡
Schokolade, gefüllt mit Nüssen	100	436	2,9	12,8	76,4	6,4	🟡
Schokolade, gefüllt mit Nüssen	20	87	0,6	2,6	15,3	1,3	🟡
Schokolade, gefüllt mit Trauben-Nuss	100	436	2,9	12,8	76,4	6,4	🟡
Schokolade, gefüllt mit Trauben-Nuss	20	87	0,6	2,6	15,3	1,3	🟡
Schokolade, gefüllt mit Trüffel	100	519	4,3	32,2	53,5	4,5	🟡
Schokolade, gefüllt mit Trüffel	20	104	0,9	6,4	10,7	0,9	🟡
Schokolade, glutenfrei	100	477	4,4	23,3	62,3	5,2	🟡
Schokolade, glutenfrei	20	95	0,9	4,7	12,5	1	🟡
Schokolade, Milch-	100	536	9,2	31,5	54,1	4,5	🟡
Schokolade, Milch-	20	107	1,8	6,3	10,8	0,9	🟡
Schokolade, Sahnemilch-	100	492	5,6	24,6	61,9	5,2	🟡
Schokolade, Sahnemilch-	20	98	1,1	4,9	12,4	1	🟡
Schokoladen-Buttercreme-torte aus Biskuitmasse	100 / Port.	315	5,7	17,9	32,9	2,7	🟡
Schokoladenflammeri	100	71	2,5	2,2	10,3	0,9	🟡
Schokoladenflammeri	150	107	3,7	3,2	15,5	1,3	🟡
Schokoladenguss	100	453	9	21,1	56,4	4,7	🟡
Schokoladenguss, 1 EL	20	91	1,8	4,2	11,3	0,9	🟡
Schokoladenhäufchen	100	441	8,6	16,6	63,7	5,3	🟡
Schokoladenhäufchen, 1 EL	20	88	1,7	3,3	12,7	1,1	🟡
Schokoladen-Honigkuchen	100	373	5,5	5,7	75	6,3	🔴
Schokoladen-Honigkuchen	50	187	2,8	2,9	37,5	3,1	🔴

Lebensmittel Angabe je 100 g/je Portion	Portion g	Energie kcal	Eiweiß g	Fett g	Kohlenhydrate g	Broteinheit BE	GLYX-Ampel
Schokoladen-Kirsch-Torte aus Rührteig	100 / Port.	256	4,6	16,5	22	1,8	🟡
Schokoladenkuchen aus Rührteig	100 / Port.	359	6,9	18,3	41	3,4	🟡
Schokoladen-Napfkuchen	100 / Port.	384	8,4	25,3	31,1	2,6	🟡
Schokoladen-Nuss-Torte aus Rührteig	100 / Port.	412	5,9	25,2	40,8	3,4	🟡
Schokoladenpulver	100	385	6,3	7,8	71,3	5,9	🟡
Schokoladenpulver, 1 TL	4	15	0,3	0,3	2,9	0,2	🟡
Schokoladen-Sahne-Torte, aus Biskuitmasse	100 / Port.	323	5,1	22,6	25,3	2,1	🟡
Schokoladensoße	100	153	4,4	8,3	15,1	1,3	🟡
Schokoladensoße	50	77	2,2	4,1	7,6	0,6	🟡
Schokoladensoße, aus TP	100	161	4,1	7,7	18,6	1,6	🟡
Schokoladensoße, aus TP	50	80	2,1	3,8	9,3	0,8	🟡
Schokoladenstreuselflocken	100	442	6,3	19,8	59,4	5	🟡
Schokoladenstreuselflocken, 2 EL	20	88	1,3	4	11,9	1	🟡
Schokoladentorte, aus Rührteig	100 / Port.	261	5,5	10,7	35,2	2,9	🟡
Schokomüsli	100	390	9,8	11,8	60,4	5	🟡
Schokomüsli, 1 EL	20	78	2	2,4	12,1	1	🟡
Schokoriegel, *Mars*, *Nuts*	100	470	9,3	21,8	58,9	4,9	🟡
Schokoriegel, *Mars*, *Nuts*	60	282	5,6	13,1	35,3	2,9	🟡
Scholle à la Schlemmerfilet	100	99	10,5	1,3	10,9	0,9	🟡
Scholle à la Schlemmerfilet	150	148	15,8	1,9	16,4	1,4	🟡
Scholle, frisch, Fischzuschnitt	100	90	17,9	1,9	+	(0)	⚫
Scholle, frisch, Fischzuschnitt	150	134	26,9	2,9	+	(0)	⚫
Scholle, TK	100	90	17,9	1,9	+	(0)	⚫
Scholle, TK	150	134	26,9	2,9	+	(0)	⚫
Schupfnudeln	100	131	3,2	6	15,8	1,3	🟡
Schupfnudeln	150	197	4,7	9	23,7	2	🟡
Schupfnudeln, mit Sauerkraut	100	96	2,2	5	10,6	0,9	🟡

Lebensmittel Angabe je 100 g/je Portion	Portion g	Energie kcal	Eiweiß g	Fett g	Kohlenhydrate g	Broteinheit BE	GLYX-Ampel
Schupfnudeln, mit Sauerkraut	300	289	6,6	15	31,8	2,7	🟡
Schwartenmagen	100	181	19,5	11,1	0,7	(0)	⚪
Schwartenmagen	30	54	5,9	3,3	0,2	(0)	⚪
Schwarze Graupenwürstchen	100	241	10,4	14,9	16,6	1,4	🟡
Schwarze Graupenwürstchen	30	72	3,1	4,5	5	0,4	🟡
Schwarzer Heilbutt, frisch	100	176	13,2	13,8	+	(0)	⚪
Schwarzer Heilbutt, frisch	150	264	19,8	20,8	+	(0)	⚪
Schwarzer Heilbutt, geräuchert	100	186	14	14,6	+	(0)	⚪
Schwarzer Heilbutt, geräuchert	75	139	10,5	11	+	(0)	⚪
Schwarzer Heilbutt, TK	100	176	13,2	13,8	+	(0)	⚪
Schwarzer Heilbutt, TK	150	264	19,8	20,8	+	(0)	⚪
Schwarzer Pfeffer	100	285	10,9	3,3	52	o. A.	⚪
Schwarzer Pfeffer, ½ TL	1	3	0,1	0	0,5	o. A.	⚪
Schwarzwälder Kirschtorte	100 / Port.	247	3,9	16,1	21,4	1,8	🟡
Schwarz-Weiß-Gebäck, aus Mürbeteig	100	468	6,5	20,9	63,1	5,3	🟡
Schwarz-Weiß-Gebäck, aus Mürbeteig	50	234	3,3	10,5	31,6	2,6	🟡
Schwarzwurzel, frisch	100	17	1,4	0,4	1,6	o. A.	🟢
Schwarzwurzel, frisch	200	33	2,8	0,8	3,3	o. A.	🟢
Schwarzwurzel, Konserve, abgetropft	100	15	1,3	0,4	1,3	o. A.	🟢
Schwarzwurzel, Konserve, abgetropft	200	29	2,6	0,7	2,5	o. A.	🟢
Schweinebauch, frisch	100	259	17,8	21,1	+	(0)	⚪
Schweinebauch, frisch	150	388	26,7	31,7	+	(0)	⚪
Schweinefilet, frisch	100	107	22	2	+	(0)	⚪
Schweinefilet, frisch	150	161	33	3	+	(0)	⚪
Schweinegulasch, frisch	100	161	20,4	8,8	+	(0)	⚪
Schweinegulasch, frisch	150	241	30,6	13,2	+	(0)	⚪
Schweinehackfleisch, frisch	100	250	17,8	20,1	+	(0)	⚪

Lebensmittel Angabe je 100 g/je Portion	Portion g	Energie kcal	Eiweiß g	Fett g	Kohlenhydrate g	Broteinheit BE	GLYX-Ampel
Schweinehackfleisch, frisch	150	374	26,7	30,1	+	(0)	●
Schweineherz, frisch	100 / Port.	103	16,9	3,8	0,4	(0)	●
Schweineleber, frisch	100 / Port.	117	19,4	3,3	2,1	(0)	●
Schweinelunge, frisch	100 / Port.	96	17,4	2,9	+	(0)	●
Schweinenacken (Kamm), frisch	100	169	20,5	9,7	+	(0)	●
Schweinenacken (Kamm), frisch	150	253	30,8	14,5	+	(0)	●
Schweinerückenkotelett, frisch	100	133	21,6	5,2	+	(0)	●
Schweinerückenkotelett, frisch	150	200	32,4	7,7	+	(0)	●
Schweinerückenspeck	100	709	4,7	76,7	+	(0)	●
Schweinerückenspeck	30	213	1,4	23	+	(0)	●
Schweineschinkenspeck, roh, geräuchert	100	152	20,7	7,7	+	(0)	●
Schweineschinkenspeck, roh, geräuchert	30	46	6,2	2,3	+	(0)	●
Schweineschnitzel, frisch	100	107	22,2	1,9	+	(0)	●
Schweineschnitzel, frisch	150	161	33,3	2,9	+	(0)	●
Schweineschulter (Bug), frisch	100	161	20,4	8,8	+	(0)	●
Schweineschulter (Bug), frisch	150	241	30,6	13,2	+	(0)	●
Schweinespeck, Bauchfleisch	100	810	2,9	88,7	+	(0)	●
Schweinespeck, Bauchfleisch	50	406	1,5	44,4	+	(0)	●
Schweinesteak, frisch	100	133	21,6	5,2	+	(0)	●
Schweinesteak, frisch	150	200	32,4	7,7	+	(0)	●
Schweinezunge, frisch	100 / Port.	208	15,1	16,4	0,5	(0)	●
Schweineniere, frisch	100 / Port.	110	16,5	4,5	0,8	(0)	●
Schweinsbratwurst, grob	100	317	16,3	27,8	0,3	(0)	●
Schweinsbratwurst, grob	150	475	24,4	41,7	0,4	(0)	●
Schweinshaxe (Eisbein), frisch	100	178	20,4	10,8	+	(0)	●
Schweinshaxe (Eisbein), frisch	150	267	30,5	16,2	+	(0)	●

Lebensmittel Angabe je 100 g/je Portion	Portion g	Energie kcal	Eiweiß g	Fett g	Kohlen-hydrate g	Brot-einheit BE	GLYX-Ampel
Schweinskopfwurst	100	308	21,6	24,8	0,2	(0)	●
Schweinskopfwurst	30	92	6,5	7,4	0,1	(0)	●
Schweinsohren, aus Blätterteig	100	501	5,6	29,6	53,3	4,4	●
Schweinsohren, aus Blätterteig	70	350	3,9	20,7	37,3	3,1	●
Schwertfisch, frisch	100	116	19,8	4	+	(0)	●
Schwertfisch, frisch	150	174	29,7	6	+	(0)	●
Seehecht, frisch, Fischzuschnitt	100	92	17,2	2,5	+	(0)	●
Seehecht, frisch, Fischzuschnitt	150	138	25,8	3,8	+	(0)	●
Seehecht, TK	100	92	17,2	2,5	+	(0)	●
Seehecht, TK	150	138	25,8	3,8	+	(0)	●
Seeteufel, frisch	100	74	14,9	1,5	+	(0)	●
Seeteufel, frisch	150	111	22,4	2,3	+	(0)	●
Seezunge, frisch, Fischzuschnitt	100	83	17,5	1,4	+	(0)	●
Seezunge, frisch, Fischzuschnitt	150	125	26,3	2,1	+	(0)	●
Seezunge, TK	100	83	17,5	1,4	+	(0)	●
Seezunge, TK	150	125	26,3	2,1	+	(0)	●
Sekt	100 / Port.	79	0,2		3,5	*	*
Sellerie, Bleichsellerie, frisch	100	17	1,2	0,2	2,2	o. A.	●
Sellerie, Bleichsellerie, frisch	200	33	2,4	0,4	4,4	o. A.	●
Sellerie, Knollensellerie, frisch	100	19	1,7	0,3	2,3	o. A.	●
Sellerie, Knollensellerie, frisch	200	39	3,4	0,6	4,5	o. A.	●
Selleriecremesuppe	100	19	0,7	1,5	0,9	o. A.	●
Selleriecremesuppe	250	48	1,6	3,7	2,2	o. A.	●
Selleriegemüsesaft	100	16	1,5	0,3	1,9	o. A.	●
Selleriegemüsesaft	200	33	3	0,5	3,8	o. A.	●
Selleriepüree	100	66	3,2	4,8	2,7	o. A.	●
Selleriepüree	250	166	7,9	12	6,7	o. A.	●

Lebensmittel Angabe je 100 g/je Portion	Portion g	Energie kcal	Eiweiß g	Fett g	Kohlen-hydrate g	Brot-einheit BE	GLYX-Ampel
Sellerierohkost	100 / Port.	65	2	4	5,1	o. A.	grün
Selleriesalat, Sauerkonserve	100	16	1,2	0,2	1,6	o. A.	grün
Selleriesalat, Sauerkonserve	50	8	0,6	0,1	0,8	o. A.	grün
Semmelbrösel	100	358	10,1	2,1	73,5	6,1	rot
Semmelbrösel	10	36	1	0,2	7,4	0,6	rot
Semmelklößchen	100	375	9,2	26,2	26,1	2,2	gelb
Semmelklößchen	30	113	2,8	7,9	7,8	0,7	gelb
Semmelknödel	100	169	6,5	6,5	20,9	1,7	gelb
Semmelknödel	200	338	12,9	13	41,8	3,5	gelb
Senf, extra scharf	100	77	5,9	4	3,5	0,3	grün
Senf, extra scharf, 1 TL	5	4	0,3	0,2	0,2	(0)	grün
Senf, mild	100	86	6	4	6	0,5	grün
Senf, mild	5	4	0,3	0,2	0,3	(0)	grün
Senf, mittelscharf	100	86	6	4	6	0,5	grün
Senf, mittelscharf, 1 TL	5	4	0,3	0,2	0,3	(0)	grün
Senf, scharf	100	79	5,9	4	4	0,3	grün
Senf, scharf, 1 TL	5	4	0,3	0,2	0,2	(0)	grün
Senf, süß	100	87	6	4	6,2	0,5	gelb
Senf, süß, 1 TL	5	4	0,3	0,2	0,3	(0)	gelb
Sesam, frisch	100	559	17,7	50,4	10,2	0,9	grau
Sesam, frisch, 1 EL	15	84	2,7	7,6	1,5	0,1	grau
Sesam, geröstet	100	588	16,1	54,9	9,3	0,8	grau
Sesam, geröstet, 1 EL	15	88	2,4	8,2	1,4	0,1	grau
Sesambrötchen	100	248	8,3	7,6	36,1	3	gelb
Sesambrötchen	50	124	4,1	3,8	18	1,5	gelb
Sesamknäckebrot	100	372	11,2	5,3	69	5,8	gelb
Sesamknäckebrot, 1 St.	10	37	1,1	0,5	6,9	0,6	gelb
Sesam-Krokant	100	436	3,5	10,1	81,9	6,8	rot
Sesam-Krokant	20	87	0,7	2	16,4	1,4	rot
Sesamöl	100	900	0	100	0	0	grau

Lebensmittel Angabe je 100 g/je Portion	Portion	Energie	Eiweiß	Fett	Kohlen-hydrate	Brot-einheit	GLYX-Ampel
	g	kcal	g	g	g	BE	
Sesamöl, 1 EL	10	90	0	10	0	0	⚪
Sherry, cream	100	139	0,3	0	6,9	0,6	*
Sherry, cream	50	69	0,2	0	3,5	0,3	*
Sherry, medium	100	119	0,1	0	3,6	0,3	*
Sherry, medium	50	60	0,1	0	1,8	0,2	*
Sherry, sweet	100	139	0,3	0	6,9	0,6	*
Sherry, sweet	50	69	0,2	0	3,5	0,3	*
Sherry, trocken	100	117	0,2	0	1,4	0,1	*
Sherry, trocken	50	58	0,1	0	0,7	0,1	*
Sirup	100	317	0,3	0	79	6,6	🔴
Sirup, 1 EL	20	64	0,1	0	15,8	1,3	🔴
Smacks, *Kellogg's*	100	374	7	2	82	6,8	🔴
Smacks, *Kellogg's*	30	112	2,1	0,6	24,6	2,1	🔴
Soja Cremig neutral, *Fauser Vitaquell*	100	52	3,6	2,1	4,6	o. A.	🟢
Soja Cremig neutral, *Fauser Vitaquell*	50	26	1,8	1,1	2,3	o. A.	🟢
Sojabohnen, reif, Konserve, gegart, abgetropft	100	37	3,8	2,4	+	o. A.	🟢
Sojabohnen, reif, Konserve, gegart, abgetropft	150	55	5,7	3,6	0,1	o. A.	🟢
Soja-Burger	100	94	8,4	2,6	8,8	0,7	🟡
Soja-Burger	250	234	20,9	6,5	22	1,8	🟡
SojaDessert Karamell, *Vitaquell Nuxo*	100	88	3	1,7	15	1,3	🟡
SojaDessert Karamell, *Vitaquell Nuxo*	50	44	1,5	0,9	7,5	0,6	🟡
Sojadessert, Schoko	100	88	3	2,3	13,6	1,1	🟡
Sojadessert, Schoko	125	110	3,8	2,9	17	1,4	🟡
Sojadessert, Vanille	100	80	3	1,8	12,7	1,1	🟡
Sojadessert, Vanille	125	100	3,8	2,3	15,9	1,3	🟡
SojaDessert Schoko, *Vitaquell Nuxo*	100	86	3	1,7	14,2	1,2	🟡
SojaDessert Schoko, *Vitaquell Nuxo*	50	43	1,5	0,9	7,1	0,6	🟡

Lebensmittel Angabe je 100 g/je Portion	Portion	Energie	Eiweiß	Fett	Kohlen-hydrate	Brot-einheit	GLYX-Ampel
	g	kcal	g	g	g	BE	
SojaDessert Vanille, *Vitaquell Nuxo*	100	85	3	1,8	14,2	1,2	🟡
SojaDessert Vanille, *Vitaquell Nuxo*	50	43	1,5	0,9	7,1	0,6	🟡
Sojadream Sojasahne, *Fauser Vitaquell*	100	177	3	17,8	1,8	o. A.	🟢
Sojadream Sojasahne, *Fauser Vitaquell*, 1 EL	15	27	0,5	2,7	0,3	o. A.	🟢
SojaDrink Calcium mit Vanille, *Fauser Vitaquell*	100	46	3,7	2,2	2,8	0,2	🟡
SojaDrink Calcium mit Vanille, *Fauser Vitaquell*	200	93	7,4	4,4	5,6	0,5	🟡
Sojadrink mit Calcium	100	42	3,3	1,9	2,8	0,2	🟢
Sojadrink mit Calcium	200	83	6,6	3,8	5,6	0,5	🟢
Sojadrink mit Calcium, glutenfrei	100	47	3,7	2,2	3,2	0,3	🟢
Sojadrink mit Calcium, glutenfrei	200	95	7,4	4,4	6,4	0,5	🟢
Sojadrink ohne Zucker und Salz, *Fauser Vitaquell*	100	35	3,7	2,2	0,1	o. A.	🟢
Sojadrink ohne Zucker und Salz, *Fauser Vitaquell*	200	70	7,4	4,4	0,2	o. A.	🟢
Sojadrink, Schoko	100	69	3,3	1,8	9,8	0,8	🟡
Sojadrink, Schoko	200	138	6,6	3,6	19,6	1,6	🟡
Sojadrink, ungesüßt	100	152	15,7	9,9	0,2	o. A.	🟢
Sojadrink, ungesüßt	200	304	31,5	19,8	0,3	o. A.	🟢
Sojadrink, Vanille	100	61	3,3	1,8	7,9	0,7	🟡
Sojadrink, Vanille	200	123	6,6	3,6	15,8	1,3	🟡
Soja-Frucht-Dessert, milch- und eifrei	100	109	1,7	8	7,4	0,6	🟡
Soja-Frucht-Dessert, milch- und eifrei	150	164	2,6	12	11,1	0,9	🟡
Sojajoghurt, Erdbeere	100	75	3,8	2,2	10	0,8	🟡
Sojajoghurt, Erdbeere	125	94	4,8	2,8	12,5	1	🟡
Sojajoghurt, natur	100	54	4,7	2,7	2,8	o. A.	🟢
Sojajoghurt, natur	125	68	5,9	3,4	3,5	o. A.	🟢
Sojajoghurt, Vanille	100	73	3,7	2,2	9,6	0,8	🟡

Lebensmittel Angabe je 100 g/je Portion	Portion	Energie	Eiweiß	Fett	Kohlenhydrate	Broteinheit	GLYX-Ampel
	g	kcal	g	g	g	BE	
Sojajoghurt, Vanille	125	92	4,6	2,8	12	1	gelb
Sojamehl, vollfett	100	342	40	20,1	0,4	o. A.	grün
Sojamehl, vollfett, 1 EL	15	51	6	3	0,1	o. A.	grün
Sojamilch, natur	100	47	3,7	2,2	3,1	0,3	grün
Sojamilch, natur	200	94	7,4	4,4	6,2	0,5	grün
Sojaschrotbrot	100	189	11,2	2,4	30,1	2,5	grün
Sojaschrotbrot	50	95	5,6	1,2	15	1,3	grün
Sojasprossen, frisch	100	52	5,3	1,2	4,7	o. A.	grün
Sojasprossen, frisch	50	26	2,7	0,6	2,4	o. A.	grün
Sojasprossen, Konserve, abgetropft	100	41	4,6	1	3,2	o. A.	grün
Sojasprossen, Konserve, abgetropft	50	21	2,3	0,5	1,6	o. A.	grün
Sonnenblumenkerne, frisch	100	574	22,5	49	12,3	1	grau
Sonnenblumenkerne, frisch, 1 EL	15	86	3,4	7,4	1,9	(0)	grau
Sonnenblumenkerne, geröstet	100	602	20,5	53,6	11,2	0,9	grau
Sonnenblumenkerne, geröstet, 1 EL	15	90	3,1	8	1,7	(0)	grau
Sonnenblumenkerne, geröstet und gesalzen	100	590	20,1	52,6	11	0,9	grau
Sonnenblumenkerne, geröstet und gesalzen, 1 EL	15	89	3	7,9	1,7	(0)	grau
Sonnenblumenöl	100	900	0	100	0	0	grau
Sonnenblumenöl	10	90	0	10	0	0	grau
Sonnenblumenöl, *Vitaquell*	100	900	0	100	0	0	grau
Sonnenblumenöl, *Vitaquell*, 1 EL	10	90	0	10	0	0	grau
Sorbit	100	240	0	0	100	8,3	grün
Sorbit, 1 TL	5	12	0	0	5	0,4	grün
Soya Cuisine Sojacrème, *Alpro*	100	166	2	17	1,5	o. A.	grau
Soya Cuisine Sojacrème, *Alpro*, 1 EL	15	25	0,3	2,6	0,2	o. A.	grau
Soya Dessert Schoko	100	88	3	2,3	13,6	1,1	gelb
Soya Dessert Schoko	125	110	3,8	2,9	17	1,4	gelb

Lebensmittel Angabe je 100 g/je Portion	Portion g	Energie kcal	Eiweiß g	Fett g	Kohlenhydrate g	Broteinheit BE	GLYX-Ampel
Soya Dessert Vanille, *Alpro*	100	80	3,1	1,8	12,7	1,1	🟡
Soya Dessert Vanille, *Alpro*	125	100	3,9	2,3	15,9	1,1	🟡
Soya Drink Calzium, *Alpro*	100	42	3,3	1,9	2,8	o. A.	🟢
Soya Drink Calzium, *Alpro*	200	85	6,6	3,8	5,6	o. A.	🟢
Soya Drink Vanille, *Alpro*	100	63	3,3	1,8	7,9	0,7	🟡
Soya Drink Vanille, *Alpro*	200	126	6,6	3,6	15,8	1,3	🟡
Soya Drink, ungesüßt, *Alpro*	100	35	3,7	2,2	0,1	o. A.	🟢
Soya Drink, ungesüßt, *Alpro*	200	70	7,4	4,4	0,2	o. A.	🟢
Soya Yofu Bio Natur, *Alpro*	100	58	4,7	2,7	2,8	o. A.	🟢
Soya Yofu Bio Natur, *Alpro*	125	72	5,9	3,4	3,5	o. A.	🟢
Soya Yofu Vanille, *Alpro*	100	77	3,7	2,2	9,6	0,8	🟡
Soya Yofu Vanille, *Alpro*	125	96	4,6	2,8	12	1	🟡
Spaghetti alla carbonara	100	206	5,2	12,5	18,3	1,5	🟢
Spaghetti alla carbonara	300	617	15,4	37,5	54,9	4,6	🟢
Spaghetti Bolognese	100	135	8,4	5,3	13,3	1,1	🟢
Spaghetti Bolognese	300	406	25,1	16	39,9	3,3	🟢
Spaghetti Bolognese, energiereduziert	100	146	15	7,2	5,5	0,5	🟢
Spaghetti Bolognese, energiereduziert	300	439	44,9	21,5	16,3	1,4	🟢
Spaghetti in Tomatensoße	100	120	4	2,1	20,9	1,7	🟢
Spaghetti in Tomatensoße	300	360	12	6,4	62,7	5,2	🟢
Spaghetti, Eierteigwaren, roh	100	352	12,3	2,8	68,3	5,7	🟢
Spaghetti, Eierteigwaren, roh	60	211	7,4	1,7	41	3,4	🟢
Spaghetti, glutenfrei, roh, *Dr. Schär*	100	366	7,7	1,7	78,7	6,6	🟢
Spaghetti, glutenfrei, roh, *Dr. Schär*	60	220	4,6	1	47,2	3,9	🟢
Spaghetti, glutenfrei, roh, *Hammermühle*	100	358	4	1,5	82	6,8	🟢
Spaghetti, glutenfrei, roh, *Hammermühle*	60	215	2,4	0,9	49,2	4,1	🟢
Spargel, grün frisch	100	89	4,4	7	2,1	o. A.	🟢
Spargel, grün frisch	200	179	8,8	14	4,2	o. A.	🟢

Lebensmittel Angabe je 100 g/je Portion	Portion g	Energie kcal	Eiweiß g	Fett g	Kohlen-hydrate g	Brot-einheit BE	GLYX-Ampel
Spargel, Konserve, abgetropft	100	15	1,8	0,1	1,6	o. A.	grün
Spargel, Konserve, abgetropft	200	30	3,5	0,3	3,2	o. A.	grün
Spargel, TK	100	20	2,1	0,2	2,3	o. A.	grün
Spargel, TK	200	39	4,2	0,3	4,5	o. A.	grün
Spargel, weiß, frisch	100	18	1,9	0,1	2	o. A.	grün
Spargel, weiß, frisch	200	35	3,8	0,3	4,1	o. A.	grün
Spargelcremesuppe	100	84	4	5,3	5,1	0,4	grün
Spargelcremesuppe	250	211	10	13,3	12,9	1,1	grün
Spargelsuppe	100	64	2,4	4,3	4,1	o. A.	grün
Spargelsuppe	250	161	5,9	10,8	10,2	o. A.	grün
Spargelsuppe, mit Sahne	100	78	1,7	6,5	2,8	o. A.	grün
Spargelsuppe, mit Sahne	250	195	4,2	16,3	7	o. A.	grün
Spätzle, verzehrfertig	100	130	5,3	2,3	21,6	1,8	grün
Spätzle, verzehrfertig	200	260	10,6	4,7	43,3	3,6	grün
Spätzleteig	100 / Port.	217	9,8	5,6	31,5	2,6	grün
Spätzleteig, glutenfrei	100 / Port.	235	14	6,7	29	2,4	grün
Speck, durchwachsen (Frühstücksspeck)	100	145	17,5	8	0,9	(0)	grau
Speck, durchwachsen (Frühstücksspeck)	30	43	5,3	2,4	0,3	(0)	grau
Speck, roh, geräuchert	100	320	16	28,9	+	(0)	grau
Speck, roh, geräuchert	30	96	4,8	8,7	+	(0)	grau
Speck, roh, ungeräuchert	100	320	16	28,9	+	(0)	grau
Speck, roh, ungeräuchert	30	96	4,8	8,7	+	(0)	grau
Spekulatius aus Mürbeteig	100	489	7,8	25,6	56,8	4,7	gelb
Spekulatius aus Mürbeteig, 1 St.	6	29	0,5	1,5	3,4	0,3	gelb
Spiegelei, mit Schinken	100	176	14,4	12,9	0,8	(0)	grau
Spiegelei, mit Schinken, 2 St.	160	281	23	20,6	1,3	(0)	grau
Spiegelei, mit Schinkenspeck	100	162	16,2	10,6	0,5	(0)	grau
Spiegelei, mit Schinkenspeck, 2 St.	160	259	26	17	0,8	(0)	grau

Lebensmittel Angabe je 100 g/je Portion	Portion g	Energie kcal	Eiweiß g	Fett g	Kohlen-hydrate g	Brot-einheit BE	GLYX-Ampel
Spinat, Blatt-, frisch	100	15	2,5	0,3	0,6	o. A.	●
Spinat, Blatt-, frisch	200	30	5	0,6	1,1	o. A.	●
Spinat, frisch	100	15	2,5	0,3	0,6	o. A.	●
Spinat, frisch	200	30	5	0,6	1,1	o. A.	●
Spinat, gedünstet, mit Sahne	100	38	2,5	2	2	o. A.	●
Spinat, gedünstet, mit Sahne	200	76	5	4,1	4	o. A.	●
Spinat, TK	100	16	2,6	0,3	0,6	o. A.	●
Spinat, TK	200	31	5,3	0,6	1,1	o. A.	●
Spinat-Omelett	100	76	4,1	5,6	2,1	o. A.	●
Spinat-Omelett	200	153	8,3	11,2	4,1	o. A.	●
Spinat-Schafskäse-Pizza, glutenfrei	100	121	4,1	4,7	15,3	1,3	●
Spinat-Schafskäse-Pizza, glutenfrei	300	363	12,2	14,1	46	3,8	●
Spinatstrudel	100	156	5,5	10,5	9,6	0,8	●
Spinatstrudel	200	312	11	21	19,1	1,6	●
Spitzbuben, aus Mürbeteig	100	568	6,8	39,5	47,2	3,9	●
Spitzbuben, aus Mürbeteig, 1 St.	20	114	1,4	7,9	9,5	0,8	●
Spritzgebäck, aus Rührteig	100	531	6,5	32,5	53,5	4,5	●
Spritzgebäck, aus Rührteig, 1 St.	10	53	0,7	3,3	5,4	0,5	●
Spritzgebäck, Haselnuss-	100	436	8,9	34,5	23,4	2	●
Spritzgebäck, Haselnuss-, 1 St.	10	44	0,9	3,5	2,3	0,2	●
Spritzkuchen, Eberswalder, aus Brandteig	100	260	5,7	8,4	39,8	3,3	●
Spritzkuchen, Eberswalder, aus Brandteig	70	182	4	5,9	27,9	2,3	●
Sprossenkohl, frisch	100	36	4,5	0,3	3,3	o. A.	●
Sprossenkohl, frisch	200	72	8,9	0,7	6,6	o. A.	●
Sprossensalat	100 / Port.	39	3	1	4,2	o. A.	●
Sprotte	100	214	16,7	16,6	+	(0)	●
Sprotte	150	322	25,1	24,9	+	(0)	●

Lebensmittel Angabe je 100 g/je Portion	Portion g	Energie kcal	Eiweiß g	Fett g	Kohlen-hydrate g	Brot-einheit BE	GLYX-Ampel
Stachelbeere, frisch	100	39	0,8	0,2	8,5	0,7	🟢
Stachelbeere, frisch	125	49	1	0,3	10,6	0,9	🟢
Stachelbeere, Konserve, abgetropft	100	75	0,7	0,2	17,6	1,5	🔴
Stachelbeere, Konserve, abgetropft	125	93	0,8	0,2	22	1,8	🔴
Stachelbeere, TK	100	41	0,8	0,2	8,9	0,7	🟢
Stachelbeere, TK	125	52	1,1	0,3	11,1	0,9	🟢
Stangenbohnen, grün, frisch	100	25	2,4	0,2	3,2	o. A.	🟢
Stangenbohnen, grün, frisch	200	51	4,8	0,5	6,4	o. A.	🟢
Stangenkäse, Doppelrahmstufe	100	377	17	34,7	+	(0)	⚪
Stangenkäse, Doppelrahmstufe	30	113	5,1	10,4	+	(0)	⚪
Stärke, Feine Speisestärke, *Mondamin*	100	353	1	0	87	7,3	🔴
Stärke, Feine Speisestärke, *Mondamin*, 1 EL	10	35	0,1	0	8,7	0,7	🔴
Stärke, Kartoffelstärke	100	336	0,6	0,1	83,1	6,9	🔴
Stärke, Kartoffelstärke, 1 EL	10	34	0,1	0	8,3	0,7	🔴
Stärke, Maisstärke	100	346	0,4	0,1	85,8	7,2	🔴
Stärke, Maisstärke, 1 EL	10	34	0	0	8,6	0,7	🔴
Stärke, Reisstärke	100	342	0,8	0	84,8	7,1	🔴
Stärke, Reisstärke, 1 EL	10	34	0,1	0	8,5	0,7	🔴
Stärke, Weizenstärke	100	346	0,4	0,1	85,8	7,2	🔴
Stärke, Weizenstärke, 1 EL	10	34	0	0	8,6	0,7	🔴
Staudensellerie, frisch	100	17	1,2	0,2	2,2	o. A.	🟢
Staudensellerie, frisch	200	33	2,4	0,4	4,4	o. A.	🟢
Steinbeißer, frisch, Fischzuschnitt	100	88	17,5	2	+	(0)	⚪
Steinbeißer, frisch, Fischzuschnitt	150	133	26,3	2,9	+	(0)	⚪
Steinbeißer, TK	100	88	17,5	2	+	(0)	⚪
Steinbeißer, TK	150	133	26,3	2,9	+	(0)	⚪

Lebensmittel Angabe je 100 g/je Portion	Portion	Energie	Eiweiß	Fett	Kohlen-hydrate	Brot-einheit	GLYX-Ampel
	g	kcal	g	g	g	BE	
Steinbutt, frisch, Fischzuschnitt	100	83	16,7	1,7	+	(0)	●
Steinbutt, frisch, Fischzuschnitt	150	125	25,1	2,6	+	(0)	●
Steinbutt, TK	100	83	16,7	1,7	+	(0)	●
Steinbutt, TK	150	125	25,1	2,6	+	(0)	●
Steinmetzbrot, Vollkorn-	100	209	5,9	0,8	43,7	3,6	●
Steinmetzbrot, Vollkorn-	50	104	2,9	0,4	21,9	1,8	●
Steinofenbrot	100	210	5,7	0,8	44,4	3,7	●
Steinofenbrot	50	105	2,8	0,4	22,2	1,9	●
Steinpilz, frisch	100	20	3,6	0,4	0,5	o. A.	●
Steinpilz, frisch	150	30	5,4	0,6	0,8	o. A.	●
Steinpilz, getrocknet	100	149	27,1	3	4	o. A.	●
Steinpilz, getrocknet	25	37	6,8	0,8	1	o. A.	●
Steinpilz, Konserve, abgetropft	100	19	3,4	0,4	0,5	o. A.	●
Steinpilz, Konserve, abgetropft	150	28	5,1	0,6	0,7	o. A.	●
Steinpilz, TK	100	24	4,4	0,5	0,6	o. A.	●
Steinpilz, TK	150	36	6,6	0,7	1	o. A.	●
Steppenkäse, 30 % Fett i. Tr.	100	252	26,5	16	+	(0)	●
Steppenkäse, 30 % Fett i. Tr.	30	76	8	4,8	+	(0)	●
Steppenkäse, 45 % Fett i. Tr.	100	326	24,1	25,4	+	(0)	●
Steppenkäse, 45 % Fett i. Tr.	30	98	7,2	7,6	+	(0)	●
Stilton, Doppelrahmstufe	100	461	26	40	+	(0)	●
Stilton, Doppelrahmstufe	30	138	7,8	12	+	(0)	●
Stint, frisch, Fischzuschnitt	100	88	18	1,7	+	(0)	●
Stint, frisch, Fischzuschnitt	150	132	27	2,6	+	(0)	●
Stint, geräuchert	100	94	19,1	1,8	+	(0)	●
Stint, geräuchert	75	70	14,4	1,4	+	(0)	●
Stollen, Dresdner	100 / Port.	347	6,3	16,1	43,5	3,6	●
Stollen, Marzipan-, aus Hefeteig	100 / Port.	382	6	18,7	47,3	3,9	●

Lebensmittel Angabe je 100 g/je Portion	Portion	Energie	Eiweiß	Fett	Kohlen-hydrate	Brot-einheit	GLYX-Ampel
	g	kcal	g	g	g	BE	
Stollen, Mohn-, aus Hefeteig	100 / Port.	318	8,6	14,7	37,7	3,1	🟡
Stollen, Quark-, aus Rührteig	100	357	6,7	16,2	46,1	3,8	🟡
Stollen, Quark-, aus Rührteig	70	249	4,7	11,3	32,2	2,7	🟡
Streichmettwurst	100	375	17,4	33,8	0,2	(0)	⚫
Streichmettwurst	30	112	5,2	10,1	0,1	(0)	⚫
Streuselkuchen, aus Hefeteig	100 / Port.	376	5,9	14,9	54,4	4,5	🟡
Streuselkuchen, mit Sauerkirschen	100 / Port.	297	3,8	12,3	42	3,5	🟡
Streuselplätzchen, aus Mürbeteig	100	514	6,3	28,5	58,1	4,8	🟡
Streuselplätzchen, aus Mürbeteig	50	257	3,2	14,3	29	2,4	🟡
Streuselteig, Fertigmischung	100	518	7,2	32,7	49,3	4,1	🟡
Streuselteig, Fertigmischung	60	311	4,3	19,6	29,6	2,5	🟡
Studentenfutter, mit Nüssen	100	483	15,2	33,2	30,4	2,5	🟡
Studentenfutter, mit Nüssen	30	145	4,6	9,9	9,1	0,8	🟡
Sultaninen	100	280	2,5	0,6	66,2	5,5	🟡
Sultaninen	25	70	0,6	0,1	16,6	1,4	🟡
Sülze, Berliner Art	100	89	10,1	5	0,7	0,1	⚫
Sülze, Berliner Art	30	27	3	1,5	0,2	(0)	⚫
Sülze, Hausmacher-, Konserve	100	275	18,6	22,5	0,3	(0)	⚫
Sülze, Hausmacher-, Konserve	30	82	5,6	6,7	0,1	(0)	⚫
Sülze, Kalbfleisch-	100	109	19,7	3,2	0,2	(0)	⚫
Sülze, Kalbfleisch-	30	33	5,9	1	0,1	(0)	⚫
Sülze, Kalbfleisch-, Konserve	100	109	19,7	3,2	0,2	(0)	⚫
Sülze, Kalbfleisch-, Konserve	30	33	5,9	1	0,1	(0)	⚫
Sülze, Rindfleisch-	100	141	26,4	3,7	0,2	(0)	⚫
Sülze, Rindfleisch-	30	42	7,9	1,1	0,1	(0)	⚫
Sülze, Wurst-	100	227	13,3	19,5	0,1	(0)	⚫
Sülze, Wurst-	30	68	4	5,9	0	(0)	⚫
Sülzwurst	100	171	23,5	8,3	0,4	(0)	⚫

Lebensmittel Angabe je 100 g/je Portion	Portion g	Energie kcal	Eiweiß g	Fett g	Kohlenhydrate g	Broteinheit BE	GLYX-Ampel
Sülzwurst	30	51	7,1	2,5	0,1	(0)	●
Suppengrün, frisch	100	24	1,5	0,3	3,6	o. A.	●
Suppengrün, frisch	200	48	3	0,5	7,3	o. A.	●
Suppengrün, TK	100	24	1,5	0,3	3,6	o. A.	●
Suppengrün, TK	200	48	3	0,5	7,3	o. A.	●
Suppenhuhn, frisch	100	257	19	20,3	+	(0)	●
Suppenhuhn, frisch	150	385	28,5	30,5	+	(0)	●
Suppenhuhn, TK	100	257	19	20,3	+	(0)	●
Suppenhuhn, TK	150	385	28,5	30,5	+	(0)	●
Süßkartoffel (Batate)	100	108	1,6	0,6	24,1	2	●
Süßkartoffel (Batate)	200	217	3,3	1,2	48,2	4	●
Süßkartoffelsuppe	100	67	1,2	3,6	7,4	1,3	●
Süßkartoffelsuppe	250	168	3	8,9	18,6	3,8	●
Süßwein	100	152	0,1	0	22,5	1,9	*
Süßwein	50	76	0,1	0	11,3	0,9	*
Sweet Sherry	100	139	0,3	0	6,9	0,6	*
Sweet Sherry	50	69	0,2	0	3,5	0,3	*

T

Lebensmittel Angabe je 100 g/je Portion	Portion g	Energie kcal	Eiweiß g	Fett g	Kohlenhydrate g	Broteinheit BE	GLYX-Ampel
Tafelspitz, mit Meerrettichsoße	100	157	12,7	10	4	0,3	●
Tafelspitz, mit Meerrettichsoße	200	313	25,4	20	8	0,7	●
Tamarillo (Baumtomate), frisch	100	59	1,7	0,8	10,6	0,9	●
Tamarillo (Baumtomate), frisch	125	73	2,1	1	13,3	1,1	●
Tatar (Schabefleisch)	100	113	21,4	3	+	(0)	●
Tatar (Schabefleisch)	150	170	32,1	4,5	+	(0)	●
Teewurst	100	372	14,4	34,8	0,2	(0)	●
Teewurst	30	111	4,3	10,4	0,1	(0)	●
Teewurst, Diät, *becel*	100	290	16	25	1	(0)	●
Teewurst, Diät, *becel*	30	87	4,8	7,5	0,3	(0)	●

Lebensmittel Angabe je 100 g/je Portion	Portion	Energie	Eiweiß	Fett	Kohlen-hydrate	Brot-einheit	GLYX-Ampel
	g	kcal	g	g	g	BE	
Teewurst, grob	100	302	16,6	26,5	0,2	(0)	● grau
Teewurst, grob	30	91	5	8	0,1	(0)	● grau
Teewurst, Rügenwälder Art	100	295	18	24,9	0,5	(0)	● grau
Teewurst, Rügenwälder Art	30	89	5,4	7,5	0,1	(0)	● grau
Teigwaren, Eier-, roh	100	352	12,3	2,8	68,3	5,7	● grün
Teigwaren, Eier-, roh	60	211	7,4	1,7	41	3,4	● grün
Teigwaren, Eier-, aus Weizen, mit Spinat, roh	100	335	10,7	2,6	67,2	5,6	● grün
Teigwaren, Eier-, aus Weizen, mit Spinat, roh	60	200	6,4	1,5	40,3	3,4	● grün
Teigwaren, Eier-, aus Weizen, mit Tomaten, roh	100	339	10,8	2,5	67,3	5,6	● grün
Teigwaren, Eier-, aus Weizen, mit Tomaten, roh	60	204	6,5	1,5	40,4	3,4	● grün
Teigwaren, eifrei, roh	100	343	12,5	1,2	70,5	5,9	● grün
Teigwaren, eifrei, roh	60	206	7,5	0,7	42,3	3,5	● grün
Teigwaren, eifrei, aus Weizen, mit Spinat, roh	100	326	10,1	0,9	69,4	5,8	● grün
Teigwaren, eifrei, aus Weizen, mit Spinat, roh	60	195	6,1	0,5	41,6	3,5	● grün
Teigwaren, eifrei, aus Weizen, mit Tomaten, roh	100	326	10,2	0,8	69,4	5,8	● grün
Teigwaren, eifrei, aus Weizen, mit Tomaten, roh	60	195	6,1	0,5	41,6	3,5	● grün
Teigwaren, glutenfrei, roh	100	350	0,4	0,1	86,8	7,2	● grün
Teigwaren, glutenfrei, roh	60	211	0,3	0,1	52,1	4,3	● grün
Teigwaren, Vollkorn-, aus Weizen, eifrei, roh	100	319	13,4	2,5	60,6	5,1	● grün
Teigwaren, Vollkorn-, aus Weizen, eifrei, roh	60	191	8	1,5	36,4	3	● grün
Thousand-Island-Salat-dressing, Fertigprodukt	100	473	3	48,2	6,9	0,6	● gelb
Thousand-Island-Salat-dressing, Fertigprodukt, 1 EL	20	94	0,6	9,6	1,4	0,1	● gelb
Thunfisch, gegart, Fischzuschnitt	100	253	24,6	17,3	+	(0)	● grau
Thunfisch, gegart, Fischzuschnitt	150	379	36,9	25,9	+	(0)	● grau

Lebensmittel Angabe je 100 g/je Portion	Portion g	Energie kcal	Eiweiß g	Fett g	Kohlenhydrate g	Broteinheit BE	GLYX-Ampel
Thunfisch, Konserve in Öl, abgetropft	100	222	20,5	15,7	+	(0)	grau
Thunfisch, Konserve in Öl, abgetropft	75	166	15,4	11,8	+	(0)	grau
Thunfisch, Konserve, abgetropft	100	219	21,7	14,8	+	(0)	grau
Thunfisch, Konserve, abgetropft	75	164	16,3	11,1	+	(0)	grau
Thunfisch, TK	100	222	22	15	+	(0)	grau
Thunfisch, TK	150	333	33	22,5	+	(0)	grau
Tilsiter, 45 % Fett i. Tr.	100	354	26,3	27,7	+	(0)	grau
Tilsiter, 45 % Fett i. Tr.	30	106	7,9	8,3	+	(0)	grau
Tilsiter, Halbfettstufe	100	211	29,5	10	+	(0)	grau
Tilsiter, Halbfettstufe	30	63	8,9	3	+	(0)	grau
Tilsiter, Magerstufe	100	134	31,2	1	+	(0)	grau
Tilsiter, Magerstufe	30	40	9,4	0,3	+	(0)	grau
Tintenfisch, frisch	100	81	15,8	1	2	(0)	grau
Tintenfisch, frisch	150	122	23,8	1,5	3,1	(0)	grau
Tiramisu	100	280	8,9	21,7	12,3	1,0	gelb
Tiramisu	150	420	13,4	32,5	18,5	1,5	gelb
Toast »Hawaii«	100	257	11,4	14,8	19,4	1,6	gelb
Toast »Hawaii«	110	283	12,6	16,3	21,3	1,8	gelb
Toast »Lukullus«, mit Kassler	100	189	10,9	13,2	6,9	0,6	gelb
Toast »Lukullus«, mit Kassler	90	170	9,8	11,9	6,2	0,5	gelb
Toastbrot, glutenfrei, geschnitten, *Valpiform*	100	235	4	3	48	4	rot
Toastbrot, glutenfrei, geschnitten, *Valpiform*	25	59	1	0,8	12	1	rot
Toastbrot, Vollkorn-	100	241	8,2	3,8	42,9	3,6	gelb
Toastbrot, Vollkorn-	30	72	2,5	1,1	12,9	1,1	gelb
Toastbrot, Weißbrot	100	253	7,4	3,3	47,7	4	rot
Toastbrot, Weißbrot	25	63	1,8	0,8	11,9	1	rot
Tofu im Sesammantel	100	186	15,4	12,6	3,2	o. A.	grün

Lebensmittel Angabe je 100 g/je Portion	Portion g	Energie kcal	Eiweiß g	Fett g	Kohlen-hydrate g	Brot-einheit BE	GLYX-Ampel
Tofu im Sesammantel	120	223	18,4	15,1	3,8	o. A.	●
Tofu, mit Kräutern und Schalotten	100	112	12,1	6,5	1,4	o. A.	●
Tofu, mit Kräutern und Schalotten	150	169	18,1	9,7	2,1	o. A.	●
Tofu Natur, bio, *Taifun*	100 / Port.	128	12,2	7,5	2,9	o. A.	●
Tofu rosso, *demeter*	100 / Port.	220	13,5	17,6	2,4	o. A.	●
Tofu, Basilikum-Kräuter-, *demeter Taifun*	100 / Port.	216	17,9	14,6	3,5	o. A.	●
Tofu, eingelegt	100	310	7,3	30,2	2,9	o. A.	●
Tofu, eingelegt	150	465	10,9	45,3	4,4	o. A.	●
Tofu, fest	100 / Port.	144	15,8	8,7	0,6	o. A.	●
Tofu, Räucher-, *demeter Taifun*	100 / Port.	190	20,1	10,8	3,1	o. A.	●
Tofu, Seiden-	100 / Port.	52	5,5	3,2	0,4	o. A.	●
Tofu, Seiden- (Kinugoshi), *demeter Taifun*	100 / Port.	49	5,5	2,2	1,7	o. A.	●
Tofu-Bratling, Curry-Ananas, bio, *Taifun*	100 / Port.	191	9,3	13	9,6	0,8	●
Tofu-Bratling, Mais-Paprika, bio, *Taifun*	100 / Port.	195	9,6	10,9	14,6	1,2	●
Tofu-Curry-Cremesuppe, mit Nüssen	100	46	2,2	3,7	1,2	o. A.	●
Tofu-Curry-Cremesuppe, mit Nüssen	250	116	5,4	9,2	3,1	o. A.	●
Tofu-Dinkelbratlinge, bio, *Taifun*	100 / Port.	238	13	16,1	10,6	0,9	●
Tofu-Gemüsetaschen	100	102	4,9	2,8	14,2	1,2	●
Tofu-Gemüsetaschen	300	306	14,6	8,5	42,7	3,6	●
Tofugeschnetzeltes mit Austernpilzen und Naturreis	100	119	3,3	6,5	11,9	1,0	●
Tofugeschnetzeltes mit Austernpilzen und Naturreis	300	357	9,8	19,4	35,8	3,0	●
Tofu-Grillknacker, bio, *Taifun*	100	226	13,9	16,2	6,5	0,5	●
Tofu-Grillknacker, bio, *Taifun*	125	283	17,4	20,3	8,1	0,7	●

Lebensmittel Angabe je 100 g/je Portion	Portion g	Energie kcal	Eiweiß g	Fett g	Kohlenhydrate g	Broteinheit BE	GLYX-Ampel
Tofuklößchen auf Rahmspinat	100	82	6,7	5,3	1,5	o. A.	●
Tofuklößchen auf Rahmspinat	300	245	20	15,8	4,6	o. A.	●
Tofu-Kräuterknacker, bio, *Taifun*	100	231	13,5	17,8	4,7	0,4	●
Tofu-Kräuterknacker, bio, *Taifun*	125	289	16,9	22,3	5,9	0,5	●
Tofupuffer, mit Aprikosencreme	100	213	9,3	9,8	22	1,8	●
Tofupuffer, mit Aprikosencreme	300	641	28	29,4	66	5,5	●
Tofuragout, italienisch	100	86	3,3	7,1	2,1	0,2	●
Tofuragout, italienisch	300	257	10	21,3	6,2	0,5	●
Tofu-Rostbräterle, bio, *Taifun*	100	244	17	14,2	12,1	1	●
Tofu-Rostbräterle, bio, *Taifun*	150	366	25,5	21,3	18,2	1,5	●
Tofuschnitten, mit Nusspanade, milch- und eifrei	100	265	12,1	23,5	2	o. A.	●
Tofuschnitten, mit Nusspanade, milch- und eifrei	150	397	18,2	35,2	3	o. A.	●
Tofuschnitten, paniert	100	168	15	10,2	4,3	0,4	●
Tofuschnitten, paniert	150	253	22,5	15,3	6,5	0,5	●
Tofu-Sombreros, bio, *Taifun*	100	250	13	18,3	8,8	0,7	●
Tofu-Sombreros, bio, *Taifun*	125	313	16,3	22,9	11	0,9	●
Tofustreifen in Mangosoße	100	124	5,1	6,4	11,2	0,9	●
Tofustreifen in Mangosoße	300	373	15,3	19,3	33,6	2,8	●
Tofu-Wiener, bio, *Taifun*	100	247	12	19,1	7,3	0,6	●
Tofu-Wiener, bio, *Taifun*	125	309	15	23,9	9,1	0,8	●
Tofuwürfel, mit Orangenspalten	100	111	5,2	7,2	5,9	0,5	●
Tofuwürfel, mit Orangenspalten	150	167	7,7	10,8	8,9	0,7	●
Tofu-Zucchini-Carpaccio	100	89	3,9	6,7	3,3	o. A.	●
Tofu-Zucchini-Carpaccio	300	267	11,7	19,9	9,9	o. A.	●
Tomate, frisch	100	17	1	0,2	2,6	o. A.	●
Tomate, frisch	200	35	1,9	0,4	5,2	o. A.	●
Tomate, Konserve, abgetropft	100	15	0,9	0,2	2	o. A.	●

Lebensmittel Angabe je 100 g/je Portion	Portion g	Energie kcal	Eiweiß g	Fett g	Kohlenhydrate g	Broteinheit BE	GLYX-Ampel
Tomate, Konserve, abgetropft	200	29	1,7	0,4	4	o. A.	[grün]
Tomaten-Chutney	100	100	0,8	0,2	23,7	2	[rot]
Tomaten-Chutney, 1 EL	20	20	0,2	0	4,7	0,4	[rot]
Tomatencremesuppe	100	66	3,9	4,3	2,8	0,2	[grün]
Tomatencremesuppe	250	165	9,8	10,8	7,1	0,6	[grün]
Tomaten-Gemüsesaft	100	15	0,8	0,2	2,1	o. A.	[grün]
Tomaten-Gemüsesaft	200	29	1,6	0,3	4,2	o. A.	[grün]
Tomatenketchup	100	104	2	0,3	24,7	2,1	[rot]
Tomatenketchup	20	21	0,4	0,1	4,9	0,4	[rot]
Tomatenketchup, natriumarm	100	74	4,5	0,2	12,9	1,1	[rot]
Tomatenketchup, natriumarm, 1 EL	15	11	0,7	0	1,9	0,2	[rot]
Tomatenmark	100	74	4,5	0,2	12,9	1,1	[grün]
Tomatenmark, 1 EL	15	11	0,7	0	1,9	0,2	[grün]
Tomatenpüree	100	74	4,5	0,2	12,9	1,1	[grün]
Tomatenpüree, 1 EL	15	11	0,7	0	1,9	o. A.	[grün]
Tomatensalat	100 / Port.	51	0,9	3,6	3,4	o. A.	[grün]
Tomatensoße, aus frischen Tomaten	100	68	7	3,1	2,8	o. A.	[grün]
Tomatensoße, aus frischen Tomaten	50	34	3,5	1,6	1,4	o. A.	[grün]
Tomatensoße, Barbecue-	100	110	2,1	0,3	24	2	[rot]
Tomatensoße, Barbecue-, 1 EL	20	22	0,4	0,1	4,8	0,4	[rot]
Tomatensoße, italienisch	100	75	2,8	4,2	6,4	0,5	[grün]
Tomatensoße, italienisch	50	37	1,4	2,1	3,2	0,3	[grün]
Tomatensuppe	100	29	0,9	1,6	2,7	0,2	[grün]
Tomatensuppe	250	72	2,1	4	6,8	0,6	[grün]
Topinambur, frisch	100	31	2,4	0,4	4	0,3	[gelb]
Topinambur, frisch	200	62	4,9	0,8	8	0,7	[gelb]
Torte, aus Biskuitteig	100 / Port.	209	5,9	6,2	31,4	2,6	[gelb]
Torte, aus Rührteig	100 / Port.	342	7,6	15	43,5	3,6	[gelb]

Lebensmittel Angabe je 100 g/je Portion	Portion g	Energie kcal	Eiweiß g	Fett g	Kohlen-hydrate g	Brot-einheit BE	GLYX-Ampel
Torte, aus Sandteig	100 / Port.	363	4,9	24,1	32,1	2,7	🟡
Torte, aus Wiener Masse	100 / Port.	261	5,5	10,7	35,2	2,9	🟡
Tortenboden, aus Wiener Biskuitteig	100	339	6,1	14,3	46,2	3,9	🟡
Tortenboden, aus Wiener Biskuitteig	55	186	3,4	7,9	25,4	2,1	🟡
Tortenboden, aus Mürbeteig, fettreich	100 / Port.	509	6,5	28,1	57,7	4,8	🟡
Tortenboden, glutenfrei	100 / Port.	345	11,9	20	29,6	2,5	🟡
Tortilla, Mais-	100	190	4,5	1,5	39	3,3	🔴
Tortilla, Mais-	30	57	1,3	0,5	11,7	1	🔴
Trappistenkäse, 45 % Fett i. Tr.	100	338	24,2	26,8	+	(0)	⚪
Trappistenkäse, 45 % Fett i. Tr.	30	101	7,3	8	+	(0)	⚪
Trauben-Apfel-Saft, *Kinella*	100	59	0,2	0,1	14,2	1,2	🟡
Trauben-Apfel-Saft, *Kinella*	200	117	0,3	0,1	28,4	2,4	🟡
Trauben-Holunderbeer-Punsch	100	46	1,6	0,3	8,5	0,7	🟡
Trauben-Holunderbeer-Punsch	200	92	3,2	0,6	17	1,4	🟡
Traubenkernöl	100	900	0	100	0	0	⚪
Traubenkernöl	10	90	0	10	0	0	⚪
Traubensaft	100	71	0,6	0,2	15,5	1,3	🟡
Traubensaft	150	100	0,9	0,3	23,3	2	🟡
Traubenzucker	100	405	0	0	99,8	8,3	🔴
Traubenzucker, 1 EL	10	41	0	0	10	0,8	🔴
Trüffel, frisch	100	57	5,5	0,6	7,4	0,6	🟢
Trüffel, frisch	10	6	0,6	0,1	0,7	0,1	🟢
Trüffelgänseleberpastete	100	251	8,6	21,2	7	(0)	⚪
Trüffelgänseleberpastete	30	75	2,6	6,4	2,1	(0)	⚪
Trüffelgänseleberwurst	100	252	19,9	17,9	3,1	(0)	⚪
Trüffelgänseleberwurst	30	75	6	5,4	0,9	(0)	⚪
Trüffelleberwurst	100	321	15	28,6	1,7	(0)	⚪

Lebensmittel Angabe je 100 g/je Portion	Portion g	Energie kcal	Eiweiß g	Fett g	Kohlen-hydrate g	Brot-einheit BE	GLYX-Ampel
Trüffelleberwurst	30	96	4,5	8,6	0,5	(0)	●
Trüffelleberwurst, Konserve	100	321	15	28,6	1,7	(0)	●
Trüffelleberwurst, Konserve	30	96	4,5	8,6	0,5	(0)	●
Trüffelmosaikpastete	100	261	15,9	22	0,3	(0)	●
Trüffelmosaikpastete	30	78	4,8	6,6	0,1	(0)	●
Trüffelzungenpastete	100	312	13,2	25,8	7,7	0,6	●
Trüffelzungenpastete	30	94	4	7,7	2,3	0,2	●
Truthahn, Brust, frisch	100	107	24,1	1	+	(0)	●
Truthahn, Brust, frisch	150	160	36,2	1,5	+	(0)	●
Truthahn, frisch	100	216	20,6	15	+	(0)	●
Truthahn, frisch	150	324	30,9	22,5	+	(0)	●
Truthahn, Schenkel, frisch	100	155	18,9	8,8	+	(0)	●
Truthahn, Schenkel, frisch	150	232	28,4	13,2	+	(0)	●
U							
Ungarische Gulaschsuppe	100	40	1,9	2,8	1,9	(0)	●
Ungarische Gulaschsuppe	250	100	4,8	6,9	4,7	0,4	●
Ungarische Krautsuppe	100	45	2,7	2,3	3,3	0,3	●
Ungarische Krautsuppe	250	113	6,6	5,8	8,3	0,7	●
V							
Vanillecreme	100	137	3	4,5	20,8	1,7	●
Vanillecreme	150	205	4,6	6,7	31,2	2,6	●
Vanillecreme, mit Äpfeln	100	108	1,9	3	18	1,5	●
Vanillecreme, mit Äpfeln	200	215	3,7	6	36	3	●
Vanillecreme, mit Fruchtsauce	100	100	2,9	6,3	7,6	0,6	●
Vanillecreme, mit Fruchtsauce	150	150	4,3	9,5	11,5	1	●
Vanilleeis	100	191	3,6	7,5	26,8	2,2	●
Vanilleeis	75	143	2,7	5,6	20,1	1,7	●
Vanilleeis, mit heißen Himbeeren	100	114	1,7	5,6	13,7	1,1	●
Vanilleeis, mit heißen Himbeeren	150	171	2,5	8,4	20,6	1,7	●

Lebensmittel Angabe je 100 g/je Portion	Portion g	Energie kcal	Eiweiß g	Fett g	Kohlenhydrate g	Broteinheit BE	GLYX-Ampel
Vanille-Erdbeer-Mix	100	44	1,8	1	6,4	0,5	🔴
Vanille-Erdbeer-Mix	200	88	3,5	2,1	12,8	1,1	🔴
Vanilleflammeri	100	124	3,7	4,2	17,5	1,5	🟡
Vanilleflammeri	150	186	5,5	6,3	26,2	2,2	🟡
Vanillehörnchen	100	494	7,1	32,3	44,2	3,7	🟡
Vanillehörnchen	50	247	3,5	16,1	22,1	1,8	🟡
Vanillekipferl	100	482	5,2	27,4	53,8	4,5	🟡
Vanillekipferl, 1 St.	20	96	1,1	5,5	10,8	0,9	🟡
Vanille-Mohn-Dessert, glutenfrei	100	144	3,1	7,8	14,9	1,2	🟡
Vanille-Mohn-Dessert, glutenfrei	150	215	4,7	11,7	22,3	1,9	🟡
Vanille-Quark-Schnitten, glutenfrei	100	109	5	2,1	16,9	1,4	🔴
Vanille-Quark-Schnitten, glutenfrei	150	164	7,5	3,1	25,4	2,1	🔴
Vanillequarkspeise	100	124	7,1	1,6	19,6	1,6	🟡
Vanillequarkspeise	150	186	10,7	2,4	29,4	2,5	🟡
Vanille-Rosinenreis	100	124	1,8	5,2	16,8	1,4	🟡
Vanille-Rosinenreis	250	309	4,5	12,9	42	3,5	🟡
Vanillesahnecreme	100	191	5,8	12,5	14	1,2	🟡
Vanillesahnecreme	150	287	8,6	18,7	21	1,8	🟡
Vanillesoße	100	96	3,9	3,7	11,5	1	🟡
Vanillesoße	50	48	2	1,9	5,7	0,5	🟡
Vanillesoße, aus TP	100	109	3	3,1	17	1,4	🟡
Vanillesoße, aus TP	50	55	1,5	1,6	8,5	0,7	🟡
Vollkornbrot	100	188	6,5	1	37,6	3,1	🟢
Vollkornbrot	50	94	3,2	0,5	18,8	1,6	🟢
Vollkornbrot, mit Sonnenblumenkernen	100	204	7,1	2,9	36,5	3	🟢
Vollkornbrot, mit Sonnenblumenkernen	50	102	3,6	1,5	18,3	1,5	🟢
Vollkornbrötchen	100	222	8	1,5	43,3	3,6	🟢

Lebensmittel Angabe je 100 g/je Portion	Portion	Energie	Eiweiß	Fett	Kohlenhydrate	Broteinheit	GLYX-Ampel
	g	kcal	g	g	g	BE	
Vollkornbrötchen	50	111	4	0,8	21,7	1,8	🟢
Vollkornbuchtel	100 / Port.	161	4,3	7,1	19,4	1,6	🟡
Vollkorneierteigwaren	100	333	12,5	4,2	60,3	5	🟢
Vollkorneierteigwaren	60	200	7,5	2,5	36,2	3	🟢
Vollkornkeks	100	471	11,5	24,2	51,8	4,3	🟡
Vollkornkeks, 1 St.	10	47	1,2	2,4	5,2	0,4	🟡
Vollkornmüslikeks	100	441	8,1	23,6	49,2	4,1	🟡
Vollkornmüslikeks, 1 St.	10	44	0,8	2,4	4,9	0,4	🟡
Vollkornwaffeln	100 / Port.	359	6,5	25,7	24,6	2,1	🟡
Vollrohrzucker, *Alnatura*	100	378	0	0	93	7,8	🔴
Vollrohrzucker, *Alnatura*, 1 EL	12	45	0	0	11,2	0,9	🔴
W							
Waffel	100	554	6,2	40,7	41,6	3,5	🟡
Waffel	50	277	3,1	20,4	20,8	1,7	🟡
Waffel, »altbergische Art«	100 / Port.	399	7,1	21,5	44,4	3,7	🟡
Waffel, Buchweizen-	100 / Port.	179	5,7	4,1	29,5	2,5	🟡
Waffel, Dinkelvollkorn-	100 / Port.	359	6,5	25,7	24,6	2,1	🟡
Waffel, glutenfrei	100	511	3,5	28,4	59,5	5,0	🟡
Waffel, glutenfrei, 1 St.	20	102	0,7	5,7	11,9	1,0	🟡
Waffel, Sahne-	100 / Port.	421	4,8	30,8	31,6	2,6	🟡
Waffel, Weizenvollkorn-	100 / Port.	274	4,8	10	40,6	3,4	🟡
Waffelmaisbrot, glutenfrei	100	335	4,4	3,5	70,5	5,9	🔴
Waffelmaisbrot, glutenfrei	40	134	1,8	1,4	28,2	2,4	🔴
Waffeln, Mais-, glutenfrei	100 / Port.	214	5,9	14,8	14,3	1,2	🔴
Waffeltörtchen, aus Fertigmischung	100 / Port.	414	5,1	37,8	13,4	1,1	🟡
Walnuss, frisch	100	663	14,4	62,5	10,6	0,9	🟢
Walnuss, frisch, 3 St.	15	100	2,2	9,4	1,6	o. A.	🟢

Lebensmittel Angabe je 100 g/je Portion	Portion g	Energie kcal	Eiweiß g	Fett g	Kohlenhydrate g	Broteinheit BE	GLYX-Ampel
Walnuss, geröstet	100	675	13,1	65,9	9,6	0,8	🟢
Walnuss, geröstet, 3 St.	15	101	2	9,9	1,5	o. A.	🟢
Walnuss, geröstet und gesalzen	100	671	12,9	64,6	9,5	0,8	🟢
Walnuss, geröstet und gesalzen, 3 St.	15	101	1,9	9,7	1,4	o. A.	🟢
Walnuss, kandiert	100	471	5,1	21,9	63,4	5,3	🟢
Walnuss, kandiert, 3 St.	20	94	1	4,4	12,7	1,1	🟢
Walnussbrötchen	100	285	8,7	12,7	33,8	2,8	🟡
Walnussbrötchen	60	171	5,3	7,6	20,3	1,7	🟡
Walnusseis auf Orange	100	209	3,6	17,1	10,1	0,8	🟡
Walnusseis auf Orange	150	313	5,3	25,7	15,1	1,3	🟡
Walnuss-Mokka-Parfait	100	330	9,8	26,7	13,1	1,1	🟡
Walnuss-Mokka-Parfait	150	495	14,8	40,1	19,7	1,6	🟡
Walnussmus	100	675	14,7	63,7	10,8	0,9	🟢
Walnussmus, 1 EL	15	102	2,2	9,6	1,6	0,1	🟢
Walnussöl	100	900	0	100	0	0	⚪
Walnussöl, 1 EL	10	90	0	10	0	0	⚪
Wassermelone, frisch	100	38	0,6	0,2	8,3	0,7	🔴
Wassermelone, frisch	125	48	0,8	0,3	10,4	0,9	🔴
Weihnachtskugeln	100	259	4,8	10,6	35,4	3,0	🟡
Weihnachtskugeln	30	78	1,4	3,2	10,6	0,9	🟡
Wein, rot, leicht	100	66	0,2	0	2,4	0,2	*
Wein, rot, leicht	125	83	0,3	0	3	0,3	*
Wein, rot, schwer	100	78	0,2	0	2,5	0,2	*
Wein, rot, schwer	125	98	0,3	0	3,2	0,3	*
Wein, weiß, halbtrocken	100	74	0,1	0	2,6	0,2	*
Wein, weiß, halbtrocken	125	93	0,1	0	3,3	0,3	*
Wein, weiß, lieblich	100	98	0,2	0	5,9	0,5	*
Wein, weiß, lieblich	125	122	0,3	0	7,4	0,6	*
Wein, weiß, Spätlese (halbtrocken)	100	74	0,1	0	2,6	0,2	*

Lebensmittel Angabe je 100 g/je Portion	Portion	Energie	Eiweiß	Fett	Kohlenhydrate	Broteinheit	GLYX-Ampel
	g	kcal	g	g	g	BE	
Wein, weiß, Spätlese (halbtrocken)	125	93	0,1	0	3,3	*	*
Wein, weiß, trocken	100	72	0,2	0	0,1	*	*
Wein, weiß, trocken	125	90	0,3	0	0,1	*	*
Weinbrand	100	237	0	0	2	*	*
Weinbrand	20	47	0	0	0,4	*	*
Weinbrand-Bohnen	100	387	1,4	6,1	68,7	5,7	● (rot)
Weinbrand-Bohne, 1 St.	12	46	0,2	0,7	8,3	0,7	● (rot)
Weinessig	100	4	0,4	0	0,6	(0)	● (grau)
Weinessig, 1 EL	15	1	0,1	0	0,1	(0)	● (grau)
Weinkäse, 45 % Fett i. Tr.	100	289	20,8	23	+	(0)	● (grau)
Weinkäse, 45 % Fett i. Tr.	30	87	6,2	6,9	+	(0)	● (grau)
Weinkäse, 50 % Fett i. Tr.	100	309	19,2	26	+	(0)	● (grau)
Weinkäse, 50 % Fett i. Tr.	30	93	5,8	7,8	+	(0)	● (grau)
Weinsauerkraut, frisch	100	12	1,5	0,3	0,8	o. A.	● (grün)
Weinsauerkraut, frisch	200	23	3	0,6	1,5	o. A.	● (grün)
Weinschaumsoße	100	91	2,3	4,2	11	0,9	● (gelb)
Weinschaumsoße	50	45	1,1	2,1	5,5	0,5	● (gelb)
Weintraube, kandiert	100	263	0,3	0,1	65,1	5,4	● (rot)
Weintraube, kandiert, 2 St.	20	52	0,1	0	13	1,1	● (rot)
Weintraube, rot oder weiß, frisch	100	71	0,7	0,3	15,6	1,3	● (grün)
Weintraube, rot oder weiß, frisch	125	89	0,9	0,4	19,5	1,6	● (grün)
Weintraube, rot oder weiß, getrocknet	100	291	3	1,3	66,8	5,6	● (gelb)
Weintraube, rot oder weiß, getrocknet	25	73	0,8	0,3	16,7	1,4	● (gelb)
Weißbrot	100	235	7,1	1,3	48,1	4	● (rot)
Weißbrot	50	118	3,5	0,6	24	2	● (rot)
Weißbrot, mit Rosinen	100	236	6,7	1,2	49,6	4,1	● (rot)
Weißbrot, mit Rosinen	50	118	3,3	0,6	24,8	2,1	● (rot)
Weiße Bohnen, reif	100	263	21,3	1,6	39,8	3,3	● (grün)

Lebensmittel Angabe je 100 g/je Portion	Portion	Energie	Eiweiß	Fett	Kohlen-hydrate	Brot-einheit	GLYX-Ampel
	g	kcal	g	g	g	BE	
Weiße Bohnen, reif	50	131	10,7	0,8	19,9	1,7	● (grün)
Weiße Bohnen, reif, Konserve	100	65	5,3	0,4	9,9	0,8	● (grün)
Weiße Bohnen, reif, Konserve	200	131	10,6	0,8	19,8	1,7	● (grün)
Weißwurst, Münchener	100	270	14,5	23,8	0,3	(0)	● (grau)
Weißwurst, Münchener	125	338	18,1	29,7	0,4	(0)	● (grau)
Weizenbier (Weißbier), Hefeweizen	100	46	0,5	0	3	0,3	*
Weizenbier (Weißbier), Hefeweizen	330	152	1,7	0	10	0,8	*
Weizenbrötchen	100	248	7,4	1,4	50,7	4,2	● (rot)
Weizenbrötchen	50	124	3,7	0,7	25,3	2,1	● (rot)
Weizenfladenbrot	100	235	7,1	1,3	48,1	4	● (rot)
Weizenfladenbrot	50	118	3,5	0,6	24	2	● (rot)
Weizenflocken	100	313	11,7	2	61	5,1	● (grün)
Weizenflocken	30	94	3,5	0,6	18,3	1,5	● (grün)
Weizengrieß	100	321	9,6	0,8	68,9	5,7	● (grün)
Weizengrieß, 1 EL	20	65	1,9	0,2	13,8	1,2	● (grün)
Weizengrießmehl	100	321	9,6	0,8	68,9	5,7	● (grün)
Weizengrießmehl, 1 EL	20	65	1,9	0,2	13,8	1,2	● (grün)
Weizengrütze (Bulgur)	100	321	9,6	0,8	68,9	5,7	● (grün)
Weizengrütze (Bulgur), 1 EL	20	65	1,9	0,2	13,8	1,2	● (grün)
Weizenkeimflocken	100	314	26,6	9,2	30,6	2,6	● (grün)
Weizenkeimflocken, 1 EL	10	31	2,7	0,9	3,1	0,3	● (grün)
Weizenkeimöl	100	900	0	100	0	0	● (grau)
Weizenkeimöl, 1 EL	10	90	0	10	0	0	● (grau)
Weizenkleie	100	172	14,9	4,7	17,5	1,5	● (grün)
Weizenkleie, 1 TL	6	10	0,9	0,3	1,1	0,1	● (grün)
Weizenknäckebrot	100	359	10,8	2	73,4	6,1	● (rot)
Weizenknäckebrot, 1 St.	15	54	1,6	0,3	11	0,9	● (rot)
Weizenmehl, Type 405	100	332	9,8	1	70,9	5,9	● (gelb)
Weizenmehl, Type 405, 1 EL	20	67	2	0,2	14,2	1,2	● (gelb)

Lebensmittel Angabe je 100 g/je Portion	Portion	Energie	Eiweiß	Fett	Kohlen-hydrate	Brot-einheit	GLYX-Ampel
	g	kcal	g	g	g	BE	
Weizenmehl, Type 550	100	332	9,8	1,1	70,8	5,9	🟡
Weizenmehl, Type 550, 1 EL	20	67	2	0,2	14,2	1,2	🟡
Weizenmehl, Type 630	100	332	10,6	1,5	69	5,8	🟡
Weizenmehl, Type 630, 1 EL	20	66	2,1	0,3	13,8	1,2	🟡
Weizenmehl, Type 812	100	330	11,8	1,3	66,7	5,6	🟡
Weizenmehl, Type 812, 1 EL	20	66	2,4	0,3	13,4	1,1	🟡
Weizenmehl, Type 1050	100	334	11,2	1,8	67,2	5,6	🟢
Weizenmehl, Type 1050	20	67	2,3	0,4	13,4	1,1	🟢
Weizenmehl, Type 1700 (Backschrot), 1 EL	100	321	11,2	2,1	63,4	5,3	🟢
Weizenmehl, Type 1700 (Backschrot), 1 EL	20	64	2,3	0,4	12,7	1,1	🟢
Weizenstärke	100	346	0,4	0,1	85,8	7,2	🔴
Weizenstärke, 1 EL	10	34	0	0	8,6	0,7	🔴
Weizenvollkornbrötchen	100	222	8	1,5	43,3	3,6	🟢
Weizenvollkornbrötchen	50	111	4	0,8	21,7	1,8	🟢
Weizenvollkornmehl	100	309	11,4	2,4	59,5	5	🟢
Weizenvollkornmehl, 1 EL	20	62	2,3	0,5	11,9	1	🟢
Weizenvollkornnudeln	100	319	13,4	2,5	60,6	5,1	🟢
Weizenvollkornnudeln	60	191	8	1,5	36,4	3	🟢
Wels, frisch, Fischzuschnitt	100	162	15,3	11,3	+	(0)	⚪
Wels, frisch, Fischzuschnitt	150	243	23	17	+	(0)	⚪
Wels, geräuchert	100	171	16,2	11,9	+	(0)	⚪
Wels, geräuchert	75	128	12,1	9	+	(0)	⚪
Wels, TK	100	162	15,3	11,3	+	(0)	⚪
Wels, TK	150	243	23	17	+	(0)	⚪
Wermutwein, süß	100	156	0	0	14	1,2	*
Wermutwein, süß	50	78	0	0	7	0,6	*
Wermutwein, trocken	100	126	0,1	0	10	0,8	*
Wermutwein, trocken	50	63	0,1	0	5	0,4	*
Whisky	100	250	0	0	0,1	*	*
Whisky	20	50	0	0	0	*	*

Lebensmittel Angabe je 100 g/je Portion	Portion g	Energie kcal	Eiweiß g	Fett g	Kohlenhydrate g	Broteinheit BE	GLYX-Ampel
Wiener Apfelstrudel	100 / Port.	173	2	7	25,2	2,1	●
Wiener Sandtorte	100 / Port.	424	4,6	24,5	46,5	3,9	●
Wiener Schnitzel (Kalb)	100	211	18,1	7,6	17,3	1,4	●
Wiener Schnitzel (Kalb)	150	317	27,1	11,4	25,9	2,2	●
Wiener Würstchen	100 / Port.	304	14,4	27,7	0,2	(0)	●
Wiener Würstchen, vegetarisch, *granoVita*	100 / Port.	211	16,1	16	1	(0)	●
Wildente, frisch	100	205	17,4	15,2	+	(0)	●
Wildente, frisch	150	307	26,1	22,8	+	(0)	●
Wildkaninchen, frisch	100	109	21,8	2,3	+	(0)	●
Wildkaninchen, frisch	150	163	32,7	3,5	+	(0)	●
Windbeutel, aus Brandmasse	100	463	17	27,6	37	3,1	●
Windbeutel, aus Brandmasse	50	232	8,5	13,8	18,5	1,5	●
Windbeutel, aus Brandmasse, mit Sahne und Kirschen gefüllt	100 / Port.	315	8	19,6	26,7	2,2	●
Wirsingkohl, frisch	100	26	3	0,4	2,4	0,2	●
Wirsingkohl, frisch	200	52	6	0,8	4,8	0,4	●
Wirsingkohleintopf	100	41	4,5	1	3,3	0,3	●
Wirsingkohleintopf	300	122	13,6	2,9	9,9	0,8	●
Wodka	100	231	0	0	0	0	*
Wodka	20	46	0	0	0	0	*
Worcestersoße	100	137	3,6	2,2	25,6	2,1	●
Worcestersoße, 1 TL	5	7	0,2	0,1	1,3	(0)	●
Wurstsalat, »bayerisch«	100 / Port.	305	12,3	28,5	0,6	(0)	●
Zander, frisch, Fischzuschnitt	100	84	19,2	0,7	+	(0)	●
Zander, frisch, Fischzuschnitt	150	126	28,8	1,1	+	(0)	●
Zander, TK	100	84	19,2	0,7	+	(0)	●
Zander, TK	150	126	28,8	1,1	+	(0)	●

Lebensmittel Angabe je 100 g/je Portion	Portion g	Energie kcal	Eiweiß g	Fett g	Kohlen-hydrate g	Brot-einheit BE	GLYX-Ampel
Zanderfilet, paniert, gebraten	100	170	17,6	6,8	9,4	0,8	🟡
Zanderfilet, paniert, gebraten	150	255	26,4	10,2	14,2	1,2	🟡
Zartbitterschokolade	100	496	7,1	32,7	43,8	3,7	🟢
Zartbitterschokolade	20	99	1,4	6,5	8,8	0,7	🟢
Zaziki	100	63	3,8	3,6	3,3	(0)	🟢
Zaziki	200	125	7,6	7,2	6,6	(0)	🟢
Ziege, Fleisch, frisch	100	149	19,5	7,9	+	(0)	⚪
Ziege, Fleisch, frisch	150	223	29,3	11,8	+	(0)	⚪
Ziegenmilch	100	69	3,4	4,2	4,4	0,4	🟢
Ziegenmilch	200	139	6,8	8,4	8,8	0,7	🟢
Zigeunergulasch	100	50	5,9	1,5	3	0,3	🟢
Zigeunergulasch	300	151	17,7	4,6	8,9	0,7	🟢
Zimtsterne	100	424	10,8	26	37	3,1	🟡
Zimtsterne, 1 St.	20	85	2,2	5,2	7,4	0,6	🟡
Zimtwaffel	100 / Port.	272	7,5	16,5	23,5	2,0	🟡
Zitronat (Sukkade)	100	285	0,4	0,4	70	5,8	🔴
Zitronat (Sukkade), 1 TL	5	14	0	0	3,5	0,3	🔴
Zitronat, glutenfrei	100	285	0,4	0,4	70	5,8	🔴
Zitronat, glutenfrei	5	14	0	0	3,5	0,3	🔴
Zitrone, frisch	100	41	0,7	0,6	8,1	0,7	🟢
Zitrone, frisch	50	20	0,4	0,3	4	0,3	🟢
Zitronencreme, mit Joghurt	100	167	5	8,1	17,9	1,5	🟡
Zitronencreme, mit Joghurt	150	251	7,5	12,2	26,9	2,2	🟡
Zitroneneis	100	129	0,8	0,1	31,3	2,6	🔴
Zitroneneis	75	97	0,6	0,1	23,5	2	🔴
Zitronen-Käsekuchen	100 / Port.	178	10,2	5,2	21,9	1,8	🟡
Zitronenkeks, glutenfrei	100	509	3,4	28,4	59,5	5,0	🟡
Zitronenkeks, glutenfrei, 1 St.	20	102	0,7	5,7	11,9	1,0	🟡
Zitronenlimonade	100	27	0,1	0,1	6,4	0,5	🔴
Zitronenlimonade	200	53	0,2	0,2	12,7	1,1	🔴

Lebensmittel Angabe je 100 g/je Portion	Portion	Energie	Eiweiß	Fett	Kohlen-hydrate	Brot-einheit	GLYX-Ampel
	g	kcal	g	g	g	BE	
Zitronenmelisse, frisch	100	42	3,5	0,8	5	0,4	🟢
Zitronenmelisse, frisch, ½ TL	5	2	0,2	0	0,3	0	🟢
Zitronenquark	100	100	7,6	1,9	12,3	1,0	🟡
Zitronenquark	150	150	11,5	2,8	18,4	1,5	🟡
Zitronensaft	100	86	0,6	0,4	19,9	1,7	🟡
Zitronensaft, 1 EL	15	13	0,1	0,1	3	0,3	🟡
Zitronensorbet	100	141	0,2	0,1	31,9	2,7	🔴
Zitronensorbet	75	106	0,1	0,1	23,9	2,0	🔴
Zitronenspeise	100	132	3	3,1	22,5	1,9	🔴
Zitronenspeise	150	198	4,5	4,6	33,7	2,8	🔴
Zucchini mit Paprika-Reis-Füllung	100	52	1,5	2,1	6,6	0,6	🟡
Zucchini mit Paprika-Reis-Füllung	300	155	4,6	6,2	19,7	1,6	🟡
Zucchini, frisch	100	19	1,6	0,4	2,1	o. A.	🟢
Zucchini, frisch	200	38	3,2	0,8	4,1	o. A.	🟢
Zucchini-Carpaccio	100 / Port.	111	1,4	10,1	3	o. A.	🟢
Zucchinipfannkuchen	100	115	5	6,1	9,9	0,8	🟢
Zucchinipfannkuchen	200	229	10	12,1	19,8	1,7	🟢
Zucchinischiffchen	100	66	4	3,8	3,8	o. A.	🟢
Zucchinischiffchen	200	131	8	7,5	7,7	o. A.	🟢
Zucchinisuppe, mit Sonnenblumenkernen	100	23	1	1,5	1,2	o. A.	🟢
Zucchinisuppe, mit Sonnenblumenkernen	250	57	2,6	3,7	3,1	o. A.	🟢
Zucker	100	399	0	0	99,8	8,3	🟡
Zucker, 1 TL	5	20	0	0	5	0,4	🟡
Zucker, braun, Rohzucker	100	390	0	0	97,4	8,1	🟡
Zucker, braun, Rohzucker, 1 TL	5	20	0	0	4,9	0,4	🟡
Zuckererbsen, frisch	100	59	4	0,2	10	0,8	🟢
Zuckererbsen, frisch	200	119	8	0,4	20	1,7	🟢
Zuckererbsen, TK	100	63	4,4	0,2	10,4	0,9	🟢
Zuckererbsen, TK	200	126	8,7	0,4	20,8	1,7	🟢

Lebensmittel Angabe je 100 g/je Portion	Portion g	Energie kcal	Eiweiß g	Fett g	Kohlenhydrate g	Broteinheit BE	GLYX-Ampel
Zuckerguss	100	333	0	0	83,2	6,9	🟡
Zuckerguss, 1 EL	15	50	0	0	12,5	1	🟡
Zuckerhutsalat, frisch	100	14	1,2	0,2	1,5	0,1	🟢
Zuckerhutsalat, frisch	50	7	0,6	0,1	0,8	0,1	🟢
Zuckerkuchen, aus Hefeteig, fettreich	100 / Port.	360	6,2	15,8	48,1	4	🟡
Zuckermais, frisch	100 / Port.	89	3,3	1,2	15,7	1,3	🟡
Zuckermais, Konserve, abgetropft	100 / Port.	76	3,1	1,2	12,6	1,1	🟡
Zuckermais, TK	100 / Port.	96	3,6	1,3	17	1,4	🟡
Zuckermelone, frisch	100	26	0,9	0,1	5,3	0,4	🟡
Zuckermelone, frisch	125	33	1,1	0,1	6,6	0,6	🟡
Zungenblutwurst	100	293	19,4	23,7	1,2	(0)	⚪
Zungenblutwurst	30	88	5,8	7,1	0,4	(0)	⚪
Zungenpresskopf	100	257	13,2	22,5	1,2	(0)	⚪
Zungenpresskopf	30	77	4	6,7	0,4	(0)	⚪
Zwetschge, frisch	100	39	0,6	0,1	8,8	0,7	🟢
Zwetschge, frisch	125	48	0,8	0,1	11	0,9	🟢
Zwetschge, Konserve, abgetropft	100	74	0,5	0,1	17,7	1,5	🔴
Zwetschge, Konserve, abgetropft	125	92	0,6	0,1	22,2	1,9	🔴
Zwetschge, TK	100	40	0,6	0,1	9,2	0,8	🟢
Zwetschge, TK	125	50	0,8	0,1	11,5	1	🟢
Zwetschgenknödel	100	143	3,4	2,1	27,7	2,3	🟡
Zwetschgenknödel	200	286	6,8	4,2	55,3	4,6	🟡
Zwetschgenknödel, mit Vanillesoße	100	136	4,1	5,7	16,8	1,4	🟡
Zwetschgenknödel, mit Vanillesoße	150	204	6,2	8,5	25,3	2	🟡
Zwetschgenknödel, mit Zucker und Zimt	100	187	3,4	7,2	26,9	2,2	🟡
Zwetschgenknödel, mit Zucker und Zimt	150	281	5	10,9	40,3	3,4	🟡

Lebensmittel Angabe je 100 g/je Portion	Portion g	Energie kcal	Eiweiß g	Fett g	Kohlenhydrate g	Broteinheit BE	GLYX-Ampel
Zwetschgenkuchen, aus Hefeteig	100 / Port.	168	4,2	3,9	28	2,3	🟡
Zwetschgenkuchen, aus Mürbeteig	100 / Port.	212	3,3	9,5	27,3	2,3	🟡
Zwetschgen-Mohn-Kuchen	100 / Port.	183	5,2	7,8	22,4	1,8	🟡
Zwetschgenmus	100	70	0,8	0,3	15,5	1,3	🟡
Zwetschgenmus	25	18	0,2	0,1	3,9	0,3	🟡
Zwetschgenwasser	100	242	0	0	0	0	*
Zwetschgenwasser	20	48	0	0	0	0	*
Zwieback	100	365	9,2	4,3	71,4	6	🔴
Zwieback, 1 St.	10	37	0,9	0,4	7,1	0,6	🔴
Zwieback, glutenfrei	100	435	7,7	16,1	64,4	5,4	🔴
Zwieback, glutenfrei, 1 St.	10	44	0,8	1,6	6,4	0,5	🔴
Zwieback, Vollkorn-	100	362	14	6	64	5,3	🟡
Zwieback, Vollkorn-	15	54	2,3	0,9	9,6	0,8	🟡
Zwiebel, frisch	100	28	1,3	0,3	4,9	o. A.	🟢
Zwiebel, frisch	200	56	2,5	0,5	9,8	o. A.	🟢
Zwiebel, Lauch-, frisch	100	42	0,9	0,3	8,5	o. A.	🟢
Zwiebel, Lauch-, frisch	200	83	1,8	0,6	17	o. A.	🟢
Zwiebelbaguette	100	181	6,5	3,7	29,8	2,4	🔴
Zwiebelbaguette	50	90	3,3	1,9	14,9	1,2	🔴
Zwiebelfleisch, mit Soße	100	118	11,3	7,4	1,7	(0)	🟢
Zwiebelfleisch, mit Soße	300	354	33,8	22,1	5,1	(0)	🟢
Zwiebelkuchen	100	197	5,3	14,6	11,4	1	🟡
Zwiebelkuchen	150	295	8	21,8	17	1,4	🟡
Zwiebelleberwurst, einfach	100	330	12,4	31,3	0,6	(0)	⚪
Zwiebelleberwurst, einfach	30	99	3,7	9,4	0,2	(0)	⚪
Zwiebelsuppe, Französische	100	71	2,6	4,6	4,8	0,4	🟡
Zwiebelsuppe, Französische	250	177	6,5	11,5	11,9	1	🟡
Zwiebelwurst	100	266	12,8	23,3	2,1	(0)	⚪
Zwiebelwurst	30	80	3,8	7	0,6	(0)	⚪

Ihr Zielgewicht – sicher im Griff

Haben Sie festgestellt, dass Ihr Körpergewicht zu hoch ist? In diesem Fall ist eine Gewichtsreduzierung unabhängig vom Diabetestyp sinnvoll. Denn Übergewicht – besonders bauchbetontes Übergewicht (siehe ab Seite 12) – beeinträchtigt die Insulinwirkung. Wenn Sie viele Kilos abspecken wollen, sollten Sie die Gewichtsabnahme über einen längeren Zeitraum und mit so vielen Kilokalorien wie möglich planen.

Wie viele Kalorien zum Abnehmen?

Der Vorteil einer möglichst hohen Energiezufuhr besteht darin, dass Sie damit eine ausreichende Eiweißzufuhr sicherstellen und unerwünschten Muskelabbau verhindern können. Zudem sorgen Sie für eine bedarfsgerechte Zufuhr an lebenswichtigen Fettsäuren, Vitaminen und Mineralstoffen. Durch die optimale Nährstoffzufuhr, die Sie dadurch erreichen, lassen sich nicht nur Mangelerscheinungen vermeiden. Sie schaffen es auf diese Weise auch leichter, die Ernährungsumstellung über einen langen Zeitraum und sogar bei Stress und Belastung durchzuhalten. Denn anders als bei Diäten ist das Ziel einer Ernährungsumstellung, dass Sie das neue Essverhalten einüben, in Ihren Alltag integrieren und dauerhaft beibehalten.

Für die Ermittlung Ihres individuellen Energiebedarfs rechnen Sie mit Ihrem Zielgewicht. Wenn Sie Ihr aktuelles Körpergewicht halten wollen, sind Zielgewicht und Ist-Gewicht identisch. Doch wenn Sie Ihr Gewicht reduzieren wollen, ist Ihr Zielgewicht gleich Ihrem Wunschgewicht.

Und so ermitteln Sie die Kalorienzufuhr, die zu Ihrem angestrebten Zielgewicht passt:

Rechnen Sie zunächst je Kilogramm Zielgewicht mit 24 kcal bis 30 kcal. Sind 70 kg das Zielgewicht, läge der tägliche Energiebedarf entsprechend bei 1700 kcal bis 2100 kcal.

Bleiben Sie geduldig und vor allem realistisch, wenn Sie abnehmen wollen! Für jedes Kilogramm Körperfett, das Sie loswerden wollen, ist es nötig, die Energiebilanz um zirka 7000 kcal zu verringern. Bei einer angestrebten Gewichtsabnahme von 1 kg pro Woche müssten also täglich durchschnittlich 1000 kcal eingespart beziehungsweise durch gesteigerte körperliche Aktivität zusätzlich verbraucht werden.

WICHTIG

Vermeiden Sie drastische Gewichtsabnahmen, denn diese gehen mit einem erhöhten Risiko für die Bildung von Gallensteinen einher. Eine Gewichtsabnahme von 1 % pro Woche ist realistisch und belastet den Stoffwechsel nicht.

Für eine genauere Berechnung Ihres täglichen Kalorienbedarfs müssen Sie allerdings auch den Korrekturfaktor für Ihr Lebensalter berücksichtigen. Denn mit zunehmendem Lebensalter braucht der Körper weniger Energie. Die folgenden Korrekturfaktoren helfen Ihnen, die richtige Energiebalance finden:

20 bis 30 Jahre	× 1
30 bis 40 Jahre	× 0,97
40 bis 50 Jahre	× 0,94
50 bis 60 Jahre	× 0,86
60 bis 70 Jahre	× 0,79
70 Jahre und älter	× 0,65

Die folgende Tabelle gibt Ihnen einen Überblick zum Normalgewicht in Kilogramm bei verschiedenen Körperlängen in Zentimetern und ermöglicht Ihnen damit die Beurteilung Ihres eigenen Körpergewichts. Angegeben sind jeweils der unterste und der oberste Wert des Normalgewichts (siehe auch Seite 12).

Normalgewicht bei unterschiedlichen Körperlängen

Körpergröße	Untere Gewichtsgrenze (BMI = 18,5)	Obere Gewichtsgrenze (BMI = 24,9)
160 cm	47,4 kg	63,7 kg
161 cm	48,0 kg	64,5 kg
162 cm	48,6 kg	65,3 kg
163 cm	49,2 kg	66,2 kg
164 cm	49,8 kg	67,0 kg
165 cm	50,4 kg	67,8 kg
166 cm	51,0 kg	68,6 kg
167 cm	51,6 kg	69,4 kg

Körpergröße	Untere Gewichtsgrenze (BMI = 18,5)	Obere Gewichtsgrenze (BMI = 24,9)
168 cm	52,2 kg	70,3 kg
169 cm	52,8 kg	71,1 kg
170 cm	53,5 kg	72,0 kg
171 cm	54,1 kg	72,8 kg
172 cm	54,7 kg	73,7 kg
173 cm	55,4 kg	74,5 kg
174 cm	56,0 kg	75,4 kg
175 cm	56,7 kg	76,3 kg
176 cm	57,3 kg	77,1 kg
177 cm	58,0 kg	78,0 kg
178 cm	58,6 kg	78,9 kg
179 cm	59,3 kg	79,8 kg
180 cm	59,9 kg	80,7 kg
181 cm	60,6 kg	81,6 kg
182 cm	61,3 kg	82,5 kg
183 cm	62,0 kg	83,4 kg
184 cm	62,6 kg	84,3 kg
185 cm	63,3 kg	85,2 kg
186 cm	64,0 kg	86,1 kg
187 cm	64,7 kg	87,1 kg
188 cm	65,4 kg	88,0 kg
189 cm	66,1 kg	88,9 kg
190 cm	66,8 kg	89,9 kg

Wählen Sie nun das Körpergewicht aus, das Sie anstreben und/oder halten wollen, und errechnen Sie Ihren genauen Energiebedarf mit folgender Formel:

Zielgewicht × 30 × Alterskorrekturfaktor
= täglicher Bedarf in kcal

Dazu ein Rechenbeispiel: Sie sind 163 cm groß, wiegen 79 kg und sind 62 Jahre alt. Ihr Gewicht weicht vom Normalgewicht ab und Sie wollen Gewicht reduzieren. Aus der Tabelle oben können Sie ablesen, dass Sie mit einem Gewicht von 66,2 kg im oberen Normalgewichtsbereich liegen würden.

1. Legen Sie Ihr Zielgewicht fest: 66 kg.
2. Berücksichtigen Sie den Korrekturfaktor; er beträgt für Ihr Lebensalter 0,79.
3. Nach der Formel 66 × 30 × 0,79 = 1564 errechnen Sie einen Bedarf von cirka 1560 kcal.

INFO

Die Formel für die Berechnung des Energiebedarfs erlaubt Ihnen eine erste Schätzung. Weitere Einflussfaktoren sind:

- Geschlecht: Männer haben einen höheren Grundumsatz als Frauen (etwa 6 bis 9 %).
- Anteil Muskelmasse: Je durchtrainierter, das heißt je mehr Muskelmasse, desto höher der Umsatz.
- Berufliche Tätigkeit: überwiegend sitzend, stehend oder gehend?
- Menge und Qualität der Freizeitaktivität: eine Stunde oder fünf Stunden je Woche? Spaziergang oder intensives Intervalltraining?
- Menge und Qualität der Alltagsaktivitäten: Fahrrad oder Auto? Treppe oder Fahrstuhl?

Starten Sie jetzt die Testphase. Versuchen Sie, die errechnete Kilokalorienmenge im Wochendurchschnitt einzuhalten. Die Tabelle von A bis Z hilft Ihnen dabei, Ihre aufgenommenen Kilokalorien zu errechnen. Wiegen Sie sich ein- bis zweimal pro Woche und kontrollieren Sie Ihren Erfolg.

Verändern Sie Ihre Maßnahmen, falls sich der gewünschte Erfolg nicht einstellt, etwa indem Sie Ihre körperliche Aktivität steigern. Wer Gewicht reduzieren will, sollte pro Woche fünf Stunden körperliche Aktivität einplanen. Um das aktuelle Gewicht zu halten, sind wöchentlich drei Stunden Bewegung ausreichend.

INFO

Körperliche Aktivität verbessert die Insulinwirkung, dadurch sinkt der Insulinbedarf. Besprechen Sie dies mit Ihrem Arzt oder Diabetesberater.

So ernähren Sie sich ausgewogen

Die Deutsche Diabetes Gesellschaft hat sich von Angaben zur Nährstoffverteilung verabschiedet. Menschen mit Diabetes sollen gesundheitsfördernde Ernährungsweisen wählen. Pflanzenbasierte mediterrane oder vegetarische Ernährungsformen sind besonders geeignet.

Pflanzliche Lebensmittel sollen möglichst drei Viertel der Nahrung ausmachen. Vollkorngetreide, Kartoffeln, Gemüse, Obst, Hülsenfrüchte, pflanzliche Öle, Nüsse und Samen spielen die Hauptrolle. Milchprodukte, Käse, Fisch und Fleisch ergänzen die Auswahl.

Die Tagesmengen sind jeweils abhängig von Ihrem persönlichen Energiebedarf, der durch Alter, Geschlecht und körperliche Aktivität beeinflusst wird (siehe Seite 238).
Sie können die Kohlenhydrat-Austauschtabelle ab Seite 46 und die Tabelle von A bis Z ab Seite 79 sehr gut nutzen, um sich nach Art eines Baukastensystems eine solche Ernährung zusammenzustellen.

Nutzen Sie die Tabellen für Ihren täglichen Speiseplan

Decken Sie Ihren Bedarf an KE/BE mithilfe der Kohlenhydrat-Austauschtabelle ab Seite 46 oder orientieren Sie sich an den kcal-Angaben der Tabelle von A–Z ab Seite 79:

- Getreide, Getreideprodukte
- Kartoffeln
- Obst
- kohlenhydratreiche Gemüsesorten
- Milch und Sauermilchprodukte
- kohlenhydratreiche »Extras«

Wählen Sie ergänzend aus der Tabelle von A bis Z:

- sichtbare Öle, Fette, Ölfrüchte
- kohlenhydratarme Gemüse
- Käse
- Fisch, Geflügel, Fleisch
- kohlenhydratarme »Extras«

Stellen Sie Ihre Mahlzeiten nach dem gesundheitsfördernden Tipp »Bunt macht gesund« zusammen. Denn je abwechslungsreicher die Auswahl an Lebensmitteln und je unterschiedlicher die Farben auf Ihrem Teller, desto sicherer können Sie sein, optimal mit Nährstoffen versorgt zu sein. Besonders die farbintensiven Gemüsesorten sind hervorragende Vitamin- und Mineralstoffquellen. Wählen Sie nach jahreszeitlichem Angebot und essen Sie so häufig wie möglich täglich drei Portionen aus der Gemüsegruppe. Gemüse, Rohkost und Salate bieten Ihnen zudem die Möglichkeit, die wichtigen hochwertigen Pflanzenöle auf schmackhafte Weise in den Tagesplan einzubauen.

Wie Sie Ihren KE/BE- und Kalorienbedarf optimal decken

Die nachfolgende Tabelle informiert Sie über die ideale Zusammenstellung des täglichen Speiseplans bei unterschiedlichem Energiebedarf:

In der ersten Spalte wählen Sie zunächst Ihren persönlichen Gesamtenergiebedarf aus, der abhängig ist von Körpergewicht (Zielgewicht), Lebensalter, Geschlecht, Muskelmasse und täglicher Bewegung (siehe Seiten 236 bis 239).

Rechts daneben sehen Sie dann, wie viele KE/BE aus kohlenhydratreichen Lebensmitteln (Getreide, Obst, Milch/Sauermilchprodukte) Sie täglich zu sich nehmen sollten.

In der dritten und vierten Spalte erfahren Sie, welche Kalorienmenge aus sichtbaren Fetten (Öle, Nüsse, Samen) und aus sonstigen Lebensmitteln (Fisch, Geflügel, Fleisch) bei Ihrem persönlichen Gesamtenergiebedarf empfehlenswert sind.

Gesamtenergiebedarf	Anteil an KH-reichen Lebensmitteln	15 % der Energie aus sichtbaren Fetten	Energie aus sonstigen Lebensmitteln
	KE/BE	kcal	kcal
1300 kcal	13	195	325
1400 kcal	14	210	350
1500 kcal	15	225	375
1600 kcal	16	240	400
1700 kcal	17	255	425
1800 kcal	18	270	450

Gesamt-energiebedarf	Anteil an KH-reichen Lebens-mitteln	15 % der Energie aus sichtbaren Fetten	Energie aus sonstigen Lebensmitteln
	KE/BE	kcal	kcal
1900 kcal	19	285	475
2000 kcal	20	300	500
2100 kcal	21	315	525
2200 kcal	22	330	550
2300 kcal	23	345	575
2400 kcal	24	360	600
2500 kcal	25	375	625
2600 kcal	26	390	650
2700 kcal	27	405	675
2800 kcal	28	420	700
2900 kcal	29	435	725
3000 kcal	30	450	750
3100 kcal	31	465	775
3200 kcal	32	480	800

KE/BE günstig über den Tag verteilen

Es empfiehlt sich, die KE/BE auf mehrere Mahlzeiten zu verteilen. Das entlastet den Körper von sehr großen Kohlenhydratmengen pro Mahlzeit und sorgt nebenbei für eine hohe Leistungskurve. Welche Verteilung für Sie individuell empfehlenswert ist, hängt von den jeweiligen Arbeitsbedingungen wie auch von der eventuell begleitenden Medikamentenbehandlung ab. Probieren Sie aus, mit welcher Kohlenhydratverteilung Ihre Blutzuckerwerte konstanter sind, und besprechen Sie sich mit Ihrem Arzt oder Berater.

Für die KE/BE-Verteilung im folgenden Tagesplan wird ein Gesamtenergiebedarf von 1500 kcal zugrunde gelegt mit

- 15 KE/BE für Getreide, Kartoffeln, Obst, Milch und Sauermilchprodukte,
- 225 kcal für sichtbare Fette, Nüsse und Samen,
- 450 kcal für sonstige Lebensmittel wie Gemüse, Fisch, Geflügel, Fleisch, Käse.

Möglicher Tagesplan bei 1500 kcal Gesamtenergiebedarf

Mahlzeit/ Lebensmittel	Menge	KE/BE	kcal für sichtbare Fette	kcal für sonstige Lebensmittel
Frühstück 4,5 KE/BE				
Haferflocken	60 g	3	-	-
Himbeeren, TK	210 g	1	-	-
Joghurt, 1,5 % Fett	125 g	0,5	-	-
Leinsamen	10 g	-	49 kcal	-
Mittagessen 6 KE/BE				
Vollkornreis, roh gewogen	75 g	5	-	-
Champignons	200 g	-	-	31 kcal
Zwiebel	50 g	-	-	15 kcal
1 großer EL Raps- oder Olivenöl	10 g	-	90 kcal	-
Kabeljaufilet	150 g	-	-	117 kcal
Orange	130 g	1	-	-
1 großer EL Konfitüre	17 g	1	-	-
Abendessen 5,5 KE/BE				
2 Scheiben Vollkornbrot je 50 g	100 g	4	-	-
1 Scheibe Gouda, 30 % Fett i. Tr.	30 g	-	-	77 kcal
Feldsalat	50 g	-	-	7 kcal
Gurke	50 g	-	-	6 kcal
Paprika, rot	100 g	-	-	37 kcal
Tomate	100 g	-	-	17 kcal
1 großer EL Rapsöl für Salat	10 g	-	90 kcal	-
Summe		15	253 kcal	275 kcal
Soll		15	225 kcal	375 kcal

Dieser Tagesplan kann von Menschen mit Diabetes ohne Insulinbehandlung, mit Bolustherapie, mit intensivierter Insulin-Therapie (ICT) oder mit Insulinpumpen-Therapie als Beispielplan genutzt werden. Falls Sie konventionell mit Mischinsulinen behandelt werden, fragen Sie bitte Ihren Arzt oder Berater, wie Sie die KE/BE verteilen sollen.

Gezielt kombinieren, den Blutzucker entlasten

Je langsamer die blutzuckerwirksamen Kohlenhydrate (Stärke und Zucker) ins Blut gelangen, desto geringer ist die Blutzuckerbelastung.

Zum Beispiel gehen die Kohlenhydrate eines Brötchens relativ schnell ins Blut, wenn das Brötchen ohne weitere Zutaten gegessen wird. Ist das Brötchen dagegen mit einem eiweißreichen Belag wie Käse belegt, ist die Wirkung auf den Blutzucker schon langsamer. Essen Sie zu dem belegten Brötchen noch einen Salat mit ölhaltigem Dressing, verlangsamt dies die Blutzuckerwirkung noch weiter. Dieser Effekt lässt sich noch zusätzlich steigern, wenn ein Weißmehlbrötchen gegen ein Vollkornbrötchen ausgetauscht wird.

Stellen Sie sich möglichst konsequent kombinierte Mahlzeiten zusammen und wählen Sie dafür Lebensmittel aus mindestens drei, besser noch aus vier verschiedenen Lebensmittelgruppen (Gemüse, Getreide/Kartoffeln, Fisch/Fleisch/Hülsenfrüchte/Eier, Pflanzenfette). Dadurch entlasten Sie Ihren Blutzucker besonders effektiv und erreichen nebenbei eine länger anhaltende Sättigung.

- Zum Frühstück essen Sie beispielsweise Vollkornbrot mit Käse und dazu Gemüse oder Obst, ergänzt durch ein paar Nüsse oder Oliven. Wenn Sie Müsli bevorzugen, kombinieren Sie am besten Haferflocken mit Milch oder Joghurt, Obst und einigen Mandeln oder Nüssen.
- Für die warmen Mahlzeiten gibt es verschiedene Kombinationsmöglichkeiten: Reis, Nudeln etc.(möglichst Vollkorn), Kartoffeln mit Gemüse und Hülsenfrüchten, Fisch, Geflügel oder Fleisch, zubereitet mit hochwertigem Pflanzenöl.
- Die Brotmahlzeiten können zum Beispiel aus Vollkornbrot mit Käse bestehen, ergänzt durch einen Salat oder durch Rohkost mit Essig-Öl-Dressing oder durch eine Portion Antipasti.

INFO

Bei Behandlung mit festen Insulinmischungen sind Zwischenmahlzeiten nötig, um Unterzucker zu vermeiden. Ansonsten sollten Sie Zwischenmahlzeiten nur bei echtem Hunger zu sich nehmen. In diesem Fall ist die Kombination aus einem Milchprodukt und einer Portion Obst ideal.

Tipps für eine gesunde Ernährungsweise

- Besser mit Biss: Kochen Sie Reis und Nudeln - möglichst Vollkorn - mit »Biss« oder »al dente« und Kartoffeln möglichst als Pellkartoffeln und essen Sie Hafer(flocken). Kohlenhydrate aus diesen Lebensmitteln sind entschleunigt der Blutzucker wird entlastet.
- Täglich drei Gemüseportionen: Fast alle Gemüsesorten enthalten nur geringe Kalorienmengen, liefern dafür jedoch reichlich Ballaststoffe, Vitamine, Mineralstoffe und bioaktive Pflanzenstoffe.
- Täglich zwei Portionen Obst: Zur Blutzuckerentlastung essen Sie Obst am besten mit einem Milchprodukt oder als Dessert.
- Wöchentlich ein- bis zweimal Hülsenfrüchte: Bei Diabetes mellitus können Hülsenfrüchte helfen, den Blutzuckerspiegel zu glätten. Empfehlenswert sind 50-g-Portionen. Hülsenfrüchte sind gute Quellen für Ballaststoffe, Vitamine, Mineralstoffe und bioaktive Pflanzenstoffe.
- Täglich zwei bis drei Portionen Milchprodukte: Milchprodukte, auch Käse, liefern hochwertiges Eiweiß, Kalzium und B-Vitamine.
- Wöchentlich zweimal Fisch, zwei- bis dreimal Geflügel oder Fleisch (Wurst nur selten) und maximal drei Eier: Die Portionsgrößen sollten dabei jeweils zwischen 100 und 150 g liegen.
- Täglich Pflanzenöle und Nüsse/Samen: Sie liefern unentbehrliche Fettsäuren und Mikronährstoffe.
- Sparsam mit den »Extras«: Sie liefern reichlich leere Kalorien, das bedeutet, diese Nahrungsmittel enthalten viel Energie in Form von Zucker und/oder Fett, jedoch kaum wertvolle Vitamine oder Mineralstoffe. Zu den »Extras«

werden Süßwaren, Süßspeisen sowie zuckerhaltige und alkoholische Getränke (siehe Seite 248) gezählt.

- Ausreichend Wasser: Wasser ist überlebenswichtig und wird für die Ausscheidung von harnpflichtigen Substanzen wie Harnsäure über die Nieren ebenso benötigt wie für gute Verdauung und regelmäßigen Stuhlgang. Trinken Sie mindestens 1,5 bis 2 Liter am Tag. Bei Hitze, Fieber, Erbrechen oder Durchfall ist der Wasserbedarf entsprechend erhöht.
- Lust auf Bewegung: Körperliche Aktivität, passend zum Leistungsvermögen, tut Körper und Seele gut, verbessert die Insulinwirkung, steigert den Energieverbrauch und hilft Ihnen beim Abnehmen und Gewichthalten!
- Nehmen Sie sich Zeit für Entspannung: Entspannung ist die dritte wichtige Säule einer gesundheitsfördernden Lebensweise. Erlernen Sie Entspannungstechniken, die zu Ihnen passen, und nehmen Sie sich täglich Zeit, diese zu trainieren.

„Diabetiker"lebensmittel sind Vergangenheit

Die Anforderungen an diätetische Lebensmittel, die einen speziellen Ernährungszweck für bestimmte Personengruppen erfüllen, sind in der Diätverordnung geregelt. Dazu zählen unter anderem kalorienreduzierte Lebensmittel zur Gewichtsreduzierung, natriumarme (salzarme) Lebensmittel, glutenfreie Lebensmittel für Menschen mit Zöliakie, diätetische Lebensmittel für Menschen mit Fettstoffwechselstörungen (Diätmargarinen) und Lebensmittel für angeborene oder erworbene Störungen des Stoffwechsels.

Es existierten auch über viele Jahre eine Fülle spezieller Diätprodukte für Diabetiker. Von gesüßten Fruchtjoghurts bis zu Marmeladen, Keksen, Pralinen und Schokolade. Bei diesen Produkten wurde der übliche Haushaltszucker gegen Zuckeraustauschstoffe (Fruchtzucker, Zuckeralkohole) oder kalorienfreie Süßstoffe ausgetauscht. Schon lange waren sich die Experten darüber einig, dass diese Diabetikerlebensmittel keinen Vorteil für die Diabetestherapie bringen. Dem wurde schließlich 2010 durch eine Änderung der Diätverordnung Rechnung getragen und „Diabetikerlebensmittel" sind damit endgültig nicht mehr in den Regalen des Lebensmittelhandels zu finden.

Das bedeutet natürlich nicht, dass generell keine mit Zuckeraustauschstoffen und/oder Süßstoffen gesüßte Produkte mehr angeboten werden, diese dürfen jedoch nicht als spezielle Diätprodukte bei Diabetes bezeichnet werden.

Verwirrspiel der Süßmacher

Zuckeraustauschstoffe

Dazu gehören Fruchtzucker (Fruktose) und Zuckeralkohole (Sorbit, Xylit, Mannit, Isomalt, Maltit, Lactit).

Zuckeraustauschstoffe liefern wie Haushaltszucker Kilokalorien: 4 kcal je 1 g Fruktose, etwas weniger als 4 kcal je 1 g Zuckeralkohole. Das heißt, sie haben etwa so viele Kalorien und Kohlenhydrate wie übliche gesüßte Lebensmittel. Zuckeraustauschstoffe werden grundsätzlich als KE/BE berechnet, außer bei Insulintherapie (siehe auch Seite 244). Eine KE/BE entspricht 10 bis 12 g eines beliebigen Zuckeraustauschstoffes.

Auf den Blutzucker haben Zuckeraustauschstoffe nur eine geringe Wirkung (siehe Seite 36). Das ist wichtig zu wissen, wenn Sie Insulin spritzen. Denn die blutzuckersteigernde Wirkung der Zuckeraustauschstoffe ist geringer als die blutzuckersenkende Wirkung des Insulins.

So sind Sie auf der sicheren Seite, wenn es um das Vermeiden von Unterzuckerung geht:

- Spritzen Sie Insulin nur für den Kohlenhydratanteil abzüglich der Zuckeraustauschstoffe.
- Beispiel Müsliriegel ohne Zuckerzusatz: In einem Riegel stecken 16,2 g Gesamtkohlenhydrate, davon sind 7,7 g mehrwertige Alkohole (Maltitsirup), also Zuckeraustauschstoffe
- Sie rechnen also 16,2 – 7,7 = 8,5 g Kohlenhydrate, für die Sie Insulin spritzen.

Süßstoffe

Dazu gehören Saccharin, Cyclamat, Aspartam, Acesulfam-K, Thaumatin, Neohesperidin-Dihydrochalcon. Süßstoffe sind kalorienfrei. Sie werden nicht als KE/BE berechnet.

Lebensmittel, bei denen Süßstoffe den Haushaltszucker ersetzen, enthalten zwar weniger Kohlenhydrate, müssen aber nicht automatisch auch weniger Kalorien haben. Wird zum Beispiel bei Nussnougatcreme der Zucker durch Süßstoffe ersetzt, muss das fehlende Zuckergewicht ausgeglichen werden. Wenn Fett anstelle des ersetzten Zuckers verwendet wird, kann dieser Brotaufstrich sogar kalorienreicher sein als herkömmliche Sorten. Für Menschen mit Diabetes ist das besonders irreführend, denn sie können von einem solchen Brotaufstrich mehr Gramm pro KE/BE verwenden.

Umgang mit Alkohol

Alkoholhaltige Getränke sind kalorienreich und enthalten nur Spuren an lebenswichtigen Nährstoffen. Jedes Gramm Alkohol liefert dem Körper 7 kcal – also fast so viel wie 1 g Fett (9 kcal). Deshalb zählen Alkoholika wie Bier, Wein, Alkopops und Spirituosen zur Gruppe der »Extras«.

Für Menschen mit Diabetes ist wichtig zu wissen, dass Alkohol die Glukoseneubildung in der Leber hemmt, und zwar auch noch Stunden nach dem Alkoholkonsum. Je höher die konsumierte Alkoholmenge, desto länger dauert auch die Hemmung der Glukoseneubildung.

Bei Betroffenen, die mit Insulin oder Sulfonylharnstoffen behandelt werden, kann durch diese Hemmung der Glukoseneubildung eine Unterzuckerung hervorgerufen werden. Das Risiko ist nach dem Sport noch zusätzlich erhöht, weil die Zuckerreserven der Leber nach körperlichen Aktivitäten entleert sind.

WICHTIG

Unterzuckerungen nach Alkoholkonsum sind besonders gefährlich, weil die Warnsymptome möglicherweise nicht mehr wahrgenommen werden können. Maßnahmen zur Selbstbehandlung der Unterzuckerung werden dann oft nicht angewendet.

Es gilt dennoch kein totaler Alkoholverzicht. Falls nicht andere Erkrankungen den Alkoholgenuss völlig verbieten, gelten kleine Mengen alkoholischer Getränke als gesundheitlich akzeptabel, soweit sie nur gelegentlich konsumiert werden. Für Frauen gilt eine Menge von 10 g Alkohol (250 ml Bier oder 100 ml Sekt/Wein), für Männer eine Grenze von 20 g Alkohol (500 ml Bier oder 200 ml Sekt/Wein), möglichst zu oder nach einem kohlenhydratreichen Essen, als unbedenklich.

Gehen Sie grundsätzlich auf Nummer sicher und trinken Sie Alkoholika nie auf leeren Magen. Sorgen Sie immer auch für die ausreichende Zufuhr von Kohlenhydraten.

WICHTIG

Nach dem Konsum einer größeren Menge Alkohol besteht das Risiko für eine Unterzuckerung noch 10 bis 20 Stunden danach. Messen Sie in solchen Fällen öfter den Blutzucker und achten Sie besonders auf Anzeichen eines Unterzuckers. Informieren Sie zur Sicherheit Angehörige und Freunde.

Essen außer Haus – (k)ein Problem!

Falls Sie regelmäßig in der Kantine oder in Restaurants essen, ist es besonders hilfreich, wenn Sie sich mit den Inhaltsstoffen von Lebensmitteln gut auskennen.

- Wenn Sie ohne Medikamente behandelt werden oder Tabletten einnehmen, die keinen Einfluss auf die Insulinausschüttung haben (wie Biguanide, Acarbose), können Sie die Mahlzeiten außer Haus so zusammenstellen, wie Sie dies auch zu Hause machen würden.
- Wenn Sie Sulfonylharnstoffe einnehmen, sollten Sie Ihr Medikament erst dann nehmen, wenn das Essen serviert wird.
- Werden Sie mit konventioneller Insulintherapie behandelt, sollten Sie die festgelegten Essenszeiten berücksichtigen, um die Gefahr einer Unterzuckerung zu vermeiden. Informieren Sie die Bedienung, dass ungeplante Wartezeiten für Sie ein Problem werden können. Sollte Ihr Insulin wirken und das Essen wird verspätet serviert, können Sie Brot essen oder ein kohlenhydrathaltiges Getränk zu sich nehmen.
- Werden Sie mit der intensivierten Insulintherapie behandelt oder verwenden Sie eine Insulinpumpe, verabreichen Sie Ihr Bolusinsulin erst, wenn das Essen serviert wird.
- Falls Sie ein Insulinanalogon mit direktem Wirkungseintritt verwenden, kann es sinnvoll sein, erst während oder direkt im Anschluss an das Essen zu spritzen. Dies gilt ganz besonders, wenn das Essen sehr fettig ist und Sie deshalb mit einer verlangsamten Blutzuckerwirksamkeit der gegessenen Kohlenhydrate rechnen können.

Zum Nachschlagen

Bücher, die weiterhelfen

Bartus, B.; Holder, M.: **Das Kinder-Diabetes-Buch.** Trias Verlag, Stuttgart

Deutsche Diabetes-Gesellschaft (Hrsg.): **Gesundheits-Pass Diabetes.** Verlag MedTriX GmbH

Elmadfa, I.; Meyer, A.L.; Muskat, E.; Fritzsche, D.: **Die große GU Nährwert-Kalorien-Tabelle.** Gräfe und Unzer Verlag, München

Fritzsche, D.; Wetzstein, C.: **Das Große Diabetes Kochbuch.** Gräfe und Unzer Verlag, München

Fritzsche, D; Wetzstein, C.: **Rezepte für Herz und Gefäße.** Gräfe und Unzer Verlag, München

Fritzsche, D; Kittler, M.: **Gesundmacher Hafer.** Gräfe und Unzer Verlag, München

Fritzsche, D; Kittler, M.: **Hafer Express-Rezepte.** Gräfe und Unzer Verlag, München

Gehr, B.; Thurm, U.: **Diabetes- und Sportfibel.** Kirchheim Verlag, Mainz

Howorka, K.: **Funktionelle Insulintherapie.** Springer Verlag, Berlin

Hürter, P.; Schütz, W. von; Lange, K.: **Kinder und Jugendliche mit Diabetes. Medizinischer und psychologischer Ratgeber für Eltern.** Springer Medizin Verlag, Heidelberg

Schrader, R.; Hirsch, A.; Dreyer, M.: **Gut leben mit Typ-I-Diabetes. Arbeitsbuch zur Basis-Bolus-Therapie.** Urban und Fischer bei Elsevier, München/Jena

Schuh, H.: **Diabetes in der Schwangerschaft.** Kirchheim Verlag, Mainz

Snowdon, B.; Schäfer-Graf, U.: **Schwangerschafts-Diabetes im Griff.** Trias Verlag, Stuttgart

Stenzel, A.: **Diabetes akzeptieren und Motivation gewinnen.** Kirchheim Verlag, Mainz

Zeitschriften, die weiterhelfen

Diabetes-Journal – Offizielles Organ der Deutschen Diabetes-Gesellschaft, des Deutschen Diabetiker-Bundes und der Deutschen Diabetes-Union. Verlag Kirchheim, Mainz

Diabetes- und Sport-Jahrbuch – Offizielles Organ der International Diabetic Athletes Association, Verlag Kirchheim, Mainz

Adressen, die weiterhelfen

Deutschland

Bundeszentrum für Ernährung (BZfE) Bundesanstalt für Landwirtschaft und Ernährung (BLE) Deichmanns Aue 29, 53179 Bonn www.bzfe.de www.was-wir-essen.de
• Interessenunabhängiger Verbraucherdienst mit Schwerpunkt Ernährung

DGE Deutsche Gesellschaft für Ernährung e. V., Godesberger Allee 18, 53175 Bonn, www.dge.de
• Suchfunktion Ernährungsberater DGE

DDG Deutsche Diabetes Gesellschaft, Albrechtstr. 9, 10117 Berlin, 10117 Berlin, www.deutsche-diabetes-gesellschaft.de

diabetesDE – Deutsche Diabetes-Hilfe, Geschäftsstelle, Albrechtstr. 9, 10117 Berlin, www.diabetesde.org

QUETHEB e.V. Deutsche Gesellschaft der qualifizierten Ernährungstherapeuten und Ernährungsberater, Schlossplatz 1, 83410 Laufen, www.quetheb.de
• Expertensuche über Expertenpool

VDBD Verband der Diabetes-Beratungs- und Schulungsberufe in Deutschland e.V., Habersaathstr. 31, 10115 Berlin www.vdbd.de
• Leitfaden zur Insulininjektion

VDD Verband der Diätassistenten Deutscher Bundesverband e. V., Susannastr. 13, 45136 Essen, www.vdd.de
• Suchfunktion Diätassistentensuche

VDOE Berufsverband Oecotrophologie e.V., Reuterstr. 161, 53113 Bonn, www.vdoe.de
• Expertensuche über VDOE-Expertenpool

Österreich

Österreichische Diabetesgesellschaft (ÖDG) www.oedg.org

ÖGE Österreichische Gesellschaft für Ernährung www.oege.at
• Expertensuche über ExpertINNENsuche
veö Verband der Ernährungswissenschafter Österreichs www.veoe.org

Verband der Diaetologen Österreichs www.diaetologen.at
• Suchfunktion »Diätologensuche«

Schweiz

Schweizerische Diabetes-Gesellschaft SDG-ASD www.diabetesgesellschaft.ch

Schweizerische Gesellschaft für Endokrinologie und Diabetologie SGED-SSED www.sgedssed.ch

SGE Schweizerische Gesellschaft für Ernährung www.sge-ssn.ch

SVDE ASDD Schweizerischer Verband der Ernährungsberater/innen www.svde-asdd.ch
•Suchfunktion Berater/innen-Suche

Register

Impressum

Die **GU Homepage** finden Sie im Internet unter **www.gu.de**

Umwelthinweis:
Dieses Buch wurde auf chlorfrei gebleichtem Papier gedruckt. Um Rohstoffe zu sparen, haben wir auf Folienverpackung verzichtet.

GU ist eine eingetragene Marke der GRÄFE UND UNZER VERLAG GmbH, www.gu.de

Aktualisierte Neuausgabe von „Der große GU Kompass Diabetes", GRÄFE UND UNZER VERLAG 2012, ISBN 978-3-8338-2239-1

Projektleitung: Annette Hartwig
Lektorat: Rita Steininger
Herstellung: Markus Plötz
Umschlaggestaltung: H3A Mediengestaltung und Produktion, München
Layout: independent Medien-Design, Horst Moser, München
Satz: Uhl+Massopust, Aalen
Illustrationen: Deutscher Infografikdienst: S. 22; Mat Kovacic / 7mp.de: Klappen vorne; Detlef Seidensticker: S. 13, 32, 40
Fotos: Kramp & Gölling: Cover, U4 rechts; Jump: U4 links
Repro: Repro Ludwig, Zell am See
Druck und Bindung: Printer, Trento

ISBN 978-3-8338-5399-9

7. Auflage 2024

GRÄFE UND UNZER

Ein Unternehmen der
GANSKE VERLAGSGRUPPE